S. 19
S. 23
S. 43
S. 57

W0348269

Jorgos Canacakis · Ich begleite dich durch deine Trauer

Jorgos Canacakis

Ich begleite dich durch deine Trauer

Kreuz Verlag

11 12 13 99 98 97

© 1990 by Dieter Breitsohl AG
Literarische Agentur Zürich
Alle deutschsprachigen Rechte beim
Kreuz Verlag Stuttgart
Umschlaggestaltung: Jürgen Reichert
Umschlagbild: Georgus Georgagopoulos
Satz: Typobauer, Ostfildern
Druck und Bindung: Clausen & Bosse, Leck
ISBN 3 7831 1039 4

Inhalt

1. Ich heiße dich und deine Trauer willkommen 7

2. Zu zweit werden wir der Trauer mit weniger Angst begegnen 12

3. Was ist eigentlich Trauer? 23
Trauer kann man nicht behandeln, weil sie keine Krankheit ist 24
Lebensfördernde, lebenshemmende Trauer 26
Trauer erfaßt den Menschen in seinem ganzen Wesen 29
Trauer hat viele Gesichter 30
Trauer tritt nicht nur in Erscheinung, wenn ein Trauerfall zu beklagen ist 31
Trauer tritt unterschiedlich stark auf 32
Die Trauer ist so unterschiedlich wie die Menschen 39
Bedingungen, die den Trauerprozeß beeinflussen 40
Trauer und Religion 41
Gute Beziehungen = »gute« Trauer 43
Der Trauerverlauf 44

4. Wege des heilsamen Umgangs mit Trauer 47
Raum suchen 47
Trauere immer mit anderen 49
Dem Körper »Spüraugenblicke« widmen 50
Sprich über das Ereignis 51
Der Boden trägt dich 53

5. Wir geben uns die Erlaubnis zu trauern 56
Unerledigtes zu Ende bringen 58
Abschied nehmen von Angesicht zu Angesicht 59
Bedrückendes und Unangenehmes 61
Schuldgefühle und Selbstanklagen 62
Sich an das Gute und Schöne erinnern 63
Wir nehmen Abschied 65

6. Wie begleite ich einen trauernden Mitmenschen? 69
Mitmenschen brauchen deine Hilfe, wenn sie trauern 69
Trauer klären 71
Wem gilt die Trauer? 72
Wer genau ist derjenige, der traurig ist? 72
Für welche Situation und welchen Zeitpunkt gilt die Trauer? 73
Überflutende Trauer oder das Oberwellen-Phänomen 74

7. Abrundungen 77
Versöhnungsreise in vergessene Trauertiefen 77
Wegbegleitende Sätze 81
Ende gut 82
Trauer als Lebenswurzel – frei nach Jeremia 82

8. Anhang: *Informationen* 84

1. Ich heiße dich und deine Trauer willkommen

Ich kann mir vorstellen, daß du dieses Buch zufällig in die Hände bekommen hast. Vielleicht hast du es auch gesucht und gefunden; vielleicht ist es dir von jemandem geschenkt oder empfohlen worden, oder du kennst mich von meinen anderen Büchern und erhoffst dir Verständnis und Unterstützung in deiner jetzigen Situation.

Ich denke, daß dieses Büchlein dir helfen kann, dich aus einem Trauerwirrwarr zu befreien und dir Verständnis für all das, was zur Zeit mit dir passiert, vermitteln wird, wenngleich es dir deinen berechtigten, starken Schmerz nicht nehmen kann und nicht nehmen will.

Was ich möchte ist: mit dir zusammen einen Weg durch deine Trauer finden, an dessen Ende du heil und sogar bereichert aus der Verarbeitung deines Verlustes herauskommst.

Dir wird auffallen, daß ich dich von Anfang an sehr persönlich anspreche, und ich kann mir vorstellen, daß du dich wunderst, vielleicht sogar Schwierigkeiten damit hast. Ich glaube aber, daß es uns hilfreich dabei sein wird, Licht in das Dunkel deiner Trauer zu bringen. Ich hoffe, daß dir diese vielleicht etwas ungewöhnliche Art, aus der Ferne eine Nähe herzustellen, helfen wird, Klarheit über dich und deine Situation zu gewinnen. Deine Erfahrungen werden dir sowohl Trauer- als auch Lebensalternativen bieten können und dir dabei helfen, deine zukünftigen Entscheidungen zu treffen.

Ich kann dir versichern, daß sich dieser Weg der persönlichen Kommunikation in der Vergangenheit als gut und wirkungsvoll erwiesen hat. Viele Menschen, die sich in Trauerphasen von einigen Kapiteln eines meiner früheren Bücher begleiten ließen, haben mir dies in unzähligen Briefen bestätigt. Ich hoffe, daß dir dieses Wissen hilft, deine anfängliche Skepsis zu überwinden und dich auf diese Form der Intimität und Begegnung einzulassen.

Mit meiner persönlichen Ansprache möchte ich dich also in diesem Büchlein begleiten, möchte dir bestätigen, daß es schwer ist, mit Trauer umzugehen. Ich will dich auf dem Weg deiner eigenen möglichen Ausdrucksweisen der Trauer unterstützen und dir bei der Suche nach Orientierung behilflich sein.

Ich möchte dir Mut geben, deiner Trauer zu begegnen, und dir die befreiende Wirkung eines anderen Umgangs mit Trauer erfahrbar machen. Weil du mich nicht persönlich kennst, will ich dir sagen, daß ich die Fähigkeit, andere in ihrer Trauer zu verstehen und zu begleiten, nicht nur in theoretischen und wissenschaftlichen Studien erworben habe, sondern in erster Linie durch das Durchgehen und Durchschmerzen meiner eigenen Trauer. Auch mein Kontakt mit den vielen trauernden Menschen, die ich seit fast zwanzig Jahren in Trauerseminaren, Fortbildungsveranstaltungen, Therapiesitzungen etc. in ihrem Trauerprozeß unterstütze, hat mir viele lebendige Erfahrungen mit diesem Gefühl vermittelt. Davon möchte ich die wichtigsten gerne an dich weitergeben.

Diese Begegnungen und meine eigenen schmerzhaften Erfahrungen mit Trauer haben den Umgang mit dieser Empfindung positiv verändert. Ich glaube, daß auch du die Chance hast, durch und mit deiner Trauer neue, lebensfreundliche Erfahrungen zu machen, wenn du dich ein bißchen öffnest für das, was ich dir mitteilen möchte.

Ich will versuchen, dein Gefühl und deine Situation zu berücksichtigen, so daß du dich immer einbezogen fühlst. Was auch immer jetzt in dir vorgeht, ich möchte dir vorschlagen, ein wenig Neugier zuzulassen und dieses kleine Buch zu Ende zu lesen. Du wirst dich darin finden, unabhängig davon, ob deine Trauer akut oder älter ist, auch wenn der Schmerz des Verlusts, der Trennung oder des Abschieds unerträglich und folgenschwer ist, auch wenn die Ereignisse unter sehr schweren Umständen stattfanden; wenn vieles unerledigt und ungesagt geblieben ist, wenn noch viel Wut existiert oder du verletzt und gekränkt worden bist.

Wir wollen gemeinsam im Dialog deinen speziellen Umstand durchleuchten und werden sehen, ob deine Trauer in ihrem Fluß gestört ist. Wenn das der Fall sein sollte, wollen wir gemeinsam die Gründe dafür suchen und versuchen, die schlechten Erfahrungen, die du vielleicht gemacht hast, durch neue, gute zu ersetzen.

Hab keine Angst, wenn dein Körper durch die Trauer ungewöhnlich reagiert, wenn deine Gefühle dich überfluten oder sich in Richtung Versteinerung bewegen. Sei nicht verunsichert, wenn du das Gefühl hast, ein Ballon zu sein, der bald platzen wird. Wir können zusammen deiner Angst vor dem Verrücktwerden begegnen, wenn du die Trauer in ihrem vollen Umfang zuläßt, oder der Angst, daß der Boden sich unter dir öffnen und dich verschlingen könnte.

Laß dich nicht durcheinanderbringen, wenn du im Moment die Orientierung in deinem Leben verloren hast oder die Reaktion deiner Mitmenschen anders ist, als du es dir wünschst.

Widme deinem Körper Aufmerksamkeit und versuche alles wahrzunehmen. Damit meine ich nicht nur die unangenehmen Symptome, die du loswerden willst, sondern auch deine alltäglichen und besonderen Wünsche und Bedürfnisse, so daß du in einem möglichst gesunden Zustand durch den schmerzlichen Weg der Trauer gehen kannst.

Wenn du glaubst, daß dir auf diesem Weg und in dieser Lage keiner helfen kann, so möchte ich dir an dieser Stelle widersprechen. Du hast natürlich recht, wenn du von der Einmaligkeit deiner Trauer und deiner Situation überzeugt bist, denn du hast deine unvergleichliche Lebensgeschichte, die dich zu dem gemacht hat, was du bist. Doch keine Trauer ist von Natur aus »einmalig unvergänglich«, obwohl es viele dieser »Einmaligen« gibt, die aus berechtigter Angst das Durchgehen des Trauerschmerzes vermeiden und sich resigniert und vereinsamt ihrem nun endlos werdenden Leiden ergeben. Wenn du ehrlich und liebevoll zu dir sein möchtest, brauchst du diese Lösung nicht zu wählen.

Ich möchte dir helfen, ein aufrichtiges Verhältnis zu deiner Trauer zu bekommen. Sicher ist, daß du in meinem Büchlein keine Hilfe bekommen wirst, deine Trauer zu blockieren oder zu übersehen. Statt dessen biete ich dir Verständnis an für das, was da ist, und dafür, daß du bis jetzt nicht anders mit dir und deinen Gefühlen umgehen konntest. Ich kann dir versprechen, daß ich dich so, wie du bist, denkst, empfindest und handelst, und so, wie du im Moment trauerst oder nicht trauerst, akzeptieren kann. Wenn du dich so, wie du bist, in deiner Trauer verstehst und annimmst, dann sind wir zu zweit. Wir haben dann weniger Angst, der Schmerz wird erträglicher, und bei neuen Schritten des Ausdrucks und der Veränderung können wir uns unterstützen.

Ich möchte dir schließlich sagen, daß ich dich und deine Trauer willkommen heiße!

In diesem Kapitel will ich noch einen Dank an meine Assistentin Annette Bassfeld-Schepers richten.

Ich danke dir, Annette, von Herzen dafür, daß du mich beim Schreiben dieses Büchleins so unterstützt hast.

Du hast die geeignete Atmosphäre geschaffen, in der ich mich konzentrieren konnte und gute Eingebungen bekam.

Du hast mich auf Gefühle aufmerksam gemacht, die der weiblichen Sensibilität zu eigen sind, hast einfühlsame Vorschläge bestätigt, für gesunde kritische Anmerkungen gesorgt und schließlich entscheidend zur Bewältigung der deutschen Sprach- und Schreibklippen beigetragen.

Ikaria, September 1989 *Jorgos Canacakis*

2. Zu zweit werden wir der Trauer mit weniger Angst begegnen

Vielleicht hast du Interesse zu erfahren, wie dieses Büchlein, das du jetzt in den Händen hältst, entstanden ist und welche Aufgaben es erfüllen soll. Es gibt inzwischen so viele Bücher über Trauer, daß du dich berechtigterweise fragen wirst: Was hat es für einen Sinn, noch eines zu schreiben oder noch eines zu lesen, wo inzwischen doch den meisten bewußt geworden ist, daß man mit Hilfe von Büchern wohl seine Trauergefühle gedanklich zu ordnen vermag, sie aber keinesfalls dadurch verarbeiten kann.

Die Resonanz auf mein vorheriges Buch über Trauer, in dem die ganze Bandbreite meiner Arbeit vorgestellt wird und viele wichtige, auch theoretische Bereiche ausführlich behandelt werden, hat mir gezeigt, daß die Kapitel, in denen ich mich dem Leser sehr persönlich und begleitend zuwende, den Betroffenen besonders viel Unterstützung geben konnten. In Briefen, Telefonaten und direkten Kontakten zu Menschen, die es gelesen hatten, wurde ich gebeten und bestärkt, ein kurzes persönliches Begleitbuch zu schreiben, das Menschen in der Akutphase einer frischen oder chronischen Trauerproblematik gleich zu Anfang beistehen kann. Es sollte ein Büchlein sein, das leicht zu lesen ist, das Verständnis und Vertrauen vermitteln kann und mit dem Betroffenen im Dialog bleibt. Diese Gedanken und Bedürfnisse, so hoffe ich jedenfalls, sind in diesem kleinen Buch realisiert worden.

Ich wünsche mir von ganzem Herzen, daß deine Auseinandersetzung mit dem Inhalt Früchte tragen wird, das heißt, daß du sicher, aufgenommen, verstanden und geborgen den Gang durch die Trauer erleben kannst.

Dieses Büchlein ist in Abgeschiedenheit, in Ruhe und mit liebevollen Gefühlen geschrieben. Ich bin sicher, daß beim Lesen und Nachfühlen viel von dieser Atmosphäre zu dir fließen wird. Du kannst es bestimmt gut brauchen, wenn auf unserem Weg Momente des Schmerzes, der Verzweiflung und der Angst kommen werden.

Zunächst möchte ich dir manches über meinen eigenen Weg durch die Trauer berichten. Du wirst verstehen, daß es viel zu trauern gibt, wenn man in eine Zeit und in ein Land hineingeboren wird, in dem nicht nur der Zweite Weltkrieg, sondern auch ein erbarmungsloser Bürgerkrieg brutal getobt hatten. Das war nicht nur Trauer über Verluste von geliebten Menschen, Heimat, Haus, Idealen und Werten, sondern auch über eine verlorene Kindheit, die auf den Trümmern des Krieges kein geeignetes Milieu für eine normale Entwicklung finden konnte. Und nirgendwo, zu keiner Zeit, gab es einen Raum oder Rahmen, wo diese Gefühle einen Platz gefunden hätten. Da mein Vater der »falschen« Partei angehörte, wurden wir schließlich auch politisch verfolgt, und es wurde letztendlich unumgänglich, Griechenland zu verlassen, um sich ein neues Zuhause in Deutschland zu schaffen. Ich habe es als unendlich schrecklich empfunden, meine geliebte Heimat verlassen zu müssen. Eine tiefe, unfaßbare Trauer überkam mich damals. Mein Herz blutete, und ich fühlte mich, als ob mein Körper von innen zerrissen würde. Und auch zu diesem Zeitpunkt gab es niemanden, vor den ich mich hätte stellen, dem ich meinen großen Schmerz hätte mitteilen können, auch weil ich annahm, es würde sowieso keiner das nötige Verständnis für mich aufbringen.

Selbstverständlich wird jeder auf seinem Lebensweg von vielem Abschied nehmen müssen, was sehr schmerzhaft ist. Die dann entstehende Trauer nimmt viel Zeit in Anspruch oder wartet unerledigt im Bauch auf eine bessere Gelegenheit des Ausdrucks.

Abgesehen von den größeren Trauerereignissen meiner Kindheit hatte ich auf meinem Werdegang auch einiges zu beklagen, das einigermaßen erträglich war: Berufswechsel, Verlust von Arbeit, Umzüge von geliebten Gegenden und schönen Städten, in denen ich mich aufgenommen fühlte, der Abschied von Freunden, die ich nur durch Bewältigung großer Distanzen wieder sehen durfte, und dazu natürlich viel Trauer aus verunglückten Beziehungen. Wenn man alte, unerledigte Trauer aus der Kindheit oder schlechte Erfahrungen mit Trauer, die aus dieser Zeit stammen, mit sich herumschleppt, dann kann der Verlust und die Trennung von geliebten Menschen noch nachhaltiger und unbarmherziger schmerzen als ohnehin.

Ich kann dir sagen, daß ich nur zu gut weiß, wie schwer solche Situationen zu bewältigen sind, zumal wenn man keine Menschen um sich hat, die einen verstehen, und wenn Normen und Klischees das verhindern, wonach einem in diesem Moment am allermeisten ist: mit allen zur Verfügung stehenden Mitteln, mit aller Wucht aus der Tiefe des Herzens den ganzen berechtigten Schmerz aus Zurückweisungen, Kränkungen und Verlassen-worden-Sein in die Welt hinauszubrüllen.

Wenn sich vieles zusammenballt, wird die Sache so kompliziert, daß ohne liebevolle Hilfe und Verständnis von außen wenig Möglichkeit besteht, die Trauer zu durchgehen und zu verarbeiten. Also auch ich hatte einiges einzustecken. Wenn man es nachträglich betrachtet, kann man sagen, daß mein »Keller« voll von unausgedrückter Trauer war.

Eine solche Ansammlung von ungeflossenen Gefühlen

und Tränen kann später, wenn es einen neuen Verlust oder ein Abschiedsereignis zu verarbeiten gilt, sehr problematisch werden.

Diese alte, nicht verstandene, nicht angenommene und unausgedrückte Trauer sucht in dieser neuen Situation auch ihren Weg nach außen. Sie vermischt sich mit der neuen, akuten Trauer und hofft, auf diese Weise endlich ihrem Gefängnis zu entkommen. Solche Situationen bewirken bei den Betroffenen dann Gefühle der Überflutung, Gedankenverwirrung, verschiedenste körperliche Beschwerden und auch Momente der Orientierungslosigkeit und heftiger Angst.

Solche Augenblicke des Gefühlschaos habe ich durchlebt, als mich der sehr schwere Verlust meiner Mutter nach mehrjähriger Krankheit traf. Ich war zwar selber bereits in einem reiferen Alter und wurde auch von meiner Familie unterstützt, doch die besonders unglücklichen Umstände erschwerten mir den Abschied von ihr lange Zeit.

Aufgrund der politischen Umstände in meiner Heimat hatte ich sie schon seit vielen Jahren nicht mehr sehen können. Auch als ihre Krebskrankheit fortschritt und ich wußte, sie würde nicht mehr lange zu leben haben, verwehrte mir die schreckliche Situation dort alle Möglichkeiten, sie lebendig zu verabschieden. Als ich schließlich nach einer abenteuerlichen und sehr risikoreichen Reise doch zu Hause ankam, war es bereits zu spät und meine Mutter schon begraben. Nicht nur, daß ich nun mein Versprechen, den Sohn einmal auf der Opernbühne in der Rolle ihres Lieblingshelden bewundern zu dürfen, nicht mehr einlösen konnte, es blieb auch vieles andere unerledigt, und das Herz war mir lange Zeit sehr schwer. In den folgenden Monaten hatte ich große Mühe, meine Gesangspartien während der Vorstellungen durchzuhalten, da mich die Trauer stets aufs neue überflutete und meine Stimme in den vielen ungeweinten Tränen oftmals beinahe ertrunken wäre.

Ich denke, daß solche Verluste jeden von uns treffen werden, denn der Abschied ist schon von Geburt an in unser Leben einprogrammiert, und er beginnt, wenn ein Kind den warmen Schoß seiner Mutter verlassen muß. Du wirst mir zustimmen, daß die jeweiligen Umstände und die Qualität der Bindung sowie Ungesagtes und Unerledigtes Auswirkungen auf die Heftigkeit und Dauer des Trauerschmerzes haben, ihn weniger stark, schwer oder unerträglich werden lassen.

Jetzt ist es an der Zeit, dir von *meinem* unerträglichen Trauerschmerz zu berichten, der mich vor etwa zehn Jahren ganz plötzlich und unerwartet traf. Es handelt sich um einen Schmerz, der bis heute spürbar in meinem Leben ist und es wohl immer sein wird. Natürlich hat die Heftigkeit nachgelassen, und durch die Trauerarbeit, die ich geleistet habe, ist mir jetzt ein anderer und sogar bereichernder Umgang damit möglich. Im Moment, wo ich mich auf diese Trauer konzentriere, kommt so viel Gefühl in mir hoch, daß ich eigentlich ein ganzes Buch schreiben müßte, um dir das Ganze verständlich zu machen. Doch da wir hier nicht den geeigneten Raum haben, hoffe ich, daß die wenigen Sätze genügen, um dich auf einem unsichtbaren Weg an meinen Empfindungen teilhaben zu lassen. Als mir und meiner Frau nach vielen Jahren des Wartens endlich vergönnt war, ein Kind zu bekommen, war die Freude nach der Geburt unseres Sohnes groß. Zwar hatte es bei der Entbindung Schwierigkeiten gegeben, aber als sich der Kleine in unseren Armen bewegte und uns aus großen Augen anzusehen schien, waren wir glücklich und guter Dinge.

Dieses Glück wurde jedoch sehr bald abrupt zunichte

gemacht, als uns nach einer Untersuchung kühl und sachlich mitgeteilt wurde, daß wir uns mit dem Kind nicht allzu große Hoffnungen machen sollten, da es schwer und mehrfach behindert sein würde. Ein medizinischer Kunstfehler während einer Fruchtwasser-Untersuchung im dritten Monat hatte verheerende Konsequenzen: eine irreparable Gehirnverletzung. Diese Aussage brach wie ein großer, furchterregender Donnerschlag in mein Leben und brachte alles in mir zum Umsturz. Plötzlich sollten wir uns von der Vorstellung eines normalen und gesunden Kindes verabschieden. Wir sollten akzeptieren, daß dieses Kind, weil blind geboren, uns nie würde sehen können. Wir sollten die Hoffnung aufgeben, daß dieses Kind jemals sprechen würde, und mußten uns damit abfinden, daß die Worte »Mama« und »Papa« niemals über seine Lippen den Weg zu uns finden würden. Wir sollten die Erwartung, unser Kind laufen zu sehen oder mit ihm Spaziergänge im Wald, in den Bergen oder am Strand zu unternehmen, vergessen. Wir erfuhren, daß uns der Kauf von Schulheften und der Ärger mit Noten und Hausaufgaben erspart bleiben würde, denn Niko würde wegen seiner schweren geistigen Behinderung den Besuch einer Schule nicht nötig haben. Außer der Blindheit, der geistigen Behinderung und der spastischen Lähmung am ganzen Körper erwartete uns ein Anfallsleiden, das nur durch schwere Medikamente ein wenig gelindert würde.

Vielleicht kannst du dir ein bißchen Zeit nehmen, um all dies nachzuspüren. Vielleicht kannst du dir vorstellen, du wärest der Vater oder die Mutter dieses Kindes. Meine Frau und ich haben gleich bei den ersten Wellen der Verzweiflung, die bedrohlich auf uns einstürzten, versucht, den Gefühlssturm mit gegenseitiger Unterstützung gemeinsam durchzustehen. Kurze Zeit danach war uns auch klar, daß wir fortan mit einer permanenten Auseinandersetzung mit Trauergefühlen rechnen müßten. Wir entdeckten, daß wir von jedem normalen Entwicklungsschritt, der bei anderen Kindern stattfindet, würden Abschied nehmen müssen. Überall dort, wo andere Eltern sich über jeden kleinen Fortschritt freuen, mußten und müssen wir uns auf Trauer vorbereiten, um die Hoffnung auf diese Entwicklungsschritte, die bei unserem Niko ja nicht kommen werden, loslassen zu können.

Inzwischen sind einige Jahre vergangen, so daß wir die Berge von Trauer, die auf unseren Herzen lagen, aufräumen konnten. Wir haben gelernt, den Umgang mit Trauer gesund durchzustehen. Wir haben die tiefen Wurzeln der Trauergefühle kennengelernt, und wir haben auch die Energie gefunden, die darin steckt und die uns hilft, das Leben mehr als früher zu schätzen und Sinn in ihm zu finden.

Nun weißt du, daß mein Sohn Niko der Grund für mich war, nicht nur vieles in meinem Leben zu ändern, sondern auch meine Trauererfahrungen mit wissenschaftlicher Forschung zu verknüpfen und aus dieser Ergänzung eine liebevolle und wirksame Hilfe für Menschen in ähnlich schmerzvollen Situationen zu schaffen.

Auch dieses Büchlein wäre ohne meine Auseinandersetzung mit der Trauer über die Behinderung meines Sohnes Niko nicht entstanden. Ich kann jetzt mit klarem Verstand und offenem Herzen sagen, daß Niko mein bester Lehrer in Sachen Trauer war und ist. Durch ihn habe ich gelernt, bedingungslos zu lieben und mit dem kleinsten Teil im Leben zufrieden zu sein. Ich habe mein Dasein neu schätzen gelernt, andere Lebenseinstellungen und neue Freuden entdeckt. Ich bin froh und glücklich, daß es meinen Sohn Niko gibt, und aus einer Menge von Briefen und persönlichen Gesprächen durfte ich erfahren, daß es mittlerweile viele Menschen sind, die auch voller

Dankbarkeit für seine Existenz sind, weil sie gespürt haben, daß sie Hilfe und Unterstützung beziehen aus eben dieser Weichheit und Sensibilität, die ich aus der besonderen Beziehung zu meinem Sohn gewonnen habe.

Abschließend möchte ich noch in Kürze von einem weiteren positiven Abschied berichten. Es ist der Abschied von meinem Vater, zu dem ich eine sehr enge Beziehung hatte. Als er plötzlich akut krank wurde und seine letzten Tage im Krankenhaus verbringen mußte, hatte ich dieses Mal die Möglichkeit, in die Heimat zu reisen, um die letzten Stunden an seiner Seite zu sein. Wir konnten viele unerledigte Dinge zu Ende bringen und einen guten Abschluß erreichen. Ich bin sicher, daß auch er zufrieden seine Augen geschlossen hat und beruhigt Abschied von seinen Kindern nehmen konnte. Die aufbrechende Trauer hatte nun die Erlaubnis zu kommen, und weil nichts Unerledigtes den Weg blockierte, durfte sie ungehemmt fließen. Ich glaube, daß ich mich seit dem Tod meines Vaters vor sieben Jahren, nach den guten Gesprächen mit ihm und dem guten Abschied durch die Trauerrituale in seiner Heimat, abgerundeter im Körper fühle, weicher in meinen Bewegungen, insgesamt entspannter und ruhiger im Gemüt. Die Erleichterung in meiner Brust und das freie Fließen meiner Gefühle lassen mich gesunder fühlen.

In meinem Herzen trage ich die schöne, unbeschwerte Erinnerung an meinen Vater. Wenn Tage kommen, da ich besonders viel an ihn denke, zum Beispiel Geburtstage oder andere Jubiläen, dann dürfen mein Herz weich und die Augen feucht werden. Eine gute Erinnerung wird nur dann Platz in deinem Innern finden, wenn ihr ein gesunder Abschied vorausgegangen ist. Und erst, wenn man jemanden wirklich losgelassen hat, kann der Abschied als gelungen bezeichnet werden. Die schönen Erinnerungen, die dann übrigbleiben, fördern die körperliche und seelische Gesundheit. Dort, wo sonst Schmerz und Bitterkeit wühlen, können sie dich mit hellen und kraftspendenden Bildern begleiten und dir gleichzeitig Raum für neue, glückbringende Begegnungen lassen.

Mein eigenes Schicksal und all die Menschen, die ich in den letzten zwanzig Jahren in ihrer Trauer begleitet habe, trugen dazu bei, ein umfassendes geistiges und emotionales Verständnis dieses komplizierten Bereiches zu bekommen. Auch viele Teilnehmer meiner Fortbildungsseminare, die teilweise aus dem sozialen Bereich stammen, teilweise aber auch »talentierte Laien« sind, haben mich auf besondere Trauersituationen und Schwierigkeiten aufmerksam gemacht. Lehrreiche Erfahrungen gewinnen konnte ich auch speziell in meinen Kontakten mit Pastoren, Bestattern, Rechtsanwälten, Aids-Helfern und Sterbebegleitern, die bei mir in Weiterbildungsseminaren die Ausbildung zum Trauerbegleiter absolvierten. Dort konnten wir viele Erlebnisse austauschen und nach noch einfühlsameren Umgangsformen mit Trauer und trauernden Menschen suchen.

Ich glaube, daß es wichtig gewesen ist, einiges über mich, meine Gefühle und meine Tätigkeit zu erfahren, so daß du weißt, mit wem du es zu tun hast. Laß uns jetzt gemeinsam schauen, was dich in den nächsten Kapiteln erwartet, so daß du dir genug Zeit nehmen kannst, dich innerlich vorzubereiten und dich von äußerlichen Zwängen zurückzuziehen.

Natürlich verstehe ich die Zweifel und die Angst, an solch »chronisch« vermiedene Gefühle heranzugehen. Du darfst dich nicht zu etwas zwingen. Wenn du zu große Widerstände spürst, kannst du meine Vorschläge vielleicht einfach einmal durchlesen, ohne dich mit deinen Gefühlen einzubringen. Vielleicht hast du auch eine Vertrauensperson, die ohne viel Erklärungen bei dir sein kann und deine Ängste etwas beruhigt. Wenn du dich trotzdem unwohl fühlst, sei nicht mutlos, denn allein die Tatsache, daß du durch das Lesen dieser Zeilen neue Informationen und weitere Alternativen zur Bewältigung deiner Trauer findest, kannst du schon als Fortschritt gelten lassen.

Die Erkenntnis, daß du dich nicht weiter traust, zeigt, daß du immerhin so weit Kontakt und Bewußtsein erlangt hast, daß dir eine Grenzziehung möglich wurde. Dir ist klargeworden, daß du eine noch speziellere Begleitung zur Verarbeitung deiner Trauer benötigst. In diesem Fall kannst du an einem meiner Trauerseminare teilnehmen, die in allen deutschsprachigen Ländern stattfinden. Auch in vielen kleineren Städten werden Trauerseminare von Leuten, die bei mir in Ausbildung waren, abgehalten, so daß du dich in keinem Fall einsam und unfähig oder sogar resigniert zu fühlen brauchst. Die entsprechenden Informationen darüber findest du in den letzten Kapiteln dieses Büchleins.

Wenn du es aber doch erst einmal auf diese Weise versuchen möchtest, dann wird dir das nächste Kapitel Informationen vermitteln, die dir helfen können, den ganzen Bereich, der mit Trauer zu tun hat, erweitert, bereichernd und in einem völlig anderen Licht zu sehen. Es wird dir behilflich sein, dich und andere in ihrer Trauer besser zu verstehen, und dir Unterstützung geben, auf manche uns von der Gesellschaft aufgezwungene lebenshinderliche Gefühlseinstellungen verändernd einzuwirken.

Das darauf folgende Kapitel wird die Vorbereitung für das Aufzeigen von und das Experimentieren mit Vorschlägen für einen gesunden Umgang mit Trauer enthalten. Es folgt dann ein Komplex, der die Erlaubnis, trauern zu dürfen, gibt, damit du versuchen kannst, deine Trauer fließen zu lassen. Weil wir auch oft Schwierigkeiten haben, andere Menschen, die in Trauer sind, zu unterstützen, wird das anschließende Kapitel Möglichkeiten anbieten, diesen Mitmenschen die richtige Hilfestellung in schwierigen Situationen zukommen zu lassen.

In den darauffolgenden Seiten möchte ich dir Mut für die Zukunft machen und mögliche Orientierungen für die Zeit nach dem Abschied geben. Dieser Teil soll dir die Gelegenheit zu einer Abrundung des Themas bieten. Der achte Teil des Buches besteht aus Fragen, deren Beantwortung dir die Chance gibt, durch Schreiben oder andere kreative Aktivität Ausdruck und Reinigung für dein berechtigtes Trauergefühl zu finden. Im neunten Kapitel erwarten dich genaue Informationen, wo und wann du ein Trauerseminar besuchen kannst, wo du Organisationen findest, die dir Begleitung gewähren können, und mehrere Adressen von Leuten, die in ähnlichen Situationen standen wie du jetzt, so daß dir bei Bedarf verschiedene Kontaktstellen zur Verfügung stehen. Ich hoffe, du kannst mit dem Bewußtsein, dir nun jederzeit eine »Trauergemeinschaft« suchen zu können, etwas aufatmen. Abgesehen davon gebe ich dir in diesem Kapitel wichtige Informationen über eine Fortbildung zum Trauerbegleiter/Trauerberater/Traueragogen/in, falls du aus der Erfahrung, die du machen wirst, den Wunsch bekommst, selber unterstützend tätig zu werden. Dabei spielt es keine Rolle, ob du einen sozial-pflegerisch/therapeutischen Beruf ausübst oder »nur« engagierter Laie bist.

Zum guten Schluß erhältst du noch einige weitere Buchempfehlungen zu diesem Thema und einen kurzen Bericht über meine beiden letzten Veröffentlichungen, die sich mit dem Phänomen der Trauer und der Krankheit Krebs auseinandersetzen.

3. Was ist eigentlich Trauer?

Grundsätzlich ist die Trauerreaktion eine Fähigkeit, die mit uns geboren wird. Sofort nach der Geburt tritt sie in Erscheinung als das bekannte Verhalten des Neugeborenen: weinen, schreien, protestieren, klagen usw. Diese Fähigkeit bleibt uns erhalten bis zu unserem Tod. Wenn wir unser tägliches Leben einmal in Ruhe betrachten, so werden wir sehr schnell entdecken, daß dieses Leben von Anfang an voller Abschiede, Trennungen und Verluste ist. Die erste schmerzhafte Trennung ist der Verlust des paradiesischen Aufenthaltes im Bauch der Mutter, und die letzte, vielleicht schwerste, ist die Trennung von der Welt und den Menschen, wenn man stirbt. Merkwürdigerweise sind also beides, Anfang und Ende, Trauersituationen.

Das, was uns in unserem Dasein beständig auf Abschied und Verlust hinweist, ist die Zeit, die unaufhörlich und unwiederbringlich abläuft. Wie unfähig sind Gesellschaft und Individuum, diesem alltäglichen und selbstverständlichen Bestandteil unseres Lebens zu begegnen und ihn in ihr Dasein zu integrieren. Da die Trauer also eine Erfahrung ist, die niemandem erspart bleiben wird und das Leben an sich im Grunde eine permanente Abschiedlichkeit ist, wäre es in der Tat ein unverzeihlicher Fehler, eine grobe Lücke in unserer Evolution, wenn uns die Trauerausstattung zur Verarbeitung dieser Situationen fehlen würde. Aber die Weisheit der Natur hat gut gesorgt und uns vorprogrammiert, das heißt, mit geeigneten Reaktionen ausgestattet, so daß wir ein Leben lang fähig sein könnten, Verluste, Trennungen und Abschiede aller Art, unter allen möglichen Umständen und Bedingungen mit der entsprechenden Trauerantwort gesund zu überstehen. Trauer ist also eine spontane, natürliche, normale und selbstverständliche Reaktion unseres Organismus, unserer ganzen Person auf Verlust, Trennung und Abschied.

Noch bevor wir anfangen, deine Trauerbilanz zu ziehen, ist es von Bedeutung, einige Dinge zu klären. Damit meine ich insbesondere eine Einigung im Gebrauch der Begriffe, die wir benutzen werden, um das Wesen der Trauer wirklich begreiflich und durchsichtig zu machen, um Mißverständnissen vorzubeugen. Auch ist es mir wichtig, hier die notwendigen Reaktionen, die der Mensch im Falle einer Trauerkrise benötigt, darzustellen und die passenden Unterstützungsmaßnahmen zu skizzieren.

Beide, Vokabular und Reaktionsmuster, müssen eindeutig und transparent sein, da unsere Gesellschaft im Laufe der Zeit soviel Falsches, Mißverständliches und Lebensfeindliches in diesem Bereich hervorgebracht hat, daß die Betroffenen, die sich gerade in das dunkle Loch der Trauer verirrt haben, bei der Suche nach Auswegen aus dem Dickicht gesellschaftlicher Normen und Zwänge noch zusätzlich mit großen Schwierigkeiten zu kämpfen haben. Ich denke, es ist der Mühe wert, weil wir dann wissen, wovon wir sprechen und was wir fühlen.

Trauer kann man nicht behandeln, weil sie keine Krankheit ist

Ich habe das Gefühl, daß die Worte Trauer und Traurigkeit in unserer Gesellschaft einen durchweg negativen Beigeschmack haben. Es ist etwas Unangenehmes, ja sogar Krankhaftes, das man mit aller Kraft meiden, verdrängen, übersehen und verleugnen soll. Es wird verwechselt mit Melancholie, Depression, mit krankem Kummer und Gejammer, und man versucht deshalb krampfhaft, »es« zu behandeln, wegzubehandeln, ohne sich jedoch nur einen Moment Gedanken darüber zu machen, daß es sich hierbei möglicherweise um eine lebenswichtige Reaktion unseres Organismus auf bestimmte Lebenssituationen handeln könnte. Hier liegt also einiges im argen: elementare Dinge werden fehlgedeutet und mißachtet ohne Rücksichtnahme auf die fatalen Konsequenzen. Es ist schon längst an der Zeit, diesen jahrhundertealten Zustand einer versteckten Kriegserklärung zu entlarven und die lebensfeindliche Verbannung der Trauer wieder überflüssig zu machen. Wir werden hier anfangen und den Versuch wagen, dieses komplexe Gefühl, das den Namen Trauer trägt, gut zu differenzieren und klare Unterscheidungen zu treffen.

Der Gebrauch oder die Unterdrückung dieser Reaktion hat logischerweise zwei völlig unterschiedliche Konsequenzen für die leib-seelische Befindlichkeit:

a) Das ungehindert zum Ausdruck kommende Trauergefühl ermöglicht uns einen gesunden Abschied und läßt uns bewußt werden, daß das Verlorene nicht mehr dasein wird. Unsere Tränen lindern den Verlustschmerz, und wir entgehen der Mühe und Kränkung eines täglichen Selbstbetrugs, der uns krampfhaft und verzweifelt an nicht mehr Existentem festhalten läßt.

b) Wenn wir das berechtigte Trauergefühl aber zurückhalten, so wie es heute ja bis auf wenige Ausnahmen üblich ist, dann müssen wir dieses mit teilweise schweren Störungen unseres Gesamtorganismus bezahlen. Unzählige Untersuchungen der letzten Jahre berichten von diversen Mißempfindungen bis hin zu handfesten pathologischen Symptomen sowohl im körperlichen als auch im seelisch-geistig-emotionalen Bereich.

Wir können nun also davon ausgehen, daß diese Antwort unserer Persönlichkeit auf Verlustsituationen lebensnotwendig ist. Nun wirst du fragen: Wenn Trauer ihrem Wesen nach eine durch und durch gesunde, reinigende Funktion hat, warum gerate ich dann immer wieder in einen unangenehmen Zustand, da sie mir bedrohlich und angsteinflößend, geradezu feindlich gegenübersteht?

Trauer ist nicht gleich Trauer. Laß uns eine strikte Trennung ziehen zwischen dem, was Trauer tatsächlich ihrer Natur nach ist, und dem, was aus ihr wird, wenn sie tagtäglich den gesellschaftlichen Deformationsversuchen unseres Alltags ausgesetzt ist.

Lebensfördernde, lebenshemmende Trauer

Es geht hier um die *lebensfördernde Trauer* im Gegensatz zu einer anderen Qualität von Trauer, die man als *lebenshemmende Trauer* bezeichnen kann. Erstgenannte ist ein befreiender, reinigender und unverfälschter Gefühlsausdruck, der unsere Gesundung nach einem Abschied unterstützt. Sie hilft uns auch, den Verlust mit der Zeit zu akzeptieren, und fördert später erneut unsere Kontakt- und Beziehungsfähigkeit. Ohne diese Form von Trauer gibt es keine Neuorientierung im Leben und keine kreativen Gestaltungsideen für die Zukunft. Ohne ihre Hilfe würden wir an Altem, Nicht-Präsentem und Unwiederbringlichem haften bleiben und dadurch einer permanenten Enttäuschung ausgesetzt sein.

Die lebenshemmende Trauer dagegen ist eine alte,

ehemals notwendige und berechtigte Trauer, die in der entsprechenden Situation ihren natürlichen Weg nach außen nicht finden konnte oder durfte. Es handelt sich hierbei um ein verdrängtes, verleugnetes, vermiedenes und nicht angenommenes Gefühl, das sich schließlich in einer schmerzhaften Revolte *gegen* uns richtet, um sich für all die erfahrenen Unterdrückungsmaßnahmen, die Blokkaden und Verbote, denen es ausgesetzt war, zu »rächen« und sich in hilfloser Gewalt einen Weg in die Freiheit zu bahnen. Solche Trauergefühle kann man zurückhalten, aber sie werden dadurch nicht verschwinden, sondern setzen sich als steckengebliebenes Gefühl im Körper fest und bringen sich in verschiedenster Gestalt bei entsprechender Gelegenheit wieder in Erinnerung. Erstickte Gefühle werden immer, auch gegen unseren Willen, versuchen, sich Luft zu verschaffen, selbst wenn dies auf Kosten ihres Trägers gehen sollte, denn sie folgen gesunderweise dem natürlichen Drang nach Ausdruck und Leben. Die betroffene Person spürt Versteinerungstendenzen oder emotionale Überflutung, »Explosionsgefahr« oder seelische »Versumpfung«. Man könnte sagen, daß die unausgedrückte Trauer mit der Zeit in sich »verdirbt« und für den Betroffenen giftig wird. Daß solche fehlgeleiteten Prozesse immer wieder stattfinden, hängt von mehreren Faktoren ab: Familiäre, gesellschaftliche und kulturelle Normen spielen hier eine Rolle, verunglückte Trauerprozesse in der frühen Kindheit und eine daraus resultierende Trauerunfähigkeit sowie fehlende Rahmenbedingungen für einen positiven Trauerausdruck, das heißt: geeigneter Raum, Zeit und begleitende Menschen. Eine solche lebenshemmende Trauer ist nicht nur sehr ungesund, sie bremst und beschneidet oft jede positive Lebensentwicklung desjenigen, der sie in sich trägt. Kontaktmangel, Kommunikationsarmut, Lebensunlust und eine Anhäufung depressiven, jammernden Verhaltens werden in der Regel Merkmale unserer Persönlichkeit, wenn wir sie zum Speicher dieser Form von Trauer umfunktioniert haben. Gezeichnet von Resignation und Isolationsängsten, bedroht von chronischen und unheilbaren Krankheiten und in den schlimmsten Fällen gar suizidgefährdet, entwickeln wir die Ausstrahlung eines »Daueropfers«, dessen negative Trauerqualität letztendlich auch negative Auswirkungen auf die Umwelt und die Menschen hat, mit denen es in Berührung kommt.

Was mache ich nun mit dieser zweiten Form von Trauer? Bin ich ihr auf ewig ausgeliefert, wenn ich ihre Existenz nun in mir wahrnehme? Nein, in den allermeisten Fällen besteht auch nach langer Zeit noch die Möglichkeit, mit viel Liebe und Geduld den inneren Trauerberg abzutragen, bis wieder Platz für neues Lebensglück geschaffen ist. Es gibt Wege, dem Trauerschmerz gewaltlos Ausdruck zu gewähren, so daß er, ohne zu verletzen, seiner natürlichen Bestimmung folgen kann. Ängste verschiedenster Art, fehlendes Vertrauen zu sich und seiner Umwelt, auch mangelnder Raum und Rahmen erhöhen natürlich die Schwierigkeit, alte Trauer einer Verarbeitung zuzuführen. Wenn du dich alleine damit überfordert fühlst, brauchst du besonders gute Begleiter, die für dich geeignete Ausdrucksformen fördern können. Unser Ziel ist, das Nicht-Fließen ins Fließen zu bringen, die Versteinerungen weicher werden zu lassen, die Überflutung einzudämmen, Versumpfungen langsam auszutrocknen und der »Explosionsgefahr« mit Kanalisierungsmöglichkeiten zu begegnen.

Wenn wir das schaffen, verliert diese Trauer ihre vergiftende Wirkung und kann durch nachträgliche »Sanierungsmaßnahmen« für Körper und Seele der betroffenen Person zur Gesundung verhelfen.

Eine solche »Ökologie der Trauer« ist sicherlich aller Mühe wert und würde für Mensch und Umgebung lebenserhaltend wirken. Nach solch reinigenden Maßnahmen weiß der Organismus in neuerlichen Verlustsituationen die richtige Antwort: frei fließende Trauer. Wichtig zu beachten ist, daß diese lebensfördernde Trauer bei jedem Abschied zwar unwillkürlich und grundsätzlich in Erscheinung tritt, jedoch immer ein wenig Unterstützung braucht, um in ihrem Fluß nicht gestört zu werden.

Trauer erfaßt den Menschen in seinem ganzen Wesen

Laß uns jetzt, wo wir gelernt haben, die Trauerformen zu unterscheiden, etwas mehr über dieses Phänomen erfahren. Trauer erfaßt den Menschen als Ganzes, in seinem ganzen Wesen, und berührt alle seine Lebensbereiche. Du wirst bestimmt auch bei dir selbst bemerkt haben, daß sich außer unangenehmen *Gefühlen* wie Angst, Zorn, Hilflosigkeit, Schock, Sehnsucht, Betäubung, Abgestumpftheit etc. auch *körperliche Empfindungen* wie Leeregefühl im Magen, Beklemmungen auf der Brust, zugeschnürte Kehle, Empfindlichkeit gegen Lärm, Herzklopfen, Zittern, Kurzatmigkeit bis hin zur Atemlosigkeit, Muskelschwäche, Müdigkeit und viele andere Symptome einstellen können.

Deine Gedanken und Phantasien zeigen nun ein besonderes Muster. Du meinst, die Person, die es zu verabschieden gilt, nachts und sogar im Tagtraum sehen zu können, zu hören oder sie zu riechen. Du bist unkonzentriert, deine Gedanken sind für einige Zeit konfus, ungeordnet und manchmal vielleicht verwirrt. Gedanken wie »Ich kann ohne diesen Menschen nicht mehr weiterleben«

oder »Liebe wird es für mich nie wieder geben« kreisen möglicherweise ständig in deinem Kopf und lassen dich mutlos und verbittert an die Zukunft denken.

Aus solchen ausführlichen Beschreibungen kannst du entnehmen, wie wir von diesem Gefühl der Trauer auf vielen Ebenen stark eingenommen werden und welch folgenschwere Wirkungen eine chronisch blockierte Trauer in allen diesen Bereichen haben wird.

Ich möchte hier verständlich machen, daß es aus diesem Grund keineswegs genügt, die Lösung eines Trauerkonfliktes durch Ansprache einer einzelnen dieser gerade genannten Ebenen zu finden. Wenn du nur über deine Trauer redest und versäumst, dabei auf die beteiligten Gefühle zu achten und ihnen Ausdruck zu verleihen, wird dir das wahrscheinlich nur geringfügige Erleichterung verschaffen und das auch nur für einen sehr begrenzten Zeitraum.

Lebenshemmende Trauer braucht also einen breiten Ansatz der Verarbeitung, in dem alle Persönlichkeitsebenen berücksichtigt und miteinbezogen werden können.

Trauer hat viele Gesichter

Du wirst bestimmt schon oft erfahren haben, daß Menschen mit dem Begriff Trauer zunächst nur Weinen und ein trauriges Gesicht verbinden. Sie haben Schwierigkeiten, anzunehmen, daß zu diesem komplexen Gefühl auch Zorn, Wut, Kummer, Schuldgefühle, Verzweiflung, Aggressivität und sogar Lachen und Erleichterung gehören. Mit der chronischen Blockierung von Trauer geht demnach die stiefmütterliche Behandlung eines ganzen Gefühlsspektrums einher, ein ungeheurer Ausdrucksverlust, ein Mangel an Erlebnisvielfalt und die Aufgabe eines großen Teils unserer Lebendigkeit. Ich möchte, daß du weißt, daß auch Gefühle wie Wut und Zorn natürlicher Bestandteil der Trauer sind und daß du sie getrost zulassen darfst, also nicht unterdrücken mußt.

Trauer tritt nicht nur in Erscheinung, wenn ein Todesfall zu beklagen ist

Die meisten Menschen bringen das Gefühl der Trauer unwillkürlich mit Sterben und Tod in Verbindung. Das ist vermutlich auch der Grund für die starke Tabuisierung dieses Bereichs. Aber welch tiefe Traurigkeit überschwemmt uns, wenn wir uns trennen müssen von unserer Familie, unserem Lebenspartner, von der Heimat oder auch nur von unserem Haus, das wir durch einen Umzug verlassen. Die meisten Menschen geraten in tiefe Trauerkrisen, wenn sie erfahren, daß sie eine schwere chronische Krankheit haben. Andere sind sehr betroffen, wenn sie ihren Arbeitsplatz verlieren. Viele sind tief enttäuscht und traurig, wenn sie entdecken, daß sie auf einmal alt geworden sind, andere, weil sie nicht mehr so schön sind wie früher. Viele werden chronisch traurig, wenn sie in ihrem Leben plötzlich keinen Sinn mehr finden können. Ähnliches erleben wieder andere, wenn ihre langgehegten Erwartungen und Hoffnungen sich nicht erfüllen. Es gibt also sehr viele unterschiedliche Situationen im Leben, wo Trauer ihren berechtigten Platz hat.

Tod des Kindes

Viele Leute sind der Meinung, der Tod eines Kindes sei der schwerste Verlust. Ich kenne eine Reihe »verwaister Eltern«, die sich regelmäßig in Gruppen treffen. Ich möchte hier bestätigen, daß der Verlust eines Kindes eine breite, massive und nie endende Wirkung bei den Eltern hinterläßt. Sehr oft entsteht hieraus eine chronifizierte Trauer mit resignierender Tendenz. Ich meine, daß ein geeignetes Konzept, welches diese Eltern bei ihrem schweren Gang unterstützt, tatsächlich fehlt.

Suizid

Auch die Trauer, die mit dem Verlust eines Menschen durch Selbstmord verbunden ist, hat ein besonders schweres Los. Die Hinterbliebenen haben Angst, mit ihren Äußerungen die »beschämende« Wahrheit ans Licht zu bringen, ziehen deshalb eine schweigende Zurückhaltung vor und begraben den Kummer in ihrem Herzen. Für die Betroffenen bricht nun eine sehr schwere Zeit an, denn spezielle Ausdrucksformen und die heilsame Unterstützung eines sozialen Netzes bleiben ihnen damit verwehrt.

(Ehe-)Partnerverlust

Ein schwerer Verlust ist der des Partners/Ehepartners. Manchmal nimmt das Durchschmerzen dieser Trauer einen besonders heftigen Verlauf, weil der Partner auf sehr vielen Ebenen eine überdimensional wichtige Rolle für den anderen gespielt hat. Auch der Grad der Selbständigkeit oder Abhängigkeit ist für die Verarbeitung bedeutsam. Ferner spielt die Position des zu Verabschiedenden innerhalb der Familie eine große Rolle. War es der Ernährer, die tägliche Bezugsperson der Kinder, oder hatte die

Person andere, schwer delegierbare Aufgaben? In meinen Trauerseminaren bin ich schon Zeuge langer Diskussionen zwischen Geschiedenen und Verwitweten geworden, die sich nicht einigen konnten, wer von ihnen schlimmer betroffen sei. Die Geschiedenen bekamen immer zu hören, daß sie sich glücklich schätzen müßten, ihren (Ex-) Partner wenigstens lebendig zu wissen. Ich erinnere mich an einen Mann, der daraufhin entgegnete: »Wenn ich meine geschiedene Frau beim Nachbarn gegenüber ein- und ausgehen sehe, bei dem Mann, für den sie mich verlassen hat, dann ist mir, als ob ein Messer mein Herz durchsticht. Ich wäre froh, wenn sie nicht mehr existieren würde.«

Eine objektive Beurteilungsskala, nach der man Heftigkeit oder Berechtigung eines Trauerschmerzes messen kann, ist nicht aufstellbar. Natürlich gibt es bestimmte Bedingungen und Umstände, die den Trauerverlauf tendenziell beeinflussen. Doch grundsätzlich hat jeder in der Beurteilung seines eigenen Trauerschmerzes recht, ohne dafür Erklärungen abgeben zu müssen.

Geliebte/r

Sehr schwer, bedrückend und gleichzeitig beeindruckend finde ich den Weg der schmerzhaften Trauer, den Menschen beiderlei Geschlechts gehen müssen, wenn sie einen Partner verlieren, der in der Beziehung den Status des/der heimlichen Geliebten einnimmt. Obwohl viele dieser Beziehungen von großer Innigkeit und viel Gefühl geprägt sind, haben die Zurückgebliebenen keine Möglichkeit, ihr vielleicht Liebstes von »Angesicht zu Angesicht« zu verabschieden. Der Ausdruck ihrer traurigen Gedanken und heftigen Emotionen bleibt ihnen verwehrt. So wie ihnen das Recht auf diese Liebe abgesprochen wurde, wird ihnen nun das Recht zu trauern genommen.

Die meisten sind gezwungen, ihr blutendes Herz unter der scheinbaren Normalität des Alltags zu verstecken.

Geschwister

Ebenfalls mit viel Trauer ist der Verlust von Geschwistern verbunden. Die Jahre der gemeinsamen Kindheit, der gemeinsamen Entwicklung, des Miteinander-Wachsens und Füreinander-Daseins läßt die meisten Geschwister enge Verbundenheit füreinander empfinden. Eine Tatsache, die den Abschied, der immer ein Stück eigener Lebensgeschichte beinhaltet, schwer werden läßt. Oft fühlen sich die betroffenen Geschwister von ihrer Umwelt unverstanden und haben keinen Mut, den berechtigten Schmerz in seinem vollen Umfang zuzulassen, denn auch diese Trauer genießt bei uns leider nur einen geringen »Bonus«.

Eine außergewöhnliche Situation besteht im Falle der Trennung eines Zwillingspaares. Fast alle Zwillinge leben in dem Bewußtsein, auf eine besondere Weise miteinander verwachsen zu sein, und nicht selten fühlt der überlebende Zwilling sich ebenfalls »halbtot«, wenn er sich von seiner »zweiten Hälfte« verabschieden muß.

Ich möchte in diesen Situationen unbedingt fachlich begleitende Hilfe von außen empfehlen.

Eltern

Andere schlimme Verluste, die uns sicher treffen werden, sind die unserer Eltern. Je früher dies geschieht, desto mehr schmerzt es. Der Verlust von Kindern bedeutet Verlust von Zukunft, der von den Eltern hingegen Verlust von Vergangenheit. Letzteres ist auch sehr schwer zu verarbeiten und darf nicht unterschätzt werden, denn Trennung von den Eltern löst auch in fortgeschrittenem Alter große Trauer und oftmals beängstigende Gefühle der Verlassenheit aus.

Großeltern

In unserer industrialisierten Welt fällt den Großeltern nicht selten die Rolle der Eltern zu, nämlich dann, wenn beide Ehepartner berufstätig sind. Die Ruhe und gelassen-liebevolle Zuwendung zärtlicher Großeltern ist in unserer hektischen und schnellebigen Zeit von unschätzbarem Wert. Solltest du einen solchen Verlust zu beklagen haben, dann nimm dir genug Zeit, um dem, was dir dabei verlorenging, richtig nachzuspüren, denn es verdient große Beachtung.

Schwangerschaftsunterbrechung und Fehlgeburt

Eine Art von Verlust läßt man bei uns buchstäblich unter den Tisch fallen, schweigt sie gnadenlos tot. Ich meine den Verlust von Ungeborenen, durch Fehlgeburt oder auch durch Schwangerschaftsunterbrechung. Es ist ein wohlbekanntes und vielstrapaziertes Kapitel mit einem immensen Leidenspotential, das viele Menschen, insbesondere Frauen, getroffen hat. In diesen Komplex sind viele Institutionen verwickelt, wobei die betroffenen Frauen dabei fast immer übersehen werden. Man meint, wenn die Schwangerschaft nach einem vorhergehenden Gespräch unterbrochen wird, könnten die Beteiligten anschließend leichten Herzens zur Tagesordnung zurückkehren. An dieser Stelle möchte ich die Sorglosigkeit, mit der das Ganze geplant wird, massiv anklagen. Ich möchte weder für Befürworter noch für Gegner einer Abtreibung Partei ergreifen, aber mich empört die Interesselosigkeit für die Situation der betroffenen Menschen, die mit dieser Erfahrung weiterleben müssen, in dem Fall Mutter und Vater. Ich erlebe in meinen Trauerseminaren, wieviel negative und lebenshemmende Trauergefühle aus solchen Erlebnissen viele der Teilnehmer mit sich tragen, ohne es zu wissen. Plötzlich rutschen sie in einen unendlichen

Trauerschmerz über das verlorene Kind und sind selbst sehr überrascht, weil ihr Seminarbesuch eigentlich einem ganz anderen Abschied galt. Sie berichten von Schuldgefühlen und Selbstanklagen, die sie mürbe machen. Sie erwähnen die Symptome unerklärlicher Kinderlosigkeit, Melancholie und leiden oft unter erheblichen Störungen ihres Sexuallebens. Um diese große, unerledigte Trauer ins Fließen zu bringen, bedarf es sehr vorsichtigen, fachlich-kompetenten und einfühlsamen Eingreifens.

Aber auch Eltern, die ein Kind durch eine Fehlgeburt verloren haben, werden häufig von starken Schuldgefühlen gequält. Viele leiden unter der Vorstellung, etwas falsch gemacht oder versäumt zu haben, und werden bewußt oder unbewußt lange Zeit von diesen Phantasien verfolgt. Sie haben das meistens nicht unberechtigte Gefühl, von ihrer Umwelt mit stummen Vorwürfen gestraft zu werden, und erleben sich folglich als trauerunwürdig und trauerunbedürftig. Wenn du zu diesen Betroffenen gehörst, dann möchte ich dich ermuntern, aus diesem Schuldgefängnis auszusteigen. Du hast einen schrecklichen Verlust erlitten und das uneingeschränkte Recht, deine Trauer rückhaltlos anzunehmen und sie zum Ausdruck zu bringen.

Abschied nach einer Sterbebegleitung

Erwähnen möchte ich auch die Trauer für einen Menschen, den man aufgrund einer langwierigen unheilbaren Krankheit geraume Zeit und bis zu seinem Ende begleitet hat. Solch eine Begleitung bedeutet neben den positiven Erfahrungen, die man dabei macht, eigentlich immer auch eine große Belastung, sowohl seelischer als auch körperlicher Natur. Die anschließende Trauerreaktion enthält darum oft natürliche Gefühle der Erleichterung oder sogar Freude, von dieser Last befreit zu sein, wieder Zeit und Raum für die eigenen Bedürfnisse und andere Aktivitäten zu haben. In diesen Fällen kann der Trauerprozeß zwei unterschiedliche Verläufe nehmen. Die einen erschrecken bei der Wahrnehmung dieser Gefühle, verurteilen sich und erschweren und verlängern ihren Trauerablauf durch die so produzierten Schuldgefühle. Die anderen können sie in ihre Trauerreaktion integrieren und ihnen dort den angemessenen Platz einräumen, ohne die »Qualität« ihrer Trauer damit in Frage stellen zu müssen. Wenn du dich angesprochen fühlst und dich selber mit diesen Zweifeln herumplagst, so möchte ich dir versichern, daß die angesprochenen Gefühle wie Freude und Erleichterung hier keinesfalls fehl am Platze sind, sondern im Gegenteil von einer gesunden Beziehung zu dir und deinen Bedürfnissen Zeugnis geben.

Haustier

An dieser Stelle nun möchte ich die Bitte vieler trauernder Menschen erfüllen, die einen Verlust erlitten, der offiziell gar keinen Traueranspruch vorweisen kann. Der Schmerz der Betroffenen war mit soviel Peinlichkeit besetzt, daß sich niemand von ihnen traute, im Trauerseminar vor den anderen Anwesenden den Grund seiner Teilnahme zu nennen. Die ganze Gruppe hatte viel Mühe, ihnen das Vertrauen nahezubringen, das sie benötigten, um den Grund ihrer Trauer preiszugeben. Es ging schlicht und einfach um die Trauer über den Tod eines geliebten Tieres. Ein Tier ist gewöhnlich sehr anhänglich und für viele, gerade für ältere Menschen, die an Kontaktarmut leiden, der einzige Bezugspartner.

Es ist treu und bringt Lebendigkeit in die Einsamkeit. Es ist ein geduldiger Zuhörer und in seiner Anschmiegsamkeit manchmal das einzige lebendige Wesen, mit dem die Betroffenen Körperkontakt hatten.

Ich finde, dies sind schon eine Menge Gründe, die gähnende Leere, die der Verlust eines solchen Gefährten hinterlassen kann, zu verstehen. Diese Freunde haben viele Bedürfnisse erfüllt, waren ein treuer Kamrad. Der Abschied von ihnen tut weh und hat die Tränen verdient.

Verlust von Heimat, Haus und Arbeit

Mir fällt sofort die chronische Trauer einer älteren Dame ein, die erst vierzig Jahre später in die Lage versetzt wurde, die verlorene Heimat und das verlorene Haus beklagen zu können, das sie im Zweiten Weltkrieg, bei der Flucht ihrer Familie aus Ostgebieten, verlassen mußte. Auch dieser Verlust kann schmerzhaft sein, zumal wenn er früh eintritt und der Betroffene das Verlorene, zu dem er eine gute Bindung hatte, nicht angemessen verabschieden konnte.

Viel Trauerschmerz, Unsicherheit, Verlust des Glaubens an sich selbst und tiefe Beulen in der Identität erfahren Millionen von Menschen, wenn sie ihren Arbeitsplatz verlieren. Ich halte diesen Verlust sogar für persönlichkeitsbedrohend und depressionsfördernd, da er Hand in Hand geht mit Selbstanklagen und existentiellen Zweifeln an der eigenen Wertigkeit. Ich möchte diejenigen, die ihre Arbeit verloren haben, ermutigen, den Schritt nach draußen zu wagen und sich in der Trauer zu solidarisieren. So viele befinden sich schuldlos in dieser schlimmen Lage, daß es guttun wird, gemeinsam Zorn und berechtigte Verbitterung zu äußern, um abschließend frei zu sein für neue Schaffensalternativen.

Abschied von gesunder Natur

Zum Schluß möchte ich die tiefe, aber unausgesprochene Trauer erwähnen, die viele Menschen in unserer heutigen Zeit überkommt, wenn ihnen der Verlust unserer Wälder, der profitorientierte Mord an unseren Gewässern und andere Vernichtungsstrategien gegen unsere natürliche Umwelt bewußt werden. Die Tatenlosigkeit, die wir überall dort beobachten können, wo wir ohne viel Protest die kontinuierliche Zerstörung unserer Natur hinnehmen, ist das Zeichen unserer Unfähigkeit, mit diesem Gefühl angemessen umgehen zu können und es auszudrücken. Niemand hat den Mut, unseren toten Wald öffentlich zu betrauern, niemand vergießt eine Träne für unsere kaputten Flüsse und sterbenden Landschaften. Ich bin davon überzeugt, daß sich an diesem Umwelt-Holocaust nichts ändern wird, solange wir diese Trauer nicht zulassen und zum Ausdruck bringen. Wir haben gesehen, daß sie auch Protest, Wut, Zorn und Schuldgefühle beinhaltet. Die Energie, die darin steckt, könnte zur Veränderung unserer lebensbedrohlichen Situation beitragen. Ich wünsche mir, wir sammelten uns alle auf einem großen Platz, Tausende, Hunderttausende, um uns gemeinsam von dem Teil der Natur, der bereits gestorben ist, zu verabschieden und ihn angemessen zu betrauern. Die Hoffnung, daß wir den Rest neu schätzen lernen, ihn achten und schützen werden, ist groß.

Die Trauer ist so unterschiedlich wie die Menschen

Die Trauer eines jeden Menschen ist individuell, seiner Lebensgeschichte und seiner gegenwärtigen Situation angepaßt. Genausowenig, wie es zwei gleiche Menschen gibt, genausowenig brauchen wir nach »Trauerduplikaten«

zu suchen. Trauer ist einmalig und jeweils unwiederholbar. Du muß sie in vielen Zusammenhängen sehen und die verschiedenen Bedingungen berücksichtigen, die ihre Intensität und Qualität beeinflussen. Informationshalber werde ich dir hier einige nennen, ohne mich tiefer damit zu befassen.

Bedingungen, die den Trauerprozeß beeinflussen (am Beispiel des Todesfalles)

Trat der Tod plötzlich und unerwartet ein, oder war er die Folge einer längeren Krankheit? Handelt es sich um einen Tod durch Gewalteinwirkung, durch Unfall, Mord oder Selbstmord? Warst du dabei? Hattest du die Möglichkeit, den Verstorbenen noch zu sehen? Gab es ein Begräbnis, oder war der Körper durch ein Unglück nicht mehr auffindbar? Konntest du mit der Person vor ihrem Tod noch sprechen? Seid ihr während einer »Funkstille« getrennt worden oder gar im Streit auseinandergegangen? Welche Folgen hat der Tod für den konkreten Alltag?

Es gibt noch viele, viele Dinge zu nennen, aber ich glaube, daß das nicht nötig ist. Wenn du dich erinnerst und nachspürst, wirst du selbst am besten wissen, welche Umstände dich bei deinem Verlust in welcher Weise berührt haben. Wichtig ist, danach zu schauen, welche Rahmenbedingungen zum Trauern in einem Kulturkreis existieren, welche Menschen dich auf deinem Weg unterstützen können, welche Rituale es gibt, die dir jetzt Orientierung, Sicherheit, Solidarität und Ausdrucksformen bieten können.

Religion und Glaubensstärke können sowohl hilfreich als auch hemmend auf einen Trauerprozeß wirken. Die Maßnahmen, die die jeweilige Kirche den Betroffenen zur Verfügung stellt, sind daher von großer Bedeutung. Meiner Meinung nach ist die Einstellung vieler Leute, die der Kirche dienen, zum Thema Verlust und Trauer für die Trauernden leider sehr wenig hilfreich, wenn nicht gar nachteilig.

Viele Pastoren und Pfarrer, die wenig Erfahrung in der Begegnung mit ihrem eigenen Trauerpotential haben, versuchen die Menschen mit einem Tröstungsprogramm zu beruhigen, das nur von Auferstehung und von der Unnötigkeit zu trauern spricht. Ich halte dies nicht nur für wenig sinnvoll oder sogar gefährlich, sondern auch für eine Fehlinterpretation des Neuen Testaments, das viel bessere Grundlagen zur Förderung einer gesunden, frei fließenden Trauerreaktion enthält, als gemeinhin bekannt ist.

Es ist nicht hilfreich, jemandem zu sagen: Gott hat ihn/sie gegeben, Gott hat sie/ihn genommen. Es wirkt gefühlsunterdrückend, zu sagen: Du brauchst nicht traurig zu sein, denn er/sie ist nun bei Gott und hat es gut. Es ist eine Mißachtung für unser Leben auf Gottes schöner Erde, immer mit einem Bein im Jenseits zu stehen, sich an die Auferstehung und das bessere Leben »drüben« zu klammern. Wir leben hier und jetzt, und wenn jemand dieses irdische Paradies verlassen muß, so ist das ein sehr schmerzlicher Verlust. Der Mensch ist ein Gefühlswesen, das von unserem Schöpfer mit Schmerz und Trauer ausgestattet worden ist und demnach ein Recht hat, diese Fähigkeiten zu gebrauchen und die entsprechenden Gefühle auszudrücken. Wenn man die Trauer mit dem Hinweis auf ein besseres Leben nach dem Tode wegversprechen will, braucht man sich über die große Zahl von Depressiven, Selbstmordkandidaten und sonstigen Aussteigern nicht zu wundern. Was sollen sie in dieser schlechten Welt?

In meinen Seminaren treffe ich immer wieder auf Menschen, die bewußt oder unbewußt Zuflucht zu einer unheilbaren Krankheit suchen. Der Grund: Sie versuchen verzweifelt den Ansprüchen dieser trauerunfähigen Gesellschaft zu entkommen und, um Ruhe zu finden, ihrem/ihrer Liebsten ins »Paradies« zu folgen. Ich glaube nicht, daß dies das Ziel einer humanen und menschenfreundlichen Religion sein kann und ist. Doch eine Reihe von »guten« Christen werden so in unnötige Glaubenskonflikte gestürzt, weil sie ihr Gefühl mit der Lehre nicht mehr in Einklang bringen können. Ich möchte hier betonen, daß ich auch manches Mal getröstet wurde, wenn ich »begnadeten« Pastoren begegnet bin, die ihre Betreuung sehr menschlich und heilsam durchgeführt haben. Viele von ihnen orientierten sich vornehmlich am Alten Testament (zum Beispiel an dem Buch Hiob), in dem die Erlaubnis zu klagen und zu protestieren klar und unmißverständlich enthalten ist. Der Tod ist endgültig und ohne Versprechen für ein Wiedersehen. Du wirst mit mir der Meinung sein, daß dies die Basis für das Zulassen und Fließen-Lassen einer echten und tiefen Trauer ist.

Nach diesem notwendigen Einschub möchte ich noch einmal kurz auf die Bedingungen, die den Trauerverlauf günstig oder ungünstig beeinflussen können, zurückkommen. Sehr wichtig für die Gestaltung des Trauerprozesses ist die Einstellung zum Tod und zum Sterben, die man auf dem Lebensweg, besonders in der Kindheit, vermittelt hat.

War in deiner Familie ein guter, ehrlicher Umgang mit

Trauer möglich, oder bist du auch ein Opfer jahrzehntelanger Trauervergewaltigung einer ganzen Familie? Wenn das der Fall ist, weißt du, warum du jetzt vielleicht Überflutungs- und Versteinerungstendenzen sowie Angstphänomene bei dir wahrnimmst.

Auch wissen wir, daß unsere bürokratische Pedanterie nach einem Sterbefall die zarten Sprößlinge frei fließender Trauer im Keim zu ersticken pflegt. Wenn du in diese Lage kommen solltest, dann versuche, organisatorische Aufgaben nach Möglichkeiten an Dritte zu delegieren.

Gute Beziehung = »gute« Trauer

Am Ende möchte ich dir den Faktor nennen, der im Trauerverlauf eine wichtige und entscheidende Rolle spielt. Es geht um die Art und Qualität der Beziehung, die zwischen dir und dem Verlorenen geherrscht hat. Erschwerend wirkt auf jeden Fall das Vorhandensein einer symbiotischen Beziehung, das heißt: wenn das Verhältnis von Abhängigkeit und Aneinanderkleben bestimmt war. Meistens findet man in solchen Fällen auch eine ausgeprägte Gefühlsambivalenz (Lieben und Hassen), die im Trauerprozeß klar unterschieden und getrennt verarbeitet werden muß.

All das, was unerledigt blieb, wie unausgesprochene Vorwürfe und Unzufriedenheit, trägt dazu bei, Trauerarbeit zu erschweren. Du brauchst Geduld und Liebe, um dich damit auseinanderzusetzen. Wenn du hingegen eine gute, offene und gefühlsbefreiende Beziehung gehabt hast, die von vielen schönen gemeinsamen Erlebnissen geprägt ist, so nimm dir Zeit, um die Erinnerung daran bewußt zu genießen, denn sie wird dir guttun und deinen Trauerablauf erleichtern.

Wenn du sie zur Zeit vermeidest, weil du das Gefühl hast, den Trauerschmerz dadurch zu verstärken, dann ist dein Gefühl durchaus richtig. Aber ich sage dir, daß es ein fließender, reinigender Trauerschmerz ist, den du begrüßen darfst und sollst, weil er dir und deinem Organismus zur Gesundung verhilft.

Ich hoffe, daß meine Ausführungen dazu beigetragen haben, deinen Trauerschmerz besser kennenzulernen, ihn und seine vielen Gesichter verstehen zu können und zu erkennen, daß der Schmerz, den *du* als schwersten und schlimmsten empfindest, für *dich* der schwerste und schlimmste Schmerz *ist.* Doch sei getrost, wie auch immer deine Trauer beschaffen sein mag, wir werden ihr und jeder Trauererschwerung mit Wohlwollen und viel Zeit begegnen und einander helfen, das Durchgehen und Durchschmerzen dieser Gefühle zu ermöglichen.

Der Trauerverlauf

Selbstverständlich haben sich auch die Wissenschaftler mit dem Phänomen der Trauer beschäftigt, in der Hoffnung, Erklärungen dafür zu finden und Licht in das Dunkel zu bringen, das darin enthalten ist. Wir zivilisierten Menschen neigen nun einmal zu der Annahme, daß man mit geordneten Strukturen das »halbe Leben« verstanden und bewältigt hat. Die Bemühungen dieser Wissenschaftler trugen natürlich Früchte, zum Beispiel die Erkenntnis, daß Trauer in sogenannten Phasen abläuft.

Man hoffte, mit diesen Einteilungen eine Lösung für die Fragen nach dem Umgang mit diesem Gefühl gefunden zu haben. Während meiner Forschungen der letzten Jahre habe ich, diesem Beispiel folgend, wie es sich für einen guten Akademiker gehört, ebenfalls Phasen gesucht und auch gefunden, sowie ein Modell erstellt. Dieses konnte einige der bisher gemachten Erkenntnisse bestätigen und andere nicht. Aber heute weiß ich, daß das einzig wirklich Entscheidende daran die Erfahrung war, daß trauernde Menschen nach Wegen des Ausdrucks suchen. Auch wenn es ihnen nicht bewußt ist, finden sie kreative Formen, wenn man ihnen den Raum und Rahmen bietet und ihnen Material zur Verfügung stellt. Ich möchte dir die genaue Beschreibung der Phasen und den theoretischen Hintergrund darum ersparen und dir statt dessen eine kurze Orientierung anbieten, die es dir ermöglicht, durch Selbstwahrnehmung festzustellen, wie es dir geht und was du möchtest. Es wird dir hilfreicher sein, als in einer vorgegebenen Phasenstruktur deinen Platz ausfindig zu machen, denn dabei entstehen meistens erhebliche Schwierigkeiten. Es gibt Sprünge, Wiederholungen, längeres oder kürzeres Verweilen in einer Phase, so daß die Gefahr besteht, in eine noch größere Verwirrung zu geraten als ohnehin, wenn du merkst, daß deine Trauer sich dem Verlauf dieser mühsam errungenen Einteilungen einfach nicht anzupassen scheint.

Wenn du einen Verlust erlitten hast, bist du schockiert oder erleichtert, brichst in laute Verzweiflung aus oder bleibst stumm, weinst oder jammerst, bist kontrolliert oder verlierst die Kontrolle, fällst in Betriebsamkeit oder wirst lethargisch, ziehst dich zurück oder suchst verstärkt Gemeinschaft, bist überflutet oder versteinert, spürst Gefühllosigkeit oder starke Überempfindlichkeit, machst Zukunftspläne oder klammerst dich an die Vergangenheit, hast Angst oder Zorn, flüchtest dich in Selbsttäuschung oder siehst entsetzt der Realität ins Auge. Du akzeptierst den Verlust, oder du läßt es sein, du hältst einen inneren Dialog mit dem Toten oder verbannst ihn aus deinen Gedanken, du versuchst eine Neuordnung oder bleibst im

Gefühlschaos stecken, möchtest einen Neuanfang oder lehnst ihn ab.

Es gibt viele Möglichkeiten, sich in einer bestimmten Phase zu befinden und dabei das eine zu empfinden und das andere nicht, dem einen zu entsprechen und dem anderen nicht, ohne daß es eine konkrete Hilfe für die jeweilige Situation wäre. Die Feststellung, daß dein Phasenverlauf aus der Reihe tanzt und sich von den geistigen Ergüssen intelligenter Köpfe nicht beeindrucken läßt, könnte zur Folge haben, daß du dich nicht okay fühlst. Die daraus resultierende und völlig grundlose Angst oder Unsicherheit kommt deinem Krisenzustand nicht zugute und bringt deine Überlegungen auf eine falsche Spur. Strukturen und Modelle werden in der Wissenschaft, auch in der Psychologie, benötigt und können wichtige Anhaltspunkte und Anregungen für die Praxis liefern. Man muß sich nur vor der blinden Übertragung auf den Menschen hüten, denn Gefühle lassen sich nun einmal nicht in Schablonen und Muster pressen.

Was wir beide auf unserem Weg brauchen, ist der Dialog zwischen uns, mit dem ich dich in deiner eigenen Wahrnehmung unterstützen kann, so daß du merkst, wo du dich bei deinem Trauerverlauf befindest und wie du dich dabei fühlst. Deine momentane körperliche, seelische und gedankliche Situation muß keinen Phasen-Namen tragen, sondern die klare Bezeichnung eines Gefühls oder einer Empfindung. Dann schauen wir, was und wohin du emotional anschließend möchtest. Wir überlegen, wie ich dich dabei begleiten kann, und wenn du den nächsten Schritt machst, werde ich bei dir sein, so daß du angstfrei eine Erfahrung machen kannst. Nach diesem Ausprobieren entscheidest du dich für die weiteren Schritte. Das Wie werden wir im folgenden Kapitel gemeinsam erleben.

4. Wege des heilsamen Umgangs mit Trauer

In diesem Kapitel möchte ich versuchen, unseren gemeinsamen Weg an den von uns geplanten Stellen fortzusetzen und zu vertiefen. Ich bin sicher, daß du durch die vorherigen Kapitel die Möglichkeit genutzt hast, Vertrauen und Sicherheit für unsere Aufgabe zu gewinnen. Wir werden keine Rezepte erstellen, wie man etwas Unangenehmes und Schmerzhaftes möglichst schnell und ohne viel Aufhebens los wird. Wir gehen davon aus, daß Trauer ihre Unerträglichkeit und Giftigkeit verliert, wenn man ihr erlaubt, ihren tiefen Schmerz zum Ausdruck zu bringen. Ich möchte dich dabei auf das, was ist, oder das, was du übersiehst, aufmerksam machen. Ich will dich unterstützen auf der Suche nach deinen eigenen, dir angenehmen Möglichkeiten, um deine eigene Trauer ausdrükken zu können.

Um das zu erreichen, werden wir erst einmal Wege finden, die es dir ermöglichen, deine Trauer aus tiefstem Herzen zu verstehen und anzunehmen. Leichte Konzentrations-, Entspannungs- und Imaginationsübungen werden uns helfen, Erinnerungsarbeit zu leisten und eine kleine Bilanz zu ziehen.

Raum suchen

Laß uns zuerst gemeinsam einen Raum suchen, wo wir uns ungestört konzentrieren, wo wir uns sicher fühlen können und worin wir uns und denen, die uns begleiten, eine Trauererlaubnis zu geben bereit sind. Auch wenn uns dieser Raum bekannt zu sein scheint, schlage ich dir vor, daß wir ihn beide mit all unseren Sinnen neu kennenlernen. Wir schauen ihn neugierig an und werfen einen besonderen Blick in alle Nischen und Ecken, so daß uns nichts Unbekanntes und Ungesehenes mehr erwartet. Wir verhalten uns dabei wie ein kleines Kind, das die Welt erobert. Wir ertasten, wir fassen, wir streicheln und wir klopfen, um zu hören, wie das wohl klingen mag. Ja, wir können sogar soweit gehen, alles probieren und schmekken zu wollen. Das können wir machen, indem wir uns vorstellen, daß die Poren unserer Handflächen dazu fähig sind.

Laß uns den Raum durchschreiten, um ihn wirklich gut zu kennen und mit ihm vertraut zu sein. Wenn du damit fertig bist, werden wir einen Platz suchen, an dem wir uns wohl fühlen. Wir versuchen dann, mit unserem Raum in Kontakt, in einen inneren Dialog zu treten, zum Beispiel so: Ich danke dir, daß ich in dir sein darf, daß du mir deinen Platz anbietest, daß du bereit bist, meine Trauer aufzunehmen und mir Sicherheit zu geben.

Ausgangsposition

Wir haben diesen Raum aufgesucht, um uns mit unserer Trauer in Ruhe und Geborgenheit auseinandersetzen zu können. Es wäre gut, wenn wir uns langsam auf die Situation einstimmen, indem wir uns noch einmal an das erinnern, was wir bis jetzt über dieses Gefühl erfahren haben. Wir bekräftigen es und versuchen nach und nach, dieses neue Wissen in Verbindung mit uns und unseren Empfindungen zu bringen. Wir gehen davon aus, daß es sich bei uns um einen gewöhnlichen Trauerprozeß handelt, den wir in seinem Ablauf unterstützen wollen. Wenn du meinst, daß dem nicht so ist, daß es um eine Trauer geht, die aus verschiedenen Gründen leicht in ihrem Fluß gestört ist, nehmen wir uns vor, ihr auch dort, wo sie schmerzhafter und unverständlicher wird, Ausdruck zu geben. Auch diejenigen, die das Gefühl haben, daß ihre Trauer seit langem die Qualität einer lebenshemmenden Trauer erreicht hat, werden »Linderung« finden, wenn sie die Angebote vorsichtig und zartfühlend wahrzunehmen versuchen. Sie brauchen nicht zu resignieren, da sie mit diesem Überblick die Chance haben, ihre Trauer in einem Trauerseminar wirkungsvoll zu bearbeiten oder sich von einem anderen Fachmann ihrer Wahl gezielt helfen zu lassen.

Wichtig für unser Vorhaben ist jetzt, daß wir die Trauer, unsere Trauer, als lebensnotwendige Antwort des Organismus auf einen schmerzlichen Verlust betrachten und bereit sind, ihr den berechtigten Ausdruck zu verschaffen. Sie braucht unser Verständnis und unseren Beistand, um in ihrem Fließen nicht gestört zu werden.

Trauere immer mit anderen

Wir wissen auch, daß Trauer nicht allein im stillen Kämmerlein und ohne besondere Hilfsmaßnahmen durchgangen werden darf. Wir brauchen jemanden, der bereit ist, unseren Weg mitanzusehen, mitanzuhören und mitzufühlen, ohne uns mit einer »Wegtröste-Strategie« zu behindern. Es muß jemand sein, der dich in deinem Schmerz verstehen kann. Jemand, der keine Angst davor hat, der Trauer und den Tränen anderer Menschen zu begegnen. Ein Mensch, in dessen Gegenwart du nicht tapfer zu sein brauchst und bei dem du keine Angst haben mußt, ihn zu belasten, oder davor, daß er/sie dich nicht mehr mögen könnte, wenn du deine ganze Verzweiflung und Wut zuläßt und zeigst. Du brauchst jetzt jemanden bei dir, weil du jemanden verloren hast. Dieser andere muß Zeuge deines Schmerzes sein, dich bestätigen und verständnisvoll nikken, wenn du von deinem unerträglichen Kummer erzählst. Und wenn du tiefer an die Wurzeln deines Schmerzes kommst und wenn es sehr weh tut, dann brauchst du jemandes Schoß und Arme, in denen du dich gut gehalten und aufgehoben fühlen kannst. Wenn du es schwer hast und dich nach Wärme und Zuspruch sehnst, brauchst du einen Menschen, der dir durch die Haare streicht und dir sagt, daß du ein Recht hast, so zu trauern, wie du es im Moment tust. Es muß jemand sein, vor dem du dich und deine Gefühle nicht erklären mußt, der deinen Weg des Ausdrucks, so wie er ist, rückhaltlos akzeptieren kann.

Im Moment bin ich dein solidarischer Begleiter, so daß du dich nicht allein zu fühlen brauchst. Und ich bleibe bei dir, solange du mich nötig hast und meine Unterstützung wünschst. Solltest du aber einen einfühlsamen Menschen kennen, der dir eine liebevolle Begleitung gewähren will, könntest du das, was wir jetzt gemeinsam tun, mit ihm noch einmal wiederholen. Trauer kann nie genug »Fließförderung« erhalten.

Dem Körper »Spüraugenblicke« widmen

Setz oder leg dich bequem auf eine weiche Unterlage. Nimm dir Zeit und widme deinem Atem einige Minuten Aufmerksamkeit, indem du nichts weiter tust, als nur liebevoll wahrzunehmen, was in deinen »Atemgegenden« geschieht. Freue dich, daß er fließt, vertraue ihm, daß er von selbst kommt und geht, immer weiter, und vertraue darauf, daß es auch weiterhin ohne dein Zutun so geschieht. Schenke deinem Körper ein paar einfühlsame

Augenblicke! Versuche, mit deiner Vorstellungsenergie durch ihn hindurchzuziehen, ohne dabei einen besonderen Auftrag zu erfüllen. Spüre nur bei der jeweiligen Körperregion, in der du ankommst, wie es sich dort anfühlt, ob es weich, angenehm oder angespannt ist oder was sich sonst an dieser Stelle abspielt. Ziehe überall vorbei, ohne etwas verändern zu wollen und ohne ein Teil zu vergessen. Vielleicht kannst du nach diesem Körperausflug und der liebevollen Annäherung äußern, wie du dich fühlst und was für Bedürfnisse vorherrschend sind, welche auch immer das in dem Moment sein mögen. Sie müssen ja nicht gleich erfüllt werden: wichtig ist, sie erst einmal wahrzunehmen. Dein Körper wird dir für diese kurze Aufmerksamkeit ohne Bewertung sehr dankbar sein.

Es wäre schön, wenn du dafür sorgen könntest, daß in unserem Raum genug Materialien zur Verfügung stehen, so daß du, wenn dir danach ist, etwas malen, zeichnen oder schreiben kannst. Vielleicht magst du auch auf einem einfachen Instrument (aus dem Orffschen Instrumentarium) einen Rhythmus oder eine Melodie »klimpern«, die dir gerade aus dem Herzen kommt. Wenn dein Körper dir in der vorangehenden Übung irgendwelche Zeichen gegeben hat, die du nicht genau verstanden hast, könntest du ihnen möglicherweise mit Farben und Tönen zu einem klareren Ausdruck verhelfen.

Sprich über das Ereignis

Laß uns wieder Platz nehmen. Stell dir vor, daß ich dir gegenübersitze, so weit oder so nah, wie du es möchtest. Wir wollen nun an das herangehen, was dich bedrückt. Ich möchte dir vorschlagen, mir über das traurige Ereignis zu berichten. Du kannst mir ruhig *alles* erzählen, ohne mich schonen zu wollen. Ich schaue in deine Augen, und wenn du beim Erzählen zu deinen Gefühlen findest und ihnen Ausdruck verleihst, dann werde ich deine Aufregung und deinen Schmerz verstehen. Ich bin bei dir und kann deine Aufgewühltheit und heftigen Empfindungen teilen.

Welchen Verlust, Trennung oder Abschied hast du zu beklagen? Berichte über das Geschehene. Wann ist es passiert? Wo geschah es? In deiner Nähe oder weit weg? Wie kam es dazu? Nimm dir viel Zeit, um alles Wichtige, das dich bewegt hat, erneut zu durchgehen. Hab keine Angst vor den aufkommenden Gefühlen. Laß sie zu und schenke ihnen dein Verständnis. Weine ruhig, es wird dir guttun. Ich werde dich währenddessen weiter fragen. Versuche meine Fragen ausführlich zu beantworten. Wenn du dich von manchen nicht angesprochen fühlst oder sie nicht oder noch nicht beantworten willst, nimm dir die Freiheit, keine Antwort zu geben.

Traf der Verlust dich unerwartet, oder hattest du Zeit, dich darauf vorzubereiten? Waren es schockierende Umstände? Wie hast du damals reagiert? Erfolgte der Verlust zu einer Zeit, da die Beziehung zu der Person eher gestreßt und belastet waren? Empfindest du vielleicht ab und zu Spuren von Wut und Zorn, wenn du dich erinnerst? Wenn es um einen Todesfall geht, hattest du die Gelegenheit, dich von dem Toten zu verabschieden, ihn noch einmal zu sehen? Was ist bei der Beerdigung passiert?

Vielleicht sind die nächsten Fragen etwas schwer. Nimm dir auch hier genügend Zeit, um in dich hineinzuhorchen. Du könntest mir über die Beziehung zu dieser Person von Anfang bis Ende berichten. Vielleicht schreibst du die ganze Geschichte einmal auf. Welche schönen Momente waren wichtig für dich? Erinnere dich, ob es auch Zeiten gab, in denen zwischen euch wenig oder gar nichts lief. Gab es Phasen, die nicht so gelaufen sind, wie du es dir gewünscht hast? Gab es Enttäuschungen, Anlässe zu berechtigter Wut oder Zorn? Gibt es etwas in eurer Geschichte, weswegen du dir Vorwürfe machst? Was ist seit dem Verlust oder der Trennung passiert? Was ist mit deiner Familie und mit deinen Freunden? Helfen sie dir, oder fühlst du dich allein gelassen?

Hast du noch Kummer aus anderen Erlebnissen der letzten Zeit? Sind noch alte Dinge da, die du noch nicht betrauern konntest?

Wenn du alles aufgeschrieben hast, würde es dir, glaube ich, guttun, mir dies alles noch einmal vorzulesen. Stell dir vor, daß ich dir aufmerksam zuhöre, deine Hand halte und, wenn du möchtest, mit dir weinen werde um das, was du verloren hast.

Der Boden trägt dich

Viele Menschen berichten nach einem Verlust oder einer Trennung von dem Gefühl, »nicht mehr auf eigenen Beinen stehen zu können«, »den Boden unter den Füßen zu verlieren« und »zitternde Beine zu haben«. Sie erzählen von einem Boden, der »sich geöffnet und sie verschluckt hat«, und von einem »tiefen schwarzen Loch, in das sie gefallen sind«. In der Begegnung mit Tausenden von Trauernden in meinen Seminaren habe ich festgestellt, wie notwendig es ist, solchen Empfindungen zu begegnen, um Angst, Unsicherheit und Starrheit zu lindern. Ich möchte jetzt gemeinsam mit dir ein paar vorbeugende Übungen ausprobieren, mit denen du an Bodensicherheit und »Stehvermögen« gewinnen kannst.

Setz dich hin und berühre mit beiden Händen liebevoll deine Füße. Streichle mit deinen Fingern alle Zehen, massiere deine Fußsohlen und versuche sie schließlich durch leichtes Klopfen warm und »wach« zu machen. Vielleicht kannst du dich auch bei ihnen bedanken, daß sie nicht müde werden, dich immer und überall zu tragen, obwohl du ihnen vermutlich weniger Aufmerksamkeit gönnst als anderen Körperteilen. Stell dich nun hin, breitbeinig, atme tief in deinen Brustkorb, wobei du versuchst, während des Einatmens auf die Zehenspitzen zu gehen wie eine Ballett-Tänzerin. Verweile kurz dort oben, während du den Atem anhältst, und laß dich dann, langsam ausatmend, wieder auf dem Boden landen. Nimm dir dafür bis zu zehn Sekunden Zeit und stöhne bei deiner Landung so befreiend, als wenn du mehrere Tonnen wögest, die jetzt langsam, aber sicher auf dem Boden abgestellt werden. Spüre diese Entlastung bewußt und gib das ganze Gewicht dem Boden ab. Laß deine Füße merken, wie dieser Boden ihnen die Last abnimmt. Freue dich und äußere es mit einem Ton, der diese Entlastung verrät. Spüre nach, wie schön es ist, soviel Gewicht abgeben zu können, und genieße es. Danach kannst du eine kleine Pause machen und das ganze anschließend wiederholen, bis du Vertrauen zu diesem Abgeben von Gewicht bekommst.

Wenn du Lust hast, können wir dieses Gefühl auch noch verstärken. Stell dich wieder breitbeinig auf den Boden und versuche, deine Zehen durch streckende und zusammenziehende Bewegungen anzuwärmen. Stell dir vor, daß dein Fuß im Moment, wo du in der Bewegung bist, weich wird. Du läßt ihn so weich werden, wie es dir angenehm ist. Streck jetzt deine Zehen und drücke sie auf den Boden, so daß deine Füße breit wie die einer Ente werden. Versuche, mit dieser Streckung den watschelnden, breiten Gang einer Ente nachzumachen. Du wirst merken, so läuft es sich gut und sicher. Wenn du dir dabei komisch vorkommst, darfst du ruhig lachen. Nimm dir etwas Zeit, um dieses breite, sichere Gefühl in den Beinen genau zu spüren und auszukosten. Du kannst dir dabei vorstellen, daß der Boden die Urmutter Erde ist. Sie hat dich seit deiner Geburt immer bedingungslos getragen, ohne sich auch nur eine Sekunde zu weigern oder dich im Stich zu lassen. Sie trägt dich Tag und Nacht, ohne eine Gegenleistung zu verlangen, ohne daß du dafür brav sein mußt.

Probier es jetzt nochmal. Du könntest probehalber mit einem Ruf hochspringen und dich, wenn du ganz oben bist, loslassen oder, wenn es dir besser paßt, fallen lassen, um mit einem vollen Ton, einem Sicherheitslaut elastisch zu landen.

Vielleicht magst du auch mit den Füßen auf den Boden trommeln, um den Kontakt noch zu verstärken. Gönne dir Ruhe, um nachzuspüren und dich zu freuen, wenn du mit der Zeit das Gefühl der Bodenständigkeit entdeckst. Sei sicher, daß der Erdboden dich mag, dich nie abweisen wird und daß du ihm von nun an dein ganzes Vertrauen schenken kannst.

Ich finde es schön, daß du dich mir so vertrauensvoll angeschlossen hast, um alles, was für dich gut zu sein schien, auszuprobieren. Du kannst deinen schmerzvollen Gang durch die Trauer auf solch einem guten, festen Boden sicherer, erträglicher und mit weniger Angst durchleben.

5. Wir geben uns die Erlaubnis zu trauern

Inzwischen ist dir bestimmt bewußt geworden, daß du dich auf einen endgültigen Abschied vorbereitest. Den Zeitpunkt wirst du selbst bestimmen. Um der Gefahr vorzubeugen, daß du dich und deine Gefühle betrügen könntest, biete ich dir symbolische Handlungen an, die dir die Endgültigkeit bestätigen und bekräftigen werden. Ich kann mir vorstellen, daß du bei dem Wort Endgültigkeit zusammenzuckst und dich angstvoll zurückziehst. Ich kann das nachfühlen, denn dieser Abschied wird dich den Schmerz klarer als je zuvor empfinden lassen. Dir wird bewußt werden, das dein Verlust nicht mehr umkehrbar ist und daß es keine Hoffnung auf ein Wiedersehen gibt. Bei dieser Feststellung wirst du das wehe Gefühl vielleicht wie ein scharfes Messer spüren, doch wenn du den Mut aufbringst, es auszuhalten und zu durchgehen, wirst du hinterher Erleichterung und Geborgenheit in dir selbst erfahren können. Wenn man sich in einer Verlustsituation falschen Illusionen hingibt, das Unwiederbringliche leugnet und sich vor der Realität der Gegenwart verschließt, dann verschließt man sich auch der Zukunft.

Es ist wohl klar, daß ohne Abschiedsentscheidung keine echte, fließende und reinigende Trauer möglich ist, genausowenig wie ein guter Abschied ohne solche Trauergefühle vollzogen werden kann. Wenn du keine Trauer empfindest, hast du dich noch nicht wirklich verabschiedet, also stelle dich auf einen schweren Durchgang ein. Es gibt keinen anderen Weg, der dir die Schmerzen erspart, ohne dabei einen unverantwortlichen Betrug einzugehen. Viele Trauernde versuchen durch Alkohol und andere

Drogen oder durch Gefühllosigkeit den Trauerschmerz zu überspringen.

Wenn du aber deine Gefühle abwürgst und dich bis hin zur Gefühllosigkeit zu treiben versuchst, bremst du nicht nur den natürlichen Fluß der Trauer (den man ohnehin nicht aufhalten kann), sondern auch den Strom aller anderen Gefühle wie Freude, Lust und Weichheit. Die in diesem Amputationsversuch umsonst verschwendete Energie schöpfst du von deiner Lebensenergie ab. Das kann niemand lange unbeschadet überstehen. Es folgt entweder Versteinerung oder nie endenwollende Angst vor Überflutung, deren Druck dir Tag und Nacht spürbar bleiben kann. Hab keine Angst, wenn mit dem Gefühl der Traurigkeit noch andere, dir unpassend erscheinende und unangenehme Gefühle wie Wut und Haß, Protest und Selbstanklagen hochkommen. Sie werden dir helfen, alles Unerledigte zu Ende zu bringen, und sind Balsam für deine Herzwunde. Hab Vertrauen zu dir und deinen Empfindungen, laß sie fließen, denn sie wissen das Gleichgewicht deiner Seele wiederherzustellen. Und nach wie vor bin ich bei dir und halte dich.

Spüre nach, welcher Traueranteil für den, der verabschiedet wird, da ist und welcher dir gehört. Es wäre gut, wenn du diese Unterscheidung triffst, den ersteren kannst du loslassen, während der zweite ja noch zu dir gehört und du ohne den oder die andere mit dem Verlust weiterleben wirst. Du mußt jetzt Abschied nehmen von vielen Dingen, die du in Zukunft nicht mehr mit der verlorenen Person erleben kannst, aber auch von Sachen und Situationen, die in der Vergangenheit zu leben versäumt wurden. An sich ist es dir jetzt sogar möglich, all dein ungelebtes Leben zu verabschieden und dich damit von Selbstvorwürfen und Bitterkeit über Verpaßtes zu befreien. Wenn du hingegen weiterhin die Tatsache des Unwiederbringlichen und damit die Tatsache des Verlustes verdrängen und verleugnen willst, verflacht deine Atmung, deine Stimme wird leiser, bis du verstummst. Deine Mimik friert ein, die Gestik deines Körpers wird unbeweglicher und voller Mißverständnisse für deine Umwelt und deine Gedanken erzählen dir immer und immer wieder das ewig Gleiche, wie die kaputte Rille einer Schallplatte. Also, bevor wir uns an den Abschied wagen, wollen wir Nicht-Erledigtes zu Ende bringen.

Unerledigtes zu Ende bringen

Ein Abschied ist häufig nicht nur deswegen sehr schwer, weil man Angst vor dem Trauerschmerz hat, sondern auch, weil vieles zwischen dem Trauernden und der Person, von der er sich verabschieden möchte, unerledigt geblieben ist und nun einen schwer entwirrbaren »Gefühlsknoten« entstehen läßt. Manches, das schon lange hätte gesagt werden müssen, ist nicht gesagt worden. Vieles bedarf einer Klärung und muß zurechtgerückt werden. Alles Angefangene muß man zu Ende führen. Das, was unterbrochen wurde, muß hier und jetzt abgeschlossen werden.

Vielleicht hast du es in der Vergangenheit versäumt, deinen Dank und deine Zufriedenheit über schöne gemeinsame Momente zu äußern. Vielleicht ist es jetzt aber auch an der Zeit, Wut und Zorn über Verletzungen, Kränkungen und Abweisungen zum Ausdruck zu bringen. Du hast möglicherweise viel davon bis heute im Bauch getragen, weil du wahrscheinlich nicht gelernt hast, damit umzugehen und es zu äußern. Ich glaube, daß solche versteckten Gefühle dein Inneres verderben und die Beziehung zu dir und dem Verlorenen erschweren, ja sogar vergiften können. Ich habe in vielen Jahren erfahren, daß »guter« Abschied nicht möglich ist, ohne alles Übersehene, Vermiedene und Versäumte noch einmal zu sichten und aufzuräumen.

Abschied nehmen von Angesicht zu Angesicht

Laß uns, wenn du bereit bist, die Vorbereitungen für einen Probe-Abschied treffen. Wir nehmen Platz in dem uns vertrauten Raum. Ich sitze neben dir – oder die von dir ausgesuchte Person, der du Vertrauen schenkst, nimmt diesen Platz ein. Wir wollen uns kurz auf uns selber konzentrieren, bis Ruhe einkehrt. Wir versuchen wieder, unseren Körper wahrzunehmen, um in Kontakt zu unseren Gefühlen zu kommen. Wir nehmen alles wahr, was im Moment in uns, unseren Gedanken, Phantasien und in unserem Körper ist. Wir lassen jetzt den Film der vergangenen Ereignisse ablaufen, bis er von selbst an irgendeiner Stelle die Bilder stoppt. Wenn es dir besser gefällt, kannst du auch selbständig und bewußt ein Bild suchen, mit dem du dich auseinandersetzen möchtest. Uns gegenüber stellen wir, in selbstgewählter Distanz, einen Stuhl auf. Wir stellen uns vor, daß die Person, über die wir sprechen und die wir aus dem Bild herausholen wollen, sich auf den Stuhl setzt und uns zur Verfügung steht. Du bleibst in gutem Kontakt zu dir und läßt dabei aufkommende Gefühlswallungen ruhig zu. Wenn du Angst oder andere unangenehme Gefühle hast, erinnere dich: Ich bin bei dir, öffne dir meine Arme und werde dich mit all meinem Mitgefühl bei deinem Vorhaben unterstützen. Das Bild, das du vor dir hast, ist deine eigene Vorstellung, die du selbst erzeugt hast und vor der du dich nicht zu fürchten brauchst, weil du jederzeit in der Lage bist, dieses Bild wieder ruhen zu lassen, zum Beispiel dann, wenn du Erholungspausen benötigst oder es nicht mehr wichtig für dich ist. Sei eins mit deinen Gefühlen und berichte, wie es dir geht. Beschreibe Empfindungen, Gedanken und dein Körpergefühl. Stell dir vor, du darfst jetzt tatsächlich ohne Einschränkung deinen schweren Verlust beklagen. Laß die Tränen nicht mehr nach innen fließen, sondern nach außen.

Sie sind warm, machen dich weich und schön und sind Zeichen der zärtlichen Zuwendung für die von dir vorgestellte Person. Niemand ist da, der deine ehrlichen Gefühle verbieten, zurückweisen oder mißdeuten könnte. Wir kommen langsam in eine liebevolle Harmonie mit unserer Trauer. Laß den Reichtum von innerer Bewegung seinen langersehnten Ausdruck finden. Hab keine Angst, alles, was kommt oder nicht kommt, ist »heilig«, ist unantastbar. Dein Organismus findet die passenden Streicheleinheiten für deine verwundete Seele. Hab Vertrauen zu ihm und erschrick nicht, wenn manches überraschend kommt oder sehr intensiv ist. Gehe ein auf das, was ist. Du gehst weder verloren, noch mußt du die Befürchtung haben, nicht mehr aufhören zu können oder verrückt zu werden. Sei dir bewußt, daß dies ein wichtiger, vielleicht einer der wichtigsten Momente deines Lebens ist. Nütze die Situation jetzt, reinige dich und runde damit ab, was unerledigt ist. Es ist lebenswichtig für dich! Danach wirst du weich und sensibel, friedlich und zufrieden sein, und dein Lebenswille wird sich stärken.

Solltest du keine Worte finden und vielleicht das Gefühl haben, hart und verschlossen zu sein, dann mach dir keine Sorgen. Es sind alte Abwehrmechanismen, die dich davor bewahrt haben, vor ungeeigneten Menschen und in ungeeigneten Momenten Gefühle zu zeigen. Sie haben dich vor Verletzungen von außen geschützt und brauchen

Zeit, um zu erfahren, daß sie überflüssig werden und du einen anderen Weg zur Erhaltung deiner seelischen Gesundheit gefunden hast.

Du könntest jetzt das, was du mit Stimme, Worten oder Bewegungen ausdrücken kannst, auch zu malen oder aufzuschreiben versuchen. Es bleibt dir auch vorbehalten, damit zu warten, bis du die Atmosphäre spürst, die du brauchst, um Gefühle und Gedanken auf diese Weise fließen zu lassen. Strenge dich nicht an und zwinge dich zu nichts. Schau immer zu deinem imaginären Gegenüber und erlebe das, was spontan auftritt. Beunruhige dich nicht, wenn das Bild oft verschwindet. Vielleicht ist es mit so starken Emotionen verbunden, daß dein Organismus selbständig für entsprechende Erholungspausen sorgt.

Bedrückendes und Unangenehmes

Es wäre sinnvoll, wenn du dir extra Zeit nimmst, um all das Unangenehme aufzuspüren und zu äußern, das zwischen dir und der zu verabschiedenden Person gesagt wurde oder ungesagt geblieben ist. Hab keine Hemmungen, denn all unsere Lieben, die nicht mehr existieren, lieben die Gefühlsehrlichkeit.

Du darfst ihnen Vorwürfe machen und darfst zurückgehaltene Wut darüber, unverstanden geblieben zu sein, hörbar werden lassen. Du darfst schimpfen und toben und deinen berechtigten Zorn mit der Hand auf einem Kissen oder mit den Füßen auf dem Boden zum Ausdruck bringen. Tu es, die Wut muß raus, sonst ist sie für dich und deine Mitmenschen giftig. Jemand, dem sie nicht gebührt, könnte sie abbekommen – auch du selbst. Laß deine Atmung dabei fließen und sorge insbesondere für das Ausatmen. Ich versetze mich in deine Lage und bestätige dir, daß es stimmt, daß es gut ist und du recht hast. Mache auch Pausen, um dich immer wieder bewußt zu spüren. Wichtig ist, daß du im Verabschieden Lebendigkeit erlangst. Bleib in Kontakt mit dir, deinem Körper und deinen Gefühlen. Ich sage dir, daß derjenige, den du in der Vorstellung hierher gebracht hast, deine echten und aufrichtigen Gefühle dringend braucht, um selbst beruhigt und leichteren Herzens Abschied nehmen zu können.

Schuldgefühle und Selbstanklagen

Wir Menschen sind von Natur aus mit einer gesunden Schuldfähigkeit ausgestattet. Leider erleben viele von uns in ihrer Entwicklung häufig ein Aufladen von negativen und lebenshemmenden Schuldgefühlen, die ihnen von Familie, Kultur und Religion vermittelt werden. Ich denke, daß man Schuldzuweisungen oft benutzt, um Menschen in emotionaler und geistiger Unfreiheit zu halten, damit sie leichter manipulierbar sind. Es gibt sehr schlimme und bedrückende Schuldgefühle, die jede Trauerarbeit belasten und blockieren. Laß uns hier ganz genau die echten von den uns aufgezwängten, die produktiven von den destruktiven, die berechtigten von den unberechtigten Schuldgefühlen trennen.

Diejenigen, zu denen du nicht stehst, die du nicht annimmst, kannst du symbolisch mit dem passenden Geräusch herauslassen. Alle anderen wollen wir hier offen benennen. Gib zu, wenn du dich für etwas schuldig fühlst, und sprich diese Schuldgefühle und Gedanken aus. Sag, daß es dir leid tut, dieses oder jenes versäumt zu haben. Sag, daß du damals nicht fähig warst, anders zu reagieren. Sag, daß du mit deinem Verhalten nicht verletzen wolltest. Sag, daß du dich dafür schämst und daß du es jetzt anders machen würdest. Sag, soviel du willst, bis es dir besser geht. Sei offen und laß die »giftige Brühe« endlich abfließen. Mit Schuldgefühlen im Bauch kannst du mit Sicherheit keinen Abschied nehmen. Oder es würde nur ein halbherziger, unehrlicher Abschied sein, der dir kein gutes Lebensgefühl verschaffen wird.

Nimm dir Zeit, viel Zeit und überfordere dich nicht. Das, was du gerade vollbringst, ist sehr schwer, und du wirst zwischendurch erschöpft sein.

Es wird dir guttun, wenn du Schreckliches und Unangenehmes mit den dir geeignet scheinenden Farben und Strichen oder Worten zu Papier bringst, so daß du bei der Betrachtung deines Werkes sicher bist, daß das, was nach Ausdruck suchte, endlich und sicher draußen gelandet ist und sogar eine Form erhalten hat, welche dir zusätzlich Klarheit und Orientierung verschaffen kann.

Ich bin sicher, daß du dich nach unseren Erlebnissen ruhig hinsetzen kannst und beim Nachspüren ein angenehmes und befreites Gefühl entdecken wirst.

Sich an das Gute und Schöne erinnern

Es gab Sonnen- und Schattenseiten in deinem Leben, gute und schlechte Zeiten, Glück und Unglück. Solche Phasen hat es sicherlich auch in deiner Beziehung zu dem Verlorenen gegeben. Ihr habt Frühling und Herbst miteinander gesehen, habt die zarten Knospen eurer Beziehung liebevoll gepflegt, euch gemeinsam an den prächtigen Blüten erfreut und wahrscheinlich auch traurig oder bitter manch welkes Blatt hinunterfallen sehen. Nun, da wir viele dieser welken Blätter zusammen aufgelesen und betrachtet haben und du die damit verbundene Wut, deinen Zorn und Protest zum Ausdruck gebracht hast, ist es an der Zeit, die Blüten in ihrer ganzen Pracht noch einmal anzuschauen und bewußt zu genießen. Ihre Schönheit soll jetzt dein Herz erfreuen und öffnen für all die zärtlichen Gefühle, die dich überkommen, wenn du an die Sonne denkst, die diese Beziehung deinem Herzen geschenkt hat und dich damit nährte und wärmte. Besinne dich auf die Atmosphäre der beglückenden Momente, erinnere dich an die liebevollen Worte und Gesten, mit denen ihr euch eure Zuneigung gezeigt habt.

Schau dem Menschen, der dir gegenübersitzt, in die Augen und sage ihm, daß euer Zusammensein schön für dich gewesen ist, daß du glücklich mit ihm warst und daß du mit ihm vielleicht die schönste Zeit deines Lebens verbracht hast.

Wenn das deine Empfindungen sind und du aus welchen Gründen auch immer keine Gelegenheit oder Hemmungen hattest, diese Gefühle mitzuteilen, dann nimm diese Chance wahr.

Nachdem du all das Unangenehme zugelassen und angenommen hast, sollst du dir auch einen Raum für das Positive schaffen. Du brauchst den Kontakt zu beiden Empfindungsbereichen, um in diesem Prozeß heil zu bleiben oder wieder heil zu werden. Schmerz und Wohlbehagen, Angst und Zuversicht, Liebe und Haß, all diese scheinbaren Gegensätze wechseln sich ab und ergeben zusammen eine Einheit, ein Ganzes, so wie Tag und Nacht, Sommer und Winter, Himmel und Erde. Ohne das eine kann das andere nicht sein. Achte nur darauf, daß du die beiden Sachen nicht durcheinanderbringst, denn dann würden sie dir beide verlorengehen. Also nimm dir die Zeit der liebevollen Äußerungen, der Zärtlichkeitstränen und spüre, wie dir warm ums Herz wird, wie sie deinen Körper weich werden lassen. Freue dich, wenn es so ist, denn weich und warm ist ein Zeichen von Lebendigkeit.

Außerdem kann alles, was weich ist, neu geformt werden. Nach dem Abschied und der Trauer hast du Zeit und Gelegenheit, dir über solche Neuformungen Gedanken zu machen.

Wir nehmen Abschied

Wir brauchen ein wenig Ruhe, in der sich das ausgebrochene Gefühlschaos setzen und sich die daraus entstandene Lebendigkeit in unser Empfinden integrieren kann. Ich möchte dich gleich zu Anfang dieses Kapitels auf den Titel aufmerksam machen. Die sprachliche Nuancierung verrät einiges über den Schatz, der in diesem Begriff enthalten ist. Wenn wir uns die Freiheit zum *Abschied* geben, dann *nehmen* wir etwas. Jetzt ist die Phase des Abschieds gekommen. Wenn du in meiner Begleitung geblieben bist, wirst du reif dafür sein. Solltest du aber noch zu viele Zweifel hegen, dann nimm dir lieber noch etwas mehr Zeit. Geh noch einmal die Phasen durch; nicht, um das Unvermeidliche zu überspringen, sondern um für Klärungen zu sorgen und auf den geeigneten Moment hinzusteuern. Wir nehmen uns Zeit, besorgen eine Kerze, ein paar frische Blumen und, wenn du möchtest, daß dein Geruchssinn auch Zeuge deiner Lebendigkeit wird, Räucherstäbchen mit dem Geruch, der angenehm für dich ist, dir aus anderen Situationen aber nicht bekannt sein darf. Mit diesen Utensilien kannst du jetzt einen schönen, feierlichen Rahmen schaffen, welcher dem bedeutsamen Akt, der folgen wird, angemessen ist. Eine sanfte, leise Orchestermusik könnte die festlich-besinnliche Atmosphäre noch unterstützen (kein Schlager, keine Rockmusik, kein Gesang). Wenn du dir nun etwas Schönes, Fließendes anziehst, kannst du dich auf allen Ebenen und unter Zuhilfenahme aller innerlichen und äußerlichen Gegebenheiten auf das Ereignis einstimmen.

Wir setzen uns jetzt hin, konzentrieren uns auf das, was bis zu diesem Moment passierte, und lassen uns auf den Abschied ein. Wir schreiben das, wovon wir Abschied nehmen wollen, auf einen Zettel. Der Zettel darf nicht zu groß sein ($^1/_4$ einer DIN-A 4-Seite), und wir halten auf ihm stichwortartig fest, wovon wir uns verabschieden möchten, was uns bewegt.

Dann schauen wir in die Kerze hinein, so daß das Licht unsere Gedanken und Gefühle vom Trauernebel befreit, und sagen dann laut, daß wir für den Abschied bereit sind. Wir bereiten nun ein kleines Ritual vor, das uns helfen wird, diesen Abschied in Erinnerung zu behalten, und das uns diesen schweren Schritt mit seiner Symbolträchtigkeit erleichtern kann. Wir lesen das, was wir geschrieben haben, laut vor, so daß unser/e Begleiter/in es hört und bestätigt. Wenn wir es gelesen haben, übergeben wir es den Flammen (auf einer großen, feuerfesten Schale).

Wir stellen uns vor, wie diese Flammen mit ihrer Kraft und ihrem Licht unsere Gefühle reinigen, all das Bedrükkende und Hinderliche verrauchen lassen und es in eine schöne Erinnerung verwandeln. Wir haben das gute Empfinden, daß nichts verlorengeht, sondern lediglich umgewandelt wird und eine neue Form erhält. Wir können dieses Ritual vervollkommnen, indem wir die Asche symbolisch der Mutter Erde zurückgeben. Du kannst dies mit ein paar guten Freunden tun, um die Kraft der Solidargemeinschaft zu spüren, die du nötig haben wirst. Dieses Ritual läßt man am besten auf einer großen Brücke, auf einem Berg oder Hügel, bei einem See oder am Meer stattfinden. Die Asche soll durch Wind und Wasser zurück zur Urmutter Erde finden. Wir wissen danach, daß wir uns von etwas oder jemandem verabschiedet haben, hoffen aber, daß die Energie nicht verlorengeht, sondern durch die Umwandlung, die wir erlebt haben, der Natur zur Verfügung steht und Neues wachsen läßt. Die verabschiedete Person kann damit nicht mehr wieder in der alten Dimension, der Form und dem Aussehen, das uns bekannt ist, erscheinen. Vielleicht hast du nach einer solchen kleinen Zeremonie das gute Gefühl, daß alles zu Ende geführt worden ist und daß du eine natürliche Pflicht erfüllt hast, die dich entlastet und befreit.

Ich finde es eine gute Idee, das Ganze durch einen Spaziergang in einem Wald zu beenden. Dort können wir in meditativem Gang die permanente Umwandlung der Natur, die dort sichbar wird, auf uns wirken lassen. Wir würden den Abschied damit gut in unser Bewußtsein integrieren können, würden vielleicht unser eigenes Sterben besser verstehen und die Angst davor ein wenig mindern können.

Ich möchte dir jetzt am Ende meiner Begleitung sagen, daß ich mich freue, mit dir gewesen zu sein und dir ein bißchen Vertrauen und Sicherheit vermittelt zu haben. Wenn du nicht zu viele Erwartungen hattest, die möglicherweise sehr passiv waren, wenn deine Trauer nicht zu alt und zu gestört war, bin ich sicher, daß du etwas weiter gekommen bist. Andernfalls meine ich, daß dir auch das Lesen und An-Fühlen ein bißchen gut getan hat. Wahrscheinlich hast du damit verstanden, wie es um deine Trauer steht, so daß du die passende Unterstützung suchen kannst.

Alles, was ich hier aufgeschrieben habe, sind Angebote, denen du so folgen oder die du nach Belieben für deine Bedürfnisse verändern kannst. Das gilt insbesondere für die kleinen Rituale, die ich dir gegen Ende meiner Begleitung vorschlage. Es mag sein, daß dir dieser Weg sehr fremd und ungewöhnlich vorkommt, aber früher, als die

Menschen mit ihrer Trauer noch gut umgehen konnten, haben sie bei der Verarbeitung ihrer Gefühle *immer* Rituale zur Hilfe genommen. Später sind diese Bräuche, zu unserem Nachteil, leider vergessen worden, so daß wir heute ohne klare Orientierung, ohne die Solidargemeinschaft und ohne einen gesicherten Weg den Gang durch die Trauer antreten müssen. Wenn dich in der nächsten Zeit häufiger Trauer überfällt, sei nicht überrascht, denn du hast ja Abschied genommen, und ihre Zeit ist jetzt gekommen. Es gibt einen Grund, traurig zu sein, weil du das Geliebte losgelassen hast. Gönne dir diese Trauerzeit. Sie ist nötig, damit die Tränen der ehrlichen Trauer die Wunde des Verlustes langsam heilen können. Jeder darf dafür den Zeit-Raum in Anspruch nehmen, den er braucht. Das, was sich geändert hat, ist der andere, neue, der sichere und vertrauensvolle Umgang mit dem Trauergefühl und die Gewißheit, daß daraus wieder etwas Neues folgt: neue Lebensfreude.

6. Wie begleite ich einen trauernden Mitmenschen?

Mitmenschen brauchen deine Hilfe, wenn sie trauern

Du wirst oft beobachtet oder sogar bei dir selber erlebt haben, daß Menschen unbeholfen reagieren, wenn sie jemandem helfen sollen, der einen Verlust erlitten hat. Entweder meiden sie ihn und versuchen, das Ereignis nach Möglichkeit gar nicht zu erwähnen, oder sie machen ihn zu einem unmündigen, hilflosen Kind, indem sie ihn mit guten Ratschlägen überhäufen. Das ist nur zu verständlich, da wir so etwas nicht lernen, weil unser Verhältnis zu Tod, Sterben und Trauer gestört ist und wir auch über keine Modelle und Rituale verfügen, die uns den richtigen Weg weisen würden.

Das ist der Grund, ein weiteres kleines Kapitel zu schreiben, in dem ich versuchen will, diesen dunklen Bereich etwas zu erhellen und ein paar Anstöße zu geben, wie man mit trauernden Menschen menschlich umgehen kann.

Grundsätzlich sollte man beachten: Tue in solch einer Situation nichts, das dir selbst nicht gefallen würde. Gib dem Trauernden das Gefühl, daß du ganz gegenwärtig, ganz für ihn da bist und ihn verstehst: »Ich bin da, bleibe bei dir und kann deinen tiefen Schmerz verstehen.« Sag ihm, daß er sich nicht zu schämen braucht und seine Gefühle ruhig in ihrer ganzen Heftigkeit zulassen und ausdrücken darf. Bestehe darauf, daß er die Realität des Verlustes vollständig anerkennt, aber sichere ihm auch deine volle Unterstützung für den schmerzlichen Gang durch die folgende

Trauer zu. Versichere ihm, daß du im Moment für dich selbst sorgen kannst und er sich keine Gedanken machen muß, er könnte dich zu sehr belasten. Laß ihn wissen, daß deine Anwesenheit nicht bedeutet, daß er aufhören soll zu trauern, sondern gib ihm zu verstehen, daß du ihn in seiner Trauer bedingungslos annimmst und er sich die Zeit und den Ausdruck, den er dafür braucht, nehmen kann.

Wenn ihr schon etwas Vertrauen zueinander habt, dann wäre es schön, wenn du ihn auch durch Berührungen deine Anwesenheit, deine Unterstützung und dein Mitgefühl spüren lassen kannst. Eine feste Umarmung, ein liebevolles Streicheln oder Festhalten haben oft eine bessere Wirkung als permanentes Reden. Auch Blicke und meditatives Schweigen können eine gute Hilfe sein. Wenn die trauernde Person von sich aus keine Bedürfnisse äußert, wirst du mit der dir eigenen Sensibilität schon das Richtige zur richtigen Zeit tun.

Abgesehen von diesen Angeboten würdest du dem/der Betroffenen sicherlich durch die Erledigung einiger Formalitäten behilflich sein. Die Person kann sich dann die notwendige Zeit und Ruhe für ihre Trauer gönnen, ohne immer wieder gestört und unterbrochen zu werden.

Wenn schon etwas Zeit vergangen und der erste, ganz heftige Schmerz ein wenig verklungen ist, kannst du den Trauernden bei der Neuentdeckung seiner eingezogenen Sinne unterstützen. Vielleicht machst du mit ihm Spaziergänge in der Natur, besuchst Konzerte, Museen, Ausstellungen, Theaterveranstaltungen etc., gehst mit ihm essen oder was dir sonst noch einfällt. Wenn er vielfältig Schönes wahrnehmen kann, wird die Lebensfreude bald in seinen Körper und in seine Seele zurückkehren.

Trauer klären

Es gibt einige Dinge, die du mit der trauernden Person klären mußt, damit ihr beiden euch auf eurem Weg wohl und sicher fühlen könnt und der Trauerprozeß wirksam und störungsfrei ablaufen kann. Es ist wichtig, klarzumachen, für wen oder was der Betroffene weint und für welche Zeit geweint wird. Ihr müßt genau hinspüren, um der Gefahr zu entgehen, daß ihr in einen Kreislauf von Jammern und Mitleid hineinrutscht, der entstehen kann, wenn der Trauernde, ohne es zu wissen, in ein Kindheitsweinen verfällt und du in Unkenntnis nicht entsprechend reagieren kannst. Um solchen Mißverständnissen entgegenzuwirken, müssen wir versuchen, die Ausgangsposition zu erkunden.

Wichtig: genau hinschauen, genau hinhören und auch bei sich selber wahrnehmen, welche Signale der zu Begleitende aussendet und wie diese im eigenen Körper, im eigenen Erleben ankommen. Wir können aus dieser Wahrnehmung viele Informationen entnehmen, die eine gute Begleitung ermöglichen. Wir wollen uns dem Betroffenen aufmerksam und liebevoll widmen und versuchen herauszubekommen, ob:

er trauern will, oder
nicht dazu bereit ist,
nicht trauern kann,
nicht trauern darf, oder
in der Trauer festgefahren ist.

Von Bedeutung für dein weiteres Handeln ist, auf den genauen Bezug und den Zusammenhang der Trauergefühle zu achten. Ich nenne hier drei Elemente, nach denen ihr aufmerksam fragen solltet:

Wem gilt die Trauer?

Was macht traurig? Wer fehlt? Wen oder was muß derjenige aufgeben? Man muß also ein klares Gegenüber haben, das benannt werden kann und dem die berechtigte Trauer gilt. Man legt sich auf das Richtige fest, um der Gefahr zu entgehen, daß man in alte Trauer über frühere Situationen und Verluste hineingerät oder sogar in vorweggenommene Trauer für jemanden, der noch gar nicht verloren ist, vor dessen Verlust man aber Angst hat. Auch das ist eine Möglichkeit, nur muß sie dann bewußt und »vorsätzlich« in Anspruch genommen werden. Du sollst dem Betroffenen bestätigen: »Ja, du bist traurig, und dein Verlust von ... schmerzt dich sehr.« Hilf, den zu Verabschiedenden genau zu identifizieren, und benenne ihn sicherheitshalber. Die Antwort auf diese erste Frage ist eine der Sicherheiten, die wir von Anfang an finden müssen, um die Begleitung auf dem richtigen Pfad durchzuführen.

Wer genau ist derjenige, der traurig ist?

Ist es wirklich der anwesende Erwachsene, der seinen akuten Verlust beklagt? Ist er es, den dieser Verlust traurig macht; er, der Erwachsene, oder ist es ein Teil von ihm aus vergangenen Zeiten? Ist es der aktuell Betroffene oder das alleingelassene Kind von einst, das nach Zuwendung sucht? Man kann herausfinden, welcher Teil von einem traurig ist. Es kommt häufig vor, daß Trauernde in frühere Trauersituationen einsteigen, ohne daß sie oder ihre Begleiter in der Lage sind, es wahrzunehmen. Auf so einen atmosphärischen Wechsel mußt du gut achten. Dieses Element ist die zweite Sicherung für den weiteren Weg.

Bekräftigen kannst du diese Sicherheit durch wiederholtes Nachfragen und das Bestätigen der Antwort: »Du bist wegen dieses Verlusts sehr traurig. Ich sehe die Trauer in deinem erwachsenen Gesicht.« Wenn du das Gefühl hast, daß es um die Trauer über alte Wunden geht, sollst du den anderen auf sein Schluchzen, das dich an das Weinen eines Kleinkindes erinnert, aufmerksam machen. Wichtig ist, daß es euch beiden bewußt ist. Ihr könnt euch dann für einen Versuch, wieder in die Erwachsenen-Trauer einzusteigen, entscheiden oder, wenn klar wird, daß das unmöglich ist, die Trauerbegleitung einem Fachmann in die Hände legen.

Für welche Situation und welchen Zeitpunkt gilt die Trauer?

Geht es um ein aktuelles oder ein früheres Trauerereignis? Entscheidend ist, daß dieses Ereignis ganz präsent wird und dem Betroffenen klar und deutlich vor Augen steht. Um die Orientierung nicht zu verlieren und keine Angst zu bekommen, ist eine kontinuierliche Wahrnehmung dessen, was ist, bei der Begleitung unerläßlich. Die Atmosphäre eines anderen, früheren Erlebnisses kann sich in die aktuelle Trauer mischen, so daß die Intensität des augenblicklichen Ereignisses verändert wird. Durch Bestätigungen wie: »Ja, das, was letzte Woche passierte, ist schrecklich und tut sehr weh«, kannst du Klarheit schaffen. Oben genannte Fragen sichern, wie gesagt, den richtigen Verlauf der Trauer und sorgen dafür, daß die betreffende Person nicht in endloses Jammern und Selbstmitleid verfällt. Die Beachtung dieser drei Elemente bewirkt den Übergang von fruchtlosem Jammern in heilsames Klagen. Der Unterschied ist wichtig, weil Jammern natürlicherweise die einzige Ausdrucksmöglichkeit eines Kindes ist, das nicht aufhören darf, bis Erwachsene kommen und seine Bedürfnisse befriedigen. Deshalb haben diejenigen, die ins Jammern geraten, Schwierigkeiten, aufzuhören, ihr Schicksal in die Hand zu nehmen und selbst für ihre Bedürfnisse zu sorgen.

Ansonsten müssen wir in dieser Begleitung ähnlichen Wegen folgen, wie sie im vorherigen Kapitel beschrieben wurden. Geachtet werden muß auf Einfühlsamkeit, Vertrauensgebung und Solidarität, aber auch auf die Bereitstellung geeigneter kreativer Ausdrucksformen. Symbolische Handlungen und kleine Rituale sind für einen sicheren Weg unerläßlich. Ganz wichtig ist, daß du niemanden von seiner Trauer weg-trösten willst!

Überflutende Trauer oder das Oberwellen-Phänomen

In den Seminaren, die ich seit vielen Jahren leite, versuche ich natürlich auch Hilfen zu geben, um die oftmals völlig versiegten Tränenströme nach außen zu locken und für deren freies Fließen zu sorgen. Dann kommt es bei vielen Leuten zu der ungeduldigen Feststellung: »Was du bezweckst, ist genau mein Problem. Ich kann das Weinen seit vielen Jahren nicht mehr abstellen.« Ich erzähle dann die Geschichte von dem kleinen Bach, der im Winter und in Tagen des Gewitter-Regens steigt und die umliegende Landschaft überflutet. Jemand hat die Idee, daß man diese zeitlich begrenzte kleine Überflutung doch der Einfachheit halber unterbinden sollte. Also wird ein kleiner Damm gebaut. Die Konsequenzen kann man leicht weiter phantasieren: Der natürliche Fluß des kleinen Baches ist gestört. Das Wasser sammelt sich immer weiter, wird immer höher, und der Damm muß vergrößert werden.

Beim nächsten Gewitter quillt das Wasser mit Macht über die Ränder, und das ist ein Grund, um den Damm noch viel größer, noch viel breiter und noch viel dicker zu machen. Man möchte, daß gar kein Wasser mehr hinausfließt. Der Druck vergrößert sich täglich, es herrscht Dauerangst, daß der Damm brechen könnte. Um das zu verhindern, packt man immer mehr Steinblöcke aufeinander. Ähnliches geschah bei vielen Menschen, die Schwierigkeiten mit dem natürlichen Fluß ihrer Trauer haben. Irgend jemandem paßte es nicht, daß man weinen mußte, vielleicht stark weinen mußte, wenn das Gewitter enes Verlustes hohe Trauerwellen bildete. Also gewöhnte man sich daran, die Trauerwellen im Körper zurückzuhalten und den Schutzwall immer fester werden zu lassen. Je mehr sich die nach innen geweinten Tränen im Körper sammeln, um so größer der Druck, um so stärker die Angst, diesem Tränendruck nicht mehr standhalten zu können, um so fester ziehen sich die Muskeln im Körper um den ungeweinten See zusammen. Die Betroffenen erleben dann fortwährend das Überquellen dieses mittlerweile riesig gewordenen Tränen-Stausees, der immer wieder Risse im Trauerdamm finden wird oder aus geringstem Anlaß Oberwellen bildet, die überschwappen. Deshalb bringen diese Menschen den Wunsch mit, solche Risse endlich zu stopfen und neue Rezepte zur Beseitigung der Oberwellen mit nach Hause zu nehmen.

Im Seminar erfahren sie von dem See, lernen mit solidarischer Unterstützung Kanäle zum Abfließen des Stausees zu finden und erfahren dadurch Erleichterung. Sie wissen von da an, daß dieses »ungesunde« Dauerweinen und Jammern die Oberwellen ihres gestauten Trauersees waren, die zu jeder passenden und unpassenden Gelegenheit überlaufen. Man muß dann dafür sorgen, ab sofort jede aktuelle Trauer fließen zu lassen und für die alte

Trauer neue Kanäle zu schaffen, so daß eine natürliche Austrocknung und Stabilisierung der gesammelten Bestände erfolgen kann.

Wenn du bei dem Menschen, den du begleiten willst, solche Überflutungstendenzen feststellst, dann weißt du, daß hier eine sogenannte chronische Trauer vergraben liegt. Du solltest demjenigen unbedingt eine fachliche Begleitung zur Verarbeitung seiner alten Trauerbestände empfehlen.

Dir und den Menschen, die du begleiten wirst, wünsche ich von Herzen einen guten, gemeinsamen Weg.

7. Abrundungen

In diesem letzten Kapitel meiner Begleitung liegen mir zwei Dinge am Herzen. Ich möchte versuchen, a) mit einer Übung auf die alte, verdrängte, zurückgehaltene, immer größer und permanent giftiger werdende Trauer heilsam einzuwirken, und b) dir von der positiven und lebensfördernden Kraft der Trauer zu berichten und dir Mut zu machen, dich damit zu beschäftigen, weil der Umgang mit ihr viel Lebenssinn und Lebensfreude vermitteln kann.

Versöhnungsreisen in vergessene Trauertiefen

Ich möchte eine Phantasiereise mit dir unternehmen, die in die vergessenen Tiefen deiner eigenen Trauer führt. Ich oder eine Vertrauensperson deiner Wahl wird dich dabei begleiten. Wir brauchen einen ruhigen und für mindestens eine Stunde störungsfreien Raum mit zwei bequemen Stühlen oder Matratzen auf dem Boden. Wir wollen, daß wieder alle unsere Sinne angesprochen werden, um das Erleben zu intensivieren und zu festigen. Sorge für ein paar duftende Blumen oder gutriechende Räucherstäbchen. Die Lichtverhältnisse kannst du nach deinem Belieben gestalten, nur sollte es weder zu hell sein, da es dich stören könnte, noch zu dunkel, so daß du keine Angst bekommst. Such dir eine Glas- oder Metallschale oder am besten einen kleinen Gong, der für einige Sekunden einen klaren Ton geben kann. Auf einer Untertasse kannst du eine von dir ausgesuchte Kerze anzünden und ein ruhiges, gleichmäßiges Musikstück leise spielen lassen. Besonders gut geeignet sind klassische Stücke von Bach, Haydn oder Händel. Du kannst aber auch eine andere beruhigende Meditationsmusik wählen, die dich bei dieser Übung begleiten soll.

Wir setzen uns bequem hin. Wir schauen in das Licht der Kerze, wir nehmen den Geruch des Räucherstäbchens in uns auf und stellen uns vor, daß er überall in unseren Körper eindringt, ihn von aller alten, eingeschlossenen Luft befreit und ihn mit neuer, frischer, lebensspendender Luft versorgt. Die Musik beruhigt uns, und die Klänge werden uns jetzt in unserer Vorstellung in das Innere des Körpers führen. Wir nehmen unseren Körper wahr und kommen in Kontakt zu uns selber. Wir schauen in das Licht der Kerze und spüren die Wärme, die dieses Licht ausstrahlt. Wir wollen nun eine Reise im Inneren des Körpers unternehmen, um dort die Räume zu finden, in denen alle Trauer der Vergangenheit sich in verschiedenen Erscheinungsformen angesammelt hat. Wir wollen dieser Trauer begegnen und Verbindung zu ihr herstellen. Wir wollen ihren Aufenthalt entdecken, sie ansprechen und schließlich, wenn wir ihre Geschichte gehört haben, Versöhnung mit ihr suchen.

Nachdem wir einen Zustand des »In-sich-Ruhens« erreicht haben, in dem wir auch die dazugehörende Angst und Neugierde angenommen haben, lassen wir die Klänge auf uns wirken und nehmen sie in uns auf. In unserer Phantasie steigen wir nun in die Klänge hinein und finden durch sie Zutritt zum eigenen Körper. Wir stellen uns vor, in Gänge und Räume zu gelangen, auf die wir sehr gespannt sind. Wir haben unsere Kerze dabei, so daß wir Licht haben und es zu den tieferliegenden, dunklen Stellen bringen können. Wir wandern in Keller, wo zu unserem Erstaunen große Mengen alter, unbeweglicher, schwarzer Trauer abgelagert sind. Wenn unser Licht auf diese Masse trifft, fängt sie an sich zu bewegen. Wir schauen erstaunt zu und fragen uns, wie diese Mengen generationenalter Trauer wohl dort in unseren persönlichen Keller hineingekommen sein mögen.

Wir versuchen Kontakt zu dieser alten, verdrängten und eingesperrten Trauer herzustellen. Wir zeigen Verständnis für die Klagen und den Protest, auf den wir treffen. Wir versuchen, einen Dialog einzuleiten. Wir geben zu, die Trauer dorthin verbannt zu haben, weil wir Angst hatten, kein Verständnis bei den Mitmenschen fanden, uns kein geeigneter Raum und Rahmen zur Verfügung stand und aus vielen anderen Gründen, die eine Auseinandersetzung unmöglich machten. Wir bitten um Verständnis und Verzeihung. Wir versprechen der Trauer, ab sofort Sorge für sie und ihren Ausdruck zu tragen, so daß sie allmählich nach außen finden wird. Wir geloben, ihr nie wieder die Strafe der Verbannung aufzuerlegen.

Wir verlassen jetzt dieses Gebiet und begeben uns mit der Kerze, die uns auf dem Weg leuchtet, auf die Suche nach neuen Traueraufbewahrungsorten. Wir stehen plötzlich vor einer Landschaft, die uns einfarbig und glatt vorkommt. Es handelt sich um eine vereiste Gegend. Wir versuchen, mit der Wärme unserer Kerze kleine Teile davon aufzutauen. Es sind bekannte Teile unseres Körpers, wo wir Gefühle eingefroren haben. Die kalte Atmosphäre erfaßt uns, und wir erschauern. Die Szene des Dialogs von vorhin wiederholt sich, und wir versuchen, die eingefrorenen Anteile, die uns zur Kälte und Gefühllosigkeit zwingen, durch unsere warmen Hände und unseren warmen Atem zum Schmelzen zu bringen. Die auftauenden Trauergefühle können endlich eine neue Form erhalten, die verständlich wirkt.

Unsere nächste Station ist eine große, scheinbar unüberwindliche Mauer. Wir wissen, daß dahinter viele eingesperrte Gefühle auf Befreiung warten. Diesmal nehmen wir die von uns vorbereitete Klangschale und lassen mit einem Stöckchen einige aufeinanderfolgende Töne entstehen. Wir stellen uns vor, daß die Schwingungen dieser Töne die Mauer durchdringen und durchlässig machen. Damit erhalten wir Kontakt zu den dahinterliegenden Gefühlen. Wir vollziehen den bekannten Versöhnungsprozeß und versprechen, den Körper oft schwingen zu lassen, so daß die Trauer schwingend den Weg nach außen finden kann.

Unsere letzte Station sind die sumpfigen Gebiete unseres Körpers. Es sind überflutete Regionen, die von übergeflossenen Trauerseen unserer nach innen geweinten Tränen versumpft wurden. Der abermalige Versöhnungsakt folgt dem Plan, diese Gebiete durch Abflußkanäle, die wir zur Verfügung stellen werden, einer natürlichen, gesunden Trockenlegung zu unterziehen.

Wir nehmen jetzt wieder den Weg nach außen. Wenn wir draußen sind, spüren wir uns beweglicher, weicher, wärmer und wohler. Wir dürfen dieses Gefühl genießen, ohne Angst zu haben vor der Trauer, die jetzt ins gesunde Fließen gekommen ist. Der Musik folgend, können wir uns aufrichten und uns so bewegen, wie es im Moment unser Bedürfnis ist. Die Gelegenheit ist einmalig in der sensiblen Atmosphäre, in der wir uns befinden, und das weiche Gefühl, das wir spüren, ist eine gute Grundlage, um uns Neuformungen zu gönnen. Nimm dir genug Zeit dafür. Diese Übung wirkt häufig heilsam auf die unangenehme Qualität der uns bekannten »lebenshindernden« Trauer. Wenn dir danach ist, kannst du diese Übung in längeren Zeitabständen wiederholen. Wenn du Schwierigkeiten oder Angst hast, dann probiere diese Übung doch mal mit einem Fachmann.

Wegbegleitende Sätze

Jetzt, da ich mich von dir verabschieden muß und unser gemeinsamer Weg zu Ende geht, möchte ich dir abschließend noch einige wegbegleitende Sätze zur Abrundung mitgeben:

* Die Wiederaneignung deiner Trauerfähigkeit ist eine lebenswichtige Aufgabe für dich.
* Zurück ins Leben findest du erst im Durchleben der Trauer.
* Hoffnung kann erst nach der Trauer kommen.
* Trauere und klage, bis du dich leer fühlst. Du kannst diesen Platz dann mit Lebendigkeit füllen.
* Nicht trauern wollen bedeutet nicht fühlen können.
* Gefühllosigkeit der Trauer vorzuziehen bedeutet aktive Gesundheitshemmung zu betreiben.
* Trauer kann in ihrem Fließen am besten in einem Netz von Beziehungen unterstützt werden.
* Tränen sind Heilsalbe für die Wunden des Verlustes.
* Natürliche Trauer verlangt nach außen geweinte Tränen.
* Wenn du seit langem, vielleicht seit deiner Kindheit nicht mehr weinen kannst, können neugewonnene Tränen Tau und fruchtbarer Regen für deine vom Austrocknen bedrohte Seele sein.
* Wenn du das Verlorene mit der Trauer in deinem Herzen begräbst, mißbrauchst du es. Es taugt nicht als Grab. Erst wenn du das Tote dem irdischen Mutterschoß zurückgegeben hast, ist dein Herz offen für schöne Erinnerungen, die dich erfreuen und dir Kraft geben können.
* Gereinigt von alter Trauer, kannst du wieder den Lebensquell spüren lernen.
* Trauer ist eine leidvolle Erfahrung und Quelle von tie-

fem Schmerz. Wenn wir zu ihren tiefsten Wurzeln finden, werden wir eine Quelle entdecken, die mit ihrer kreativen Lebensenergie die Trauernden versorgen kann.

Ende gut

Wir sind am Ende unseres Weges. Ich hoffe, daß ich mit meiner Begleitung zur Linderung deines Schmerzes und Verringerung deiner Angst beigetragen habe. Hoffentlich bist du zufrieden und hast das Gefühl, etwas Gutes für dich getan zu haben. Ich bin froh, dir von so weit weg Vertrauen und Nähe herübergebracht zu haben. Ich bin sicher, daß von meinen Worten, die ich an dich gerichtet habe, eine Schwingung ausgeht, die dich beim Lesen und in deinem weiteren Leben begleiten wird.

Trauer als Lebenswurzel (frei nach Jeremia)

Wenn du der Trauer tiefste Wurzel findest,
wirst du wie ein Baum sein,
der nah am Wasser gepflanzt ist
und nach dem Bach
die Wurzeln ausstreckt.

Du hast nichts zu fürchten,
wenn das Wasser im Sturm
über die Ufer tritt.
Du hast nichts zu befürchten,
wenn die Hitze kommt.

Deine Blätter bleiben grün,
auch in Zeiten der Dürre
kann es dir nicht bangen.
Du hörst nicht auf,
Früchte zu tragen.

Du bist mit deinen Wurzeln
fest verbunden.

8. Anhang

Ich habe einen Fragenkatalog zusammengestellt, dessen Beantwortung du als reinigende Gelegenheit nützen kannst. Du weißt ja, daß es wichtig ist, deine Gefühle kreativ, also auch schreibender- oder malenderweise zum Ausdruck zu bringen, um sie danach selbst noch einmal anschauen zu können. Und alles, was nach außen gebracht wird, haust nicht mehr in deinem Inneren und kann dir darum nicht mehr gefährlich werden.

Wenn du mir etwas schickst, sei versichert, daß deine Identität in jedem Fall von mir geschützt wird. Nun schreibe dir alles mit dem Herzen von der Seele. Hier sind die *Fragen, die dich dabei unterstützen werden:*

- Um welches Ereignis des Verlustes, der Trennung, des Abschieds geht es? Wen oder was hast du zu betrauern?
- Was ist wann, wo und wie geschehen?
- Welche Gefühle hast du dabei?
- Hast du seitdem seelische oder körperliche Störungen bemerkt? Wenn ja, welche?
- Bist du allein in deiner Trauer, oder erfährst du Hilfe?
- Wie ist es dir durch und während meiner Begleitung gegangen?
- Was hat dir in diesem Buch besonders geholfen?
- Was hat dir darin gefehlt?
- Falls du mir das Ergebnis schickst, danke ich dir im voraus für dein Vertrauen.

Seminarankündigungen und Weiterbildung

Die AKADEMIE FÜR MENSCHLICHE BEGLEITUNG (AMB) veranstaltet in Zusammenarbeit mit dem ihr eigenen Förderkreis »Begleiter in Trauerkrisen« (BIT) und der gemeinnützigen Organisation TAU-Netzwerk innerhalb von ganz Deutschland eine Reihe von Seminaren, Tagungen und Vorträgen zu verschiedenen Themen.

Termine, Orte, Kosten und Anmeldeformulare anfordern bei:
»BIT«, »Begleiter in Trauerkrisen«
c/o Dr. Jorgos Canacakis, Goldammerweg 9, D-45134 Essen,
Tel.: 0201/442469,
FAX: 0201/471800

A. Umgang mit Trauer

1. Trauerseminar: Mit Lebendigkeit und Kreativität durch die Trauer

Hier wird in Form von 3tägigen Seminaren in einem geschützten Rahmen die Möglichkeit zu intensiver Auseinandersetzung mit Trauer-, Abschieds- und Verlustproblematik gegeben. Es finden auch Seminare für Betroffene in Begleitung ihrer Kinder statt. Auf Wunsch können nach Absprache mit der Akademie auch ergänzende Vorbereitungs- und Abrundungstreffen angeboten werden.
Siehe Ankündigung S. 87

2. Trauer-Begleit-Tag (Ganztagsseminar)

Hier besteht die Möglichkeit, sich während eines ganzen Tages und in einer größeren Solidargemeinschaft durch Selbsterfahrung neue Denkanstöße und neue Umgangsformen mit dem Thema Trauer anzueignen. Auf diesem Wege können wir sowohl individuellen als auch gesellschaftlichen Traueranlässen (z. B. fortgeschrittene Umweltzerstörung, politische Ereignisse etc.) in einer neuen, effektiven und humanen Weise begegnen. Da die Wiederaneignung kollektiver Trauerfähigkeit wesentlich zur gesellschaftlichen »Psycho-Hygiene« beiträgt, sind wir gerne bereit, mit Städten und Kommunen, kirchlichen und sozialen Institutionen aller Art sowie Vereinen, Verbänden und interessierten Parteien zusammenzuarbeiten.

3. Kurzseminar/Vortrag
Hierbei handelt es sich um ein 3–4stündiges Kurz-Seminar, in dem theoretische Informationsvermittlung mit einem Selbsterfahrungsblock und anschließenden Gesprächen mit dem Publikum verbunden wird.

B. Europäische Trauerseminare für Kinder (ETK) *»Mit Kindern und Jugendlichen auf kreativen Trauerwegen«*

Wir alle leben ein abschiedliches Leben. Trennung, Verlust und Abschied gehören zu unserem Alltag und betreffen jeden von uns. Aber gerade Kinder sind solch schmerzlichen Ereignissen oft hilflos ausgeliefert und bedürfen unserer besonderen Begleitung. Der Tod eines Elternteils, eines Geschwisters oder einer anderen nahestehenden Bezugsperson, eine Trennung der Eltern, der Verlust eines geliebten Haustieres, Liebeskummer u. a. sind auch für Heranwachsende Anlässe zu heftigen Trauerreaktionen.
Siehe Ankündigung S. 89

C. Seminare für Alleinerziehende, Getrennt-Lebende, Geschiedene und Singles

Mit dem Ziel, die Angst vor Nähe und Beziehungen zu mindern, können Betroffene hier lernen, Abschied von gescheiterten, gestörten und unverarbeiteten Beziehungen und einer »Ideal-Partnerschaft« zu nehmen. Auch werden Möglichkeiten aufgezeigt, mit den aus einer Trennung resultierenden, oft massiven Schwierigkeiten im Alltag zu leben und neue Kontakte zu knüpfen.

Seminare für Alleinerziehende in Begleitung ihrer Kinder werden auch angeboten.

D. Weiterbildung

Die AMB bietet auch Weiterbildungs-Curricula mit Abschlußdiplom für verschiedene Berufsrichtungen an (Dauer ein Jahr, ca. 210 Stunden).

1. Weiterbildung mit Abschluß-Zertifikat zum *Trauerbegleiter/berater* für Menschen, die in sozialen und/oder pflegerischen Berufen arbeiten wie z. B. Sozialpädagogen, Soziologen, Sozialarbeiter, Krankenschwestern, Lehrer, Pastoren, Therapeuten, Bestatter etc. und für engagierte Laien.
2. Weiterbildung für Menschen, die im klinischen Bereich und im Beratungsdienst für Krebskranke tätig sind.
3. Weiterbildung für professionelle Berater und Betreuer im sozialen Bereich, die mit Alleinerziehenden, Getrennt-Lebenden, Geschiedenen und unzufriedenen Singles zu tun haben (z. B. professionelle »Scheidungsbegleiter« wie Anwälte, Richter, Pastoren u. a.).
   Siehe Ankündigung S. 91.

Interessenten für Seminarteilnahme und Weiterbildung schicken ihre Anfragen bitte an folgende Adresse:

AMB (Akademie für menschliche Begleitung)
Goldammerweg 9,
45134 Essen

Sie erhalten Antwort, wenn Sie einen *frankierten Rückumschlag* beilegen.

Trauerseminare
Grenzsituation – Umgang mit Verlust, Abschied und Trennung

Leitung:
Dr. Jorgos Canacakis

Die TRAUERSEMINARE, die seit 1983 durchgeführt werden, sind keine Diskussionskreise zum Thema Trauer. Es werden weder Vorträge gehalten noch Ratschläge gegeben, wie Trauer zum Verschwinden gebracht werden kann. Es geht hier um Trauer*arbeit* als bewußtes, schöpferisches Tun, mit dem der Verlust verarbeitet werden kann.

Mit Hilfe von Übungen (Körper, Atem, Stimme, Bewegung) und durch kreatives Tun (Malen, Schreiben, Tanzen u. a.) bringen wir unsere Trauer zum Fließen. Die Aktivierung aller Sinne rüttelt die Lebensenergie wach. Mit Kreativitätsaufgaben bringen wir unsere Gefühle durch verschiedene Medien zum Aus druck. Wir lernen, mit den unterschiedlichen Erscheinungsformen der Trauer (z. B. Wut, Verzweiflung, Apathie) umzugehen. Rollenspiele und andere dramatisierte Übungen tragen dazu bei, uns den Verlust bewußtzumachen, und ermöglichen die Auseinandersetzung mit dem Tod, mit der verstorbenen Person, mit der verlorenen Illusion...

Im Verlauf der Trauerarbeit kommen wir schließlich dahin, loslassen und Abschied nehmen zu können – wobei uns Ritual und symbolische Handlungen helfen.

Voraussetzung für die Teilnahme an dem Trauerseminar ist die Bereitschaft, sich auf die eigene Trauer einzulassen und dabei neue, ungewohnte Wege zu gehen. Das Seminarmodell gründet auf der Integration verschiedener Therapiemethoden (Gestalttherapie, Psychodrama, Kunst- und Musiktherapie, integrative Bewegungstherapie). Hinzu kommen Rituale aus dem Trauerverarbeitungsmodell »Myrome«, in dem Elemente von noch heute auf dem Peloponnes in Griechenland anzutreffenden alten Trauerriten enthalten sind.

Der in mehrere Phasen gegliederte feste Ablauf des Seminars bietet einen geschützten Rahmen und ermöglicht uns, Sicherheit im Umgang mit der oft grenzenlosen Trauer zu gewinnen. Wir nehmen teil an einem lebendigen Gruppenprozeß und finden hier die Unterstützung der »Solidargemeinschaft«, die mitfühlt und mitträgt, die alle Formen des Trauerausdrucks akzeptiert, versteht und unterstützt und einen geeigneten Raum zum Trauern schafft.

Wir erfahren, daß wir in der schmerzhaften Begegnung mit der Trauer »heil« bleiben können, entdecken dabei unsere eigenen Kräfte und Fähigkeiten und lernen, trotz des Verlustes weiterzu*leben*, also unser eigenes, weiteres Leben lebendig zu gestalten. So können wir in dem Trauerprozeß neben unserem Schmerz auch Versöhnung erfahren: Versöhnung mit dem Verlorenen, mit der Umwelt und auch mit uns selbst. Wir bekommen eine neue Einstellung zu unserer eigenen Trauer und zur Trauer der anderen und können diesem unausweichlichen Lebensgefühl in Zukunft mit weniger Angst begegnen.

Europäische Trauerseminare (ETK)
»Mit Kindern und Jugendlichen auf kreativen Trauerwegen«

Kinder brauchen die Tränen zum Wachsen

Wie stark Heranwachsende tatsächlich durch das ihnen auferlegte Trauertabu leiden, wird meist gewaltig unterschätzt. Auch Lern-, Leistungs- und Konzentrationsstörungen, psychosomatische Beschwerden, emotionale Blockierungen und erhöhte Selbstmordraten sind gerade im Kindes- und Jugendalter oft der behinderte und gequälte Ausdruck unerlaubter und zurückgehaltener Trauer. Die Hemmung und Vermeidung natürlicher Trauerprozesse läßt seelische Wunden offen, die nicht selten bis ins hohe Alter lebenshindernd wirken.

Doch unsere Kinder haben ein Recht darauf zu erwarten, daß wir ihnen diesen mühsamen, angst- und krankmachenden Weg eines »Trauerbehinderten« ersparen. Sie haben ein Recht darauf, ihre Trauer zu spüren und auszudrücken, wenn sie Abschied nehmen müssen. Wenn wir ihnen dieses Recht nehmen, hindern wir sie in ihrer Ursprünglichkeit, in ihrer Natürlichkeit, ihrer Spontanität und somit auch am Leben. Nur die uneingeschränkte Erlaubnis zu trauern, sowie Verständnis und Unterstützung des Trauerablaufes in einer geeigneten Umgebung, können eine heilsame Begegnung mit dem Verlust und den eigenen Trauergefühlen möglich werden lassen.

Daß Kinder von sich aus trauern wollen und können, wenn ihnen Schmerzliches widerfährt, ist uns durch langjährige Erfahrung in der Begleitung trauernder Kinder und in unseren neuen Untersuchungen zu diesem Thema bestätigt worden. Im Rahmen der Akademie für Menschliche Begleitung (AMB) ist in den letzten Jahren ein Modell zur Begleitung trauernder Kinder und Jugendlicher entwickelt worden, das den Namen »Trauerpädie« trägt. In diesem Modell können den betroffenen Heranwachsenden erstmals die geeigneten Möglichkeiten für verlebendigende und kreative Trauerdurchgänge angeboten werden.

Auf diese Weise erfolgt eine ganzheitliche Auseinandersetzung mit dem Verlorenen, in deren Verlauf die Kinder darauf vorbereitet werden, einen gesunden Abschied von nicht mehr Existentem nehmen zu können.

Das Modell »Trauerpädie«

Das Modell der Trauerpädie ist eine kindgemäße, tiefen- und entwicklungspsychologisch fundierte Modifizierung des von Dr. Canacakis entwickelten Trauerdurchgangs- und Umwandlungsmodell »Myromai«. In den an diesem Modell orientierten Seminaren wird Menschen in Trauerkrisen bereits seit vielen Jahren eine humane Begleitung unter besonderen Bedingungen angeboten. Das erweiterte Modell der Trauerpädie gründet, wie dieses, ebenfalls auf einer Integration verschiedener, bekannter Therapie- und Begleitansätze und ist leib-zentriert. Die in ihm enthaltenen lebendigen und sinnlichen Rituale, Symbole und symbolischen Handlungen sind für Kinder bekannte Formen, in denen sie Gefühle der Verbundenheit, der Bezogenheit und der Faszination leibhaftig erfahren. Über ihren Einsatz finden wir einen besonderen Zugang zur kindlichen Phantasie- und Gefühlswelt.

Das Ziel dieses Ansatzes ist keinesfalls, die Trauer zu überwinden oder sie überflüssig zu machen, sondern vielmehr die Vermittlung eines heilsamen Umgangs mit ihr sowie das Wecken von Lebendigkeit und Kreativität als Lebensgefühl. Verschiedene Körper-Atem-Stimm- und Bewegungsübungen sowie kreative Betätigung im Malen, Schreiben, Tanzen, Puppenspiel etc. unterstützen die Heranwachsenden dabei, sich und ihre Gefühle im Schoße der Solidargemeinschaft sensibler und unvoreingenommener wahrzunehmen und auszudrücken. Die Heranwachsenden lernen, sich und andere in ihrer Trauer besser zu verstehen und anzunehmen. Auch Wut, Protest, Apathie, Schuldgefühle und andere Erscheinungsformen der Trauer werden in diesem Rahmen angstfrei durchlebt und durchgangen (z. B. mit Hilfe des Einsatzes von Übergangsobjekten).

Der Ablauf des Seminars ist in mehrere Aufbau-Phasen gegliedert und an kindlichen Bedürfnissen orientiert. In diesem sicheren und geschützten Rahmen können Heranwachsende behutsam Kontakt zu dem Verlustereignis und den eigenen, oft überflutenden oder versteinerten Trauergefühlen aufnehmen. Die Anwesenheit des verstehenden und unterstützenden Kollektivs (Gruppe) wirkt bestätigend und identitätsstärkend. Die im Seminar gemachten Erfahrungen sind damit die Grundlage für sicherere Begegnungen mit zukünftigen Verlusten, Trennungen und Abschieden. Das Erlebnis, in *allen* Erscheinungs- und Ausdrucksformen der Trauer rückhaltlos angenommen und verstanden worden zu sein (und das von vielen), läßt ein neues Bewußtsein des »Getragenseins« entstehen. Die Kinder erfahren, daß sie auch im Umgang mit schmerzlichen Situationen und Gefühlen »heil« bleiben können. Ein solches Grundgefühl ist der Ausgangspunkt für kreative Gestaltung von »lebensfreudigen« Fortschritten.

Literaturhinweis:
Jorgos Canacakis
»Auf der Suche nach den Regenbogentränen. Heilsamer Umgang mit Abschied und Trennung«, Bertelsmann Verlag, 1994
Mitautorin: A. Bassfeld-Schepers

Weiterbildung

Akademie für menschliche Begleitung (AMB) Weiterbildung mit Graduierung – Diplom zum Trauerberater/in – Trauerbegleiter/in

Die Akademie für Menschliche Begleitung (AMB) wurde 1989 mit der Zielsetzung gegründet, innovative Formen der Auseinandersetzung mit Trauer zu entwickeln und neue Methoden und Techniken der Trauerbegleitung, Trauerberatung und Traueragogik vermittelbar zu gestalten. Diese Ausbildung richtet sich sowohl an Menschen, die im sozialen Bereich tätig sind, aber auch an betroffene Laien, die durch eigene Erfahrung sensibel genug sind, um Menschen in Trauerkrisen eine unterstützende Begleitung zu gewähren.

Die Teilnehmer erfahren Unterstützung in der Weiterentwicklung ihrer Fähigkeit, mit eigenen Trauergefühlen angemessen umzugehen, und werden auf dieser Grundlage in einen hilfreichen und einfühlsamen Umgang mit Trauernden eingeführt.

Neben der Weiterbildung fördert die Akademie die Weiterentwicklung theoretischer und methodischer Ansätze, Konzepte und Modelle aus der Trauerforschung. Sie erstellt kurz-, mittel- und langfristige Curricula für die verschiedenen Berufsrichtungen im sozialen Bereich. Sie veranstaltet die »Europäischen Trauerseminare« für Betroffene, Vorträge und Tagungen.

Die Akademie kooperiert mit europäischen Universitäten sowie staatlichen und privaten Institutionen. Sie ist an Forschungsprojekten mit dem Themenbereich Trauerverarbeitung beteiligt.

Mit diesen Zielen versucht die Akademie, die Lebensqualität und die Psychohygiene der Bevölkerung zu verbessern und damit einen wichtigen Beitrag für die notwendige Prävention zur Verfügung zu stellen.

Die Teilnehmer lernen, sich im Umgang mit trauernden Menschen wahrzunehmen, in Kontakt mit ihrem Körper und ihren Gefühlen zu sein und dabei eigene Bedürfnisse und Interessen verantwortlich und angemessen zu regulieren.

Der Förderkreis der Akademie mit Sitz in Essen hat die zentrale Organisation der Weiterbildung übernommen. Er ist gegründet, um die Akademie zu unterstützen.

Zielgruppen der Weiterbildung

Pädagogisch- und sozialtherapeutisch sowie sozialpflegerisch Tätige, außerdem Seelsorger, Pfarrer, Absolventen humanistischer Studiengänge und engagierte Laien. Für Bestatter und ihre Mitarbeiter ist ein spezielles Curriculum entwickelt worden.

Wissenschaftliche und Weiterbildungsleitung

Dr. Jorgos Canacakis

Informationen:

Die Akademie für Menschliche Begleitung (AMB) veranstaltet Trauerseminare für Kinder, Jugendliche, Familienangehörige mit Kindern und nur für Erwachsene. Die Seminare finden das ganze Jahr über an verschiedenen Orten statt.

Akademie für Menschliche Begleitung (AMB)
Goldammerweg 9
45134 Essen
Tel.: (02 01) 44 24 69 – Fax: (02 01) 47 18 00
Bitte unbedingt einen frankierten Rückumschlag beilegen.

An wen kann man sich wenden?

Der Förderkreis der Akademie für Menschliche Begleitung

fördert und unterstützt das TAU-Netzwerk (Trauer – Abschied – Unterstützung), dessen Mitglieder trauernde Menschen ehrenamtlich begleiten, mit dem Ziel, eine umfassende Hilfsorganisation wie ein Netz über das Land zu ziehen, um Menschen in Verlust- und Trauerkrisen aufzufangen. Die Akademie ist mit den TABU-Arbeitskreisen folgender Länder verbunden:

Begleitende Hilfe bieten ehrenamtlich folgende Organisationen an:

Deutschland
BIT-Arbeitskreis
Goldammerweg 9
45134 Essen
Telefon (02 01)/44 24 69

Griechenland
TABU-Arbeitskreis
Angelou Sikelianou 26
Agia Paraskewi
Athen 14343 – GR

Schweiz
TABU-Arbeitskreis
Rotbuchstr. 24
CH-8037 Zürich
Telefon (01) 3 61 54 97

Schweiz und Österreich
Europäisches Institut
für Angewandte Humanforschung (EIFAH)
in der Coss Consulting
International AG.
Beauftragte für Europa:
Koordination, Information
Erika Bachmann
Teufenerstr. 112
CH-9000 St. Gallen
Tel. u. Fax 0041/71/2 78 61 81

Trauer gibt Energie für ein neues Leben.

Jorgos Canacakis zeigt in diesem leicht verständlichen Buch ermutigende Wege auf, mit Trauer angstlos umzugehen und sie für einen kreativen neuen Lebensbeginn einzusetzen.

Jorgos Canacakis
Ich sehe deine Tränen
Trauern, klagen, leben können
240 Seiten, kartoniert

Schritte zu einem lebensfördernden Umgang mit Krebs.

Zwei erfahrene Therapeuten zeigen, wie Krebspatienten sich selbst am Heilungsprozeß beteiligen und ein gesundes, wirklichkeitsnahes Verhältnis zum Erleben ihrer Krankheit entwickeln können. Mit Meditationsübungen.

Jorgos Canacakis / Kristine Schneider
Neue Wege zum heilsamen Umgang mit Krebs
Angebote für Betroffene und Helfer
320 Seiten, kartoniert

KREUZ: Was Menschen bewegt.

Gedanken einer Witwe.

Diese Aufzeichnungen einer Frau, die selbst den Verlust des Lebensgefährten erfuhr, werden für alle, denen der Tod einen geliebten Menschen nahm, zu einem unaufdringlichen, aber überzeugenden Trostbuch.

Liliane Giudice
Ohne meinen Mann
Aufzeichnungen einer Witwe
128 Seiten, kartoniert

Trauern heißt verarbeiten.

Bindungen sind ein wesentlicher Aspekt unseres Selbst- und Welterlebens, das durch den Tod eines geliebten Menschen schwer erschüttert wird. Die Trauer ist die Emotion, durch die wir Abschied nehmen, Probleme der zerbrochenen Beziehung aufarbeiten und soviel als möglich von ihr und von den Eigenheiten des Partners integrieren können, so daß wir mit einem neuen Selbst- und Weltverständnis weiterzuleben vermögen.

Verena Kast
Trauern
Phasen und Chancen des psychischen Prozesses
176 Seiten, kartoniert

KREUZ: Was Menschen bewegt.

Wenn die Kindheit zu Grabe getragen wird.

Der Tod des Vaters und der Mutter ist gleichbedeutend mit dem endgültigen Ende der Kindheit. Noch einmal wird spürbar, wie bedeutungsvoll, wie bestimmend die Beziehungen zu ihnen waren und bleiben. Doch welche Gefühle, welche Erlebnisse können mit dem Tod der Eltern verbunden sein? Barbara Dobrick berichtet nach sorgfältigen Untersuchungen von der Vielfalt der Trauererfahrungen.

Barbara Dobrick
Wenn die alten Eltern sterben
Das endgültige Ende der Kindheit
198 Seiten, kartoniert

Was man für Trauernde tun (und nicht tun) kann.

Dieses Buch zeigt an konkreten Beispielen, wie man Trauernde durch die einzelnen Phasen des Trauerprozesses begleiten kann – durch Schock, Verleugnung, Betäubung, Schmerz, Zorn, Verrücktheiten und Lethargie bis hin zur Heilung.

Nina Herrmann
Mit Trauernden reden
260 Seiten, kartoniert

KREUZ: Was Menschen bewegt.

W0348271

Der Kommunikator als Architekt der Gesellschaft: Blicke, Worte, Gesten

Hermann Strasser

Edition *soziologie heute*

Widmung

Ich widme dieses Buch den Anderen,
vor allem meiner Familie
und meinen Freunden und Freundinnen
seit der Schulzeit, die mir nicht nur das Fenster zur
Welt öffneten,
sondern mich auch in ihren Spiegel blicken
ließen, um mich zu begreifen.

Danke!

Copyright © 2020 Hermann Strasser

1. Auflage November 2020

Zeichnungen © Martin Goppelsröder

Verlag: Amazon Kindle Direct Publishing (KDP) 2020

ISBN 9798693888197

Alle Rechte vorbehalten

Inhaltsverzeichnis

Vorwort 3

1. Des Menschen Weg:
Von der Natur zur Kultur 8

1.1 Handeln und Orientierung in der Gesellschaft 10

1.2 Die zweite Natur des Menschen – die Kultur 16

1.3 Von der Leitkultur zur Medienkultur? 21

1.4 Die Einsicht: Sozialer Instinkt – weder beim Tier noch beim Menschen 27

Literaturhinweise 33

2. Der Blick: Der Mensch als Augentier 40

2.1 Das Gesicht im Blick 42

2.2 Des Menschen Auge – ein evolutionärer Vorteil 56

2.3 Unsere Augen denken 63

2.4 Die Einsicht: Auf Sehwegen zu Sichtweisen 67

Literaturhinweise 75

3. Das Wort: Sprache erzeugt Wirklichkeit 82

3.1 Der Mensch, das unvollkommene Wesen 84

3.2 Die Sprache, die Erschöpferin des Menschen 85

3.3 Auf dem Weg zur digitalen Alphabetisierung 93

3.4 Die Botschaft: das Wort oder das Medium? 103

3.5 Im Delirium der Worte 118

3.6 Der Mensch, ein fehlbares Sprachwesen 123

3.7 Die Einsicht: Sprache ist Gesellschaft 131

Literaturhinweise 135

4. Die Geste:
Der Mensch als Eindrucksmanager 146
4.1 Gesten – deutende Brücken zwischen Blicken und Worten 148
4.2 Gesten im Wandel, Wandel der Gesellschaft 154
4.3 Der januskopfige Mensch zwischen Natur und Kultur 161
4.4 Die Einsicht: Der Konstrukteur der Gesellschaft macht Eindruck 167
Literaturhinweise 174

5. Schlussfolgerung: Vom Kommunikator zum Beziehungsweisen 179
5.1 Das soziale Band: Die Kultur als gesellschaftlicher Code 181
5.2 Wie kann das soziale Band gesichert werden? 182
5.3 Wann und wo ist das soziale Band gefährdet? 186
5.3.1 Die Herausforderungen von Globalisierung und Corona 187
5.3.2 Soziale Kontrolle und Disziplin jenseits von Corona 196
5.4 Die Einsicht: Ich und der Andere – die genialen Architekten der Gesellschaft 201
Literaturhinweise 208

Vorwort

So mancher Leser und so manche Leserin werden sich fragen, wie man als Soziologe zu so einem mehr oder weniger abwegigen Thema kommt. Es ist eher typisch soziologisch, weil im Mittelpunkt der Soziologie als zentrale Erfahrungswissenschaft der Gesellschaftswissenschaften das soziale Handeln steht.

Der Anstoß zu diesem Thema kam vom Kunstmuseum RLB Kunstbrücke in Innsbruck, das 2011 bei mir anfragte, ob ich Interesse hätte, den Text zu der geplanten Ausstellung „Sammlung Kunstmuseum Liechtenstein“ zu verfassen. Der Kuratorin ging es darum, die Bilder in der Ausstellung nach den Gesichtspunkten Blick, Wort und Geste zu hängen und zu kommentieren – mit anderen Worten, die Ausstellungsbesucher und die Leser des Katalogs in die gesellschaftliche Bedeutung von Blick, Wort und Geste in Verbindung mit illustren Beispielen der Kunst einzuführen.

Als ich mich an die Arbeit machte, erinnerte ich mich an so manche Erlebnisse aus dem beruflichen und persönlichen Alltag, in denen es um Handlungsweisen von Menschen ging, die mit Blicken, Worten und Gesten Eindruck machen wollten. Nicht nur das Handeln anderer Menschen, auch das eigene Handeln wird von diesen Ausdrucksweisen bestimmt. Das lernte ich schon als Kind in der Sitzküche der Bahnhofsgastwirtschaft meiner Eltern, wenn ich die Gäste und meinen Vater beobachtete. Es war eine Bühne, die sich fürs Theaterspielen besonders gut eignete. Für meinen Vater war entweder der Gast König oder er hielt Hof. Für die Gäste war die Sitzküche ein Beichtstuhl, in der sie Dinge aussprechen konnten, die sie sonst nirgends von sich gaben. Und so erlebte ich die Sitzküche, wo ich an einem Tisch auch immer meine Schulaufgaben

machte, als Raum der Kommunikation und des Eindrucksmanagements, in dem alle Menschen den Eindruck machten, dass sie glücklich seien.

In besonderer Erinnerung war mir auch ein Vorkommnis an der Fordham University in New York City Ende 1968, wo ich als Fulbright-Stipendiat weilte und im ersten Semester eine Lehrveranstaltung über „Introductory Sociology“ präsentierte. Wir behandelten gerade das Thema „Kultur als Lebensweise“, in dem auch Sprache eine Rolle spielte. Ich war gerade dabei, eine kurze Pause anzukündigen, als eine Studentin in der ersten Reihe sich bereits eine Zigarette aus der Tasche holte. Ich wollte höflich sein und sagte zu ihr: „May I give you fire?“ Da bemerkte ich, dass sie das als höchst peinlich empfand und im Gesicht rot wurde. Einige der Studierenden neben und hinter ihr grinsten und blickten dann beschämt auf ihre Unterlagen. Blicke, Worte und Gesten waren da im Spiel und mir wurde schnell klar, dass ich offenbar die falschen Worte gewählt hatte.

Mein Englisch war zwar nicht schlecht, aber ich war erst einige Wochen in den U.S.A. und mit besonderen Redewendungen noch nicht vertraut. Also, konnte ich nicht anders, als mich zu entschuldigen. Zugleich benutzte ich dieses Geschehen nach der Pause als Beispiel, um die Unterschiede in den Kulturen zu erklären, wozu auch Sprachen gehören. Denn wir entbergen unsere Wirklichkeit nur mithilfe unserer Sprache und den Bedeutungen, die in den Worten liegen. Das wurde akzeptiert und so ging unsere soziologische Spurensuche weiter.

Womit wir eigentlich schon beim Thema dieses Buches wären. Schritt für Schritt spüren wir zunächst im einleitenden Kapitel auf dem Weg des Menschen von der Natur zur Kultur die Wurzeln seines regelgeleiteten Verhaltens auf. Nach diesen grundsätzlichen Überlegungen stellen wir uns die Frage, was

den Menschen als handelndes und verstehendes Individuum ausmacht, indem er sich die Kultur zunutze macht. Über Blicke, Worte und Gesten kommuniziert der Mensch und entpuppt sich als Beziehungsweiser, was ihn zum genialen Architekten der Gesellschaft macht. Das setzt wiederum abschließend einen prüfenden Blick auf die Kräfte voraus, die das soziale Band unter den Menschen sichern und gefährden.

Um die Lektüre zu erleichtern und den Gedankenfluss aufrechtzuerhalten, habe ich auf Fußnoten verzichtet. Dafür gibt es Literaturhinweise im Text und ein Literaturverzeichnis am Ende eines jeden Kapitels. Sprüche oder Kurzzitate von bekannten Autoren oder Literaten habe ich nicht immer mit einem Literaturhinweis versehen. Ich habe mich nicht nur bei der soziologischen Literatur bedient, sondern auch viele Anregungen aus literarischen Werken von gestern und heute sowie interessanten Artikeln und Interviews aus vielen Zeitungen erhalten.

Meinem Künstlerfreund Martin Goppelsröder danke ich aufrichtig für die künstlerische Wohltat seiner Zeichnungen, die die Lesenden neugierig machen und zum Nachdenken anregen sollten. Marion Becker-Richter und Ulrich Lotter gilt mein besonderer Dank für ihre Unterstützung bei der Erstellung des Layout des Buches, ebenso Angela Trauman für das Korrekturlesen. Danken möchte ich auch Silvia Höller, der Kuratorin der RLB Kunstbrücke Innsbruck, für die anregenden Gespräche und den inhaltlichen Auslöser dieser Arbeit. Sie verschaffte mir einen neuen Einblick in eines der soziologischen Kampfgebiete, nämlich den kommunizierenden Menschen im gesellschaftlichen Baumgeflecht zu begreifen.

Nicht zuletzt danke ich meinen Studierenden in den letzten Semestern vor meiner Emeritierung 2007 an der Universität Du-

isburg-Essen, in denen das Thema „Natur oder Kultur: Der Ursprung des sozialen Bandes“ mit unterschiedlichen Schwerpunkten in Seminaren zu vielen Diskussionen Anlass gab. U.a. danke ich meinem ehemaligen Studenten Maximilian Bilitza für seine Anregungen, wie der Mensch dem Delyrium der Worte entkommt. Schließlich danke ich posthum auf diesem Wege meinem amerikanischen Doktorvater Werner Stark, der mich an dieses Thema schon zu Beginn der siebziger Jahre heranführte, was später in seinem fünfbändigen Werk *The Social Bond*, auch in vielen persönlichen Gesprächen zwischen 1975 und 1985, vertieft wurde.

Auch wenn dieser Buchstabensalat als Coronaralschaden in den Monaten März bis Juni 2020 entstanden ist, wird er von der Realität nicht überholt werden. Dass ich diese Zeit gut durchgestanden habe, dafür danke ich unseren Enkelkindern in Oberursel und München, die mich zum digitalen Vorlese-Opa erhoben und diese Zeit mit Märchen, Geschichten und Witzduellen mehrmals wöchentlich aufgehellt haben.

Und so wünsche ich dem Leser und der Leserin einen ebenso einsichtsvollen wie genussreichen Buchstabensalat, auf dass sich am Ende Einblicke und Einsichten in unser Handeln in der Gesellschaft ergeben mögen. Damit sollten auch Antworten auf die Frage einhergehen, was Gesellschaft ist und in welcher Gesellschaft wir leben. Ich wollte Sie damit sowohl überzeugen als auch unterhalten, vor allem aber zum Nachdenken anregen. Wie sagte doch der Schriftsteller Manfred Hinrich so richtig: „Lesen ist Essen, Denken ist Verdauen.“ Also, dann Mahlzeit!

Ratingen, 1. November 2020 Hermann Strasser

L

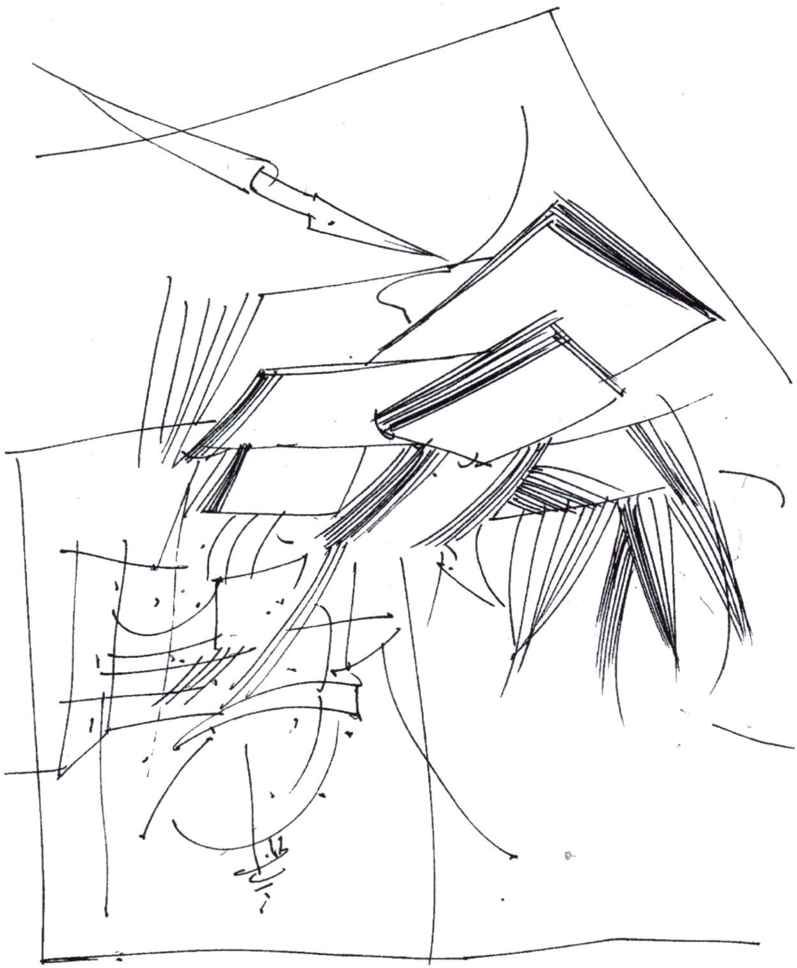

1. Des Menschen Weg: Von der Natur zur Kultur

1.1 Handeln und Orientierung in der Gesellschaft

1.2 Die zweite Natur des Menschen – die Kultur

1.3 Von der Leitkultur zur Medienkultur?

1.4 Einsicht: Sozialer Instinkt – weder beim Tier noch beim Menschen

Literaturhinweise

1. Des Menschen Weg: Von der Natur zur Kultur

1.1 Handeln und Orientierung in der Gesellschaft

Jeden Bürger, auch jeden Soziologen treibt, bewusst oder unbewusst, ständig die Frage um, in welcher Gesellschaft wir leben – und leben wollen. Unsere Lebenswelt ist vielfältig, aus der wir Orientierung für unser Handeln beziehen, in der wir auf Strukturen stoßen, in denen unsere Handlungen eingebettet sind. Wir stellen aber auch – mehr oder weniger überrascht – Veränderungen in unserem Verhalten und in diesen Strukturen fest. Daraus ergeben sich nicht nur für den Handelnden verschiedene Aktionsbereiche. Auch die soziologische Disziplin unterscheidet Interessensfelder, die es gilt, theoretisch aufzuschlüsseln, empirisch zu belegen und verständlich darzustellen. Der Soziologie geht es im Kern um die „Gesellschaft als einem Produkt sozialen Handelns“, um „durch Verstehen des Handelns der Menschen soziale Tatbestände zu erklären“ (Meulemann 2006: 11). Der Soziologe als Wissenschaftler und der handelnde Mensch haben es immer mit der Verbindung von objektiver Situation und subjektiver Definition zu tun. Nur so könne, wie Hartmut Esser (1995) argumentiert, die Transformation der individuellen Effekte des Handelns in die kollektiven Phänomene der sozialen Strukturen erklärt und verstanden werden.

Am besten stelle man sich daher die Gesellschaft als eine Pyramide vor, auf der sich die Lebensverhältnisse in verschiedenen Stufen widerspiegeln, deren Fäden wiederum zu einer Struktur zusammenlaufen, wie das Horst Reimann und Kollegen vorgeschlagen haben (Reimann et al. 1991). Zunächst geht es auf der ersten Stufe um das *Handeln* des Menschen in der Gesellschaft. Als Menschen müssen wir handeln und kommunizieren, weil wir nicht nichtkommunizieren können (Watzlawick 2018). Wir unterhalten uns mit anderen, spielen mit

ihnen, lassen uns von ihnen helfen und trösten sie, gehen zur Beichte und klagen jemand an. Mit anderen Worten, wir kooperieren mit ihnen in der einen oder anderen Weise. Das tun auch Kinder, wenn sie von den Eltern ermahnt und geliebt werden, ihnen die Lehrerinnen etwas beibringen und sie auf Teufel oder Idee komm‘ raus lernen.

Das heißt aber auch, dass wir uns nicht nur auf Handlungen einlassen, uns in sozialen Situationen in einer bestimmten Weise verhalten, sondern auch Beziehungen zu anderen Menschen aufbauen. *Soziale Beziehungen* sind also die nächste Stufe auf der Gesellschaftspyramide. Das fängt bei den Beziehungen zu den Eltern und zwischen Mutter und Vater an, geht über die Beziehungen zu Geschwistern, Freunden und Lehrern und später im Beruf zu Geschäftspartnern und Kolleginnen, zu Priestern und Richtern, also zu Menschen in allen Lebensbereichen.

Das könnten wir aber nicht tun, wenn es nicht Regeln für unser Handeln gäbe. Diese mehr oder weniger verbindlichen Verhaltensregeln liefern uns die *Institutionen* auf der dritten Stufe der Gesellschaftspyramide. Sie kommen von der Familie, der Schule und der Kirche ebenso wie von der Justiz, den politischen Parteien und den Medien. Sie bereiten den Weg zum Leben in mehr oder weniger geschlossenen sozialen Gefügen, in denen es auf die Präsenz ankommt. Was das bedeutet, führte uns der Entzug der Präsenz des sozialen Gefüges von Kita, Familie, Schule, Arbeitsplatz, Kirche, Sport und Vereinen in der Corona-Zeit z. T. drastisch vor Augen.

Nach diesen drei Stufen erleben wir dann als vierte Stufe die *komplexen Teilsysteme* einer Gesellschaft, mit denen wir tagtäglich zu tun haben, sei es in den Gemeinden und Bundesländern oder vielen Organisationen wie Unternehmen, Verbänden und Vereinen.

Über diese vier Stufen schauen wir dann auf ein äußerst komplexes Sozialsystem, die *Struktur* der Gesamtgesellschaft, in der wir leben und handeln. Die Sozialstruktur definiert den Wirkungszusammenhang der Handlungsfelder, der in diesen institutionellen Ankerplätzen der Menschen zustande kommt und am Ende den Menschen eine Reihe von Zugehörigkeiten zu sozialen Gruppen verschafft, u. a. Religion, Geschlecht, Alter, Bildung, Beruf und Einkommen. Wie sehr dieser Wirkungszusammenhang durch kulturelle Konditionierung unsere Gesellschaft prägt, hat z. B. Simone de Beauvoir (1951: 334) mit ihrer Definition der weiblichen Geschlechterrolle illustriert: „Man kommt nicht als Frau zur Welt, man wird es.“ Diese Geschlechterrolle hat aber nicht nur damit zu tun, wozu Frauen gemacht werden, sondern auch damit, was sie (daraus) machen, wie u. a. Judith Butler (1991: 23) argumentiert.

Vom Funktionieren dieser Struktur hängt wiederum das Wohl und damit der Fortbestand unserer Gesellschaft ab, wie nicht zuletzt Krisen oder besondere Ereignisse zeigen. Jedes dieser Teilsysteme – sei es die Wirtschaft, die Justiz, die Politik oder die Wissenschaft – hat ihre eigene Funktionslogik. Damit verbunden sind auch Fliehkräfte, die das gigantische Betriebssystem der Gesellschaft bedrohen können, aber auch der Glaube in der ausdifferenzierten Gesellschaft der Postmoderne, dass man für jedes Problem eine Lösung in der systemrelevanten Schublade habe. Spätestens Corona hat uns eines Besseren belehrt (vgl. Schütz 2020).

Um dieses Geflecht besser zu verstehen, liegt ein kurzer Rückgriff auf den Systemtheoretiker Niklas Luhmann nahe. Für Luhmann ist Gesellschaft Kommunikation, und so sieht er soziale Systeme auch durch fortgesetzte Kommunikation entstehen. Das bedeutet wiederum, dass psychische und soziale Sys-

teme, also Individuen und Gesellschaften, mit einem „Überschuß von Verweisungen auf weitere Möglichkeiten des Erlebens und Handelns“ (Luhmann 1984: 93) konfrontiert seien. Um diese Situation zu bewältigen, brauche der Mensch eine „Ordnungsform menschlichen Erlebens“ (Luhmann 1971: 61), die das Mögliche vom Nicht-Möglichen unterscheide – und das sei der Sinn. Der Sinn, vor allem die Verhaltensregeln und Werthaltungen, hilft uns, die Komplexität der Welt auf ein Menschen gerechtes Maß zu reduzieren. Oder wie Luhmann (1971: 34) es ausdrückte: Sinn ermögliche die „Reduktion *und* Erhaltung von Komplexität zugleich“.

Gesellschaft ist also nicht nur eine Ansammlung von Menschen, sondern hat vor allem mit dem Zusammenleben von koexistierenden und rivalisierenden Individuen zu tun, die wiederum unterschiedlichen Strukturen und Institutionen zuzuordnen sind. Gesellschaft müsse, wie der amerikanische Soziologe Robert E. Park (1904; 1915) schon vor mehr als hundert Jahren argumentierte, nicht nur als sozial, sondern auch als symbiotisch begriffen werden. Auch ein anderer Klassiker der amerikanischen Soziologie, Robert K. Merton (1936), rückte mit seiner Formel der unvorhergesehenen Handlungsfolgen, der „unanticipated consequences of purposive social action“, die manifesten und latenten Funktionen des Handelns für das soziale System und damit die handlungsbezogene Soziologie in den Vordergrund. Talcott Parsons (1970) wiederum verwies auf die entscheidende Rolle der unsichtbaren Wirkungsmacht der Kultur, ihrer „latent pattern maintenance“, denn die Lebensweise der Menschen beruht auf Sozialisation, auf der Verinnerlichung von Werten und Normen, Symbolen und Ritualen.

Ähnlich argumentiert auch der Philosoph Volker Gerhardt (2019) angesichts der Verwandlung der Welt vom Klima bis

zur Genforschung, indem er die Frage stellt, was die Menschen verbinde, um sich diesen Herausforderungen zu stellen. Da wir diese Herausforderungen nur gemeinsam meistern könnten, um zu überleben, sei es an der Zeit, uns des typischen Handelns des Menschen bewusst zu werden: dem Fragen und Suchen *(homo quaerens)*, dem Denken, Wissen und Schließen *(homo sapiens)*, dem Handeln und kunstfertigen Herstellen *(homo faber)*, dem Spielen *(homo ludens)*, dem Negieren, Unterscheiden und Abgrenzen *(homo negans)*, dem Erschaffen von Neuem *(homo creator)*, dem Bezogensein auf seine Mitmenschen *(homo publicus)*, freilich nicht ohne die Bereitschaft zur tödlichen Gewalt *(homo necans)* mit einzuschließen (vgl. Zorn 2019).

Die Corona-Krise führte uns auch vor Augen, dass nicht nur die Aussetzung von Routinen belastend, oft sogar als „widersinnig“ empfunden wurde. Denn Routinen verleihen uns Sicherheit im Alltag und geben uns Kraft, auch anspruchsvollere Dinge zu bewältigen. Die Krise machte uns auch klar, dass die Gesellschaft „ein Geflecht von Interdependenzen“ ist, in dem die menschlichen Beziehungen, neben den organisch-biotischen wie Bakterien und Viren, nur eine spezielle Form des Lebens darstellen (Müller 2020). Der Literaturnobelpreisträger Elias Canetti sprach in seinen unveröffentlichten Notizen in Verbindung mit seinem Hauptwerk *Masse und Macht* schon 1943 davon, dass die gefährlichen Tiere im Bewusstsein des Menschen immer kleiner geworden seien: „Von den Drachen der Urzeit bis zum Virus der Moderne ist ein sehr weiter Weg. So gleicht der einzelne Mensch immer mehr einem Gott, den winzige Neider zerstören wollen.“ Canetti, der lebenslang mit Medizinern im Gespräch war, sah daher „das hochentwickelte Individuum als Nahrung für eine tiefe Masse“, das hieß für ihn nichts anderes als „Sühne für die Entwicklung“ (Wachinger 2020; Canetti 1980).

So müssen wir uns die Frage stellen, warum der Mensch handelt, wie und wo er handelt, und wie er dazu überhaupt gekommen ist. Ist der Mensch dafür geschaffen oder muss er all das erst erlernen, wofür er geschaffen ist, wie der Schriftsteller Paul Valéry fragte. Erste Antworten darauf gibt uns die Lektüre des Buches von Desmond Morris über *Das Tier Mensch* und dessen Film über den Menschenzoo.

Die Frage, wofür der Mensch geschaffen ist, lässt sich in zwei Richtungen beantworten: Einmal in die Sinnrichtung, in die uns Philosophen und Theologen leiten; in die zweite Richtung führt uns die sozialwissenschaftliche Unterscheidung zwischen der biologischen und der kulturellen Ausstattung des Menschen (vgl. Morris 1994; Stagl 1993; Stark 1976). Es geht also letztlich um zwei Fragen: Was sind die Wurzeln des regelgeleiteten Verhaltens des Menschen? Und wie gesellig ist der Mensch?

Also, wenden wir uns zunächst der Frage zu, ob die Soziabilität von der Natur oder vom Menschen selbst gestrickt worden ist und wie sie zustande kommt. Ist das soziale Band durch die Natur, also biologisch, vorgegeben oder durch die Kultur, die Lebensweise, geschaffen, also Menschen gemacht?

Die Antwort auf diese Fragen lässt sich zunächst in zwei Thesen kleiden, die im Folgenden näher erläutert werden: Erstens, die Kultur verstehen wir als die *zweite Natur* des Menschen. Und zweitens, es gibt Beweise für den *kulturellen Ursprung* des sozialen Bandes unter den Menschen.

Dazu werden drei Beweise vorgelegt: erstens, weder im Tierreich noch bei den Menschen gibt es einen angeborenen sozialen Instinkt; zweitens, das soziale Band wird durch Sprache, Sitte, Gesetz und Moral kulturell gesichert; und drittens, es gibt Zeiten, in denen menschliche Handlungen das soziale

Band gefährden, bei näherem Hinsehen aber die gesellschaftliche Integration fördern. Der erste Beweis wird in diesem Kapitel näher erläutert, indem wir die Kultur als die zweite Natur des Menschen vorstellen und am Schluss dieses Kapitels zur Einsicht gelangen, dass es weder beim Tier noch beim Menschen einen sozialen Instinkt gibt.

Im nächsten Schritt beschäftigen wir uns daher in den Kapiteln 2-4 ausführlich mit den Wegen der menschlichen Kommunikation über Blicke, Worte und Gesten. Im Kapitel 5 wenden wir uns zunächst dem zweiten und dritten Beweis für den kulturellen Ursprung des sozialen Bandes zu und stellen abschließend die Frage, wie wir den Menschen einschätzen: Ist er einfach ein Kommunikator oder doch ein genialer Architekt der Gesellschaft? Um das beurteilen zu können, tauchen wir jetzt in die Voraussetzungen für diese Einschätzung ein, bevor wir in den folgenden Kapiteln 2-4 auf die Handlungsweisen auf der Ebene des Individuums mithilfe von Blicken, Worten und Gesten eingehen (vgl. auch Strasser 2012a).

1.2 Die zweite Natur des Menschen – die Kultur

Der Mensch tritt nicht wie der Hund oder die Katze in eine Welt, die durch den Instinktapparat weitgehend festgelegt ist. Der menschliche Instinktapparat ist weder spezialisiert noch auf eine artspezifische Umwelt ausgerichtet. Das neugeborene Menschenkind findet keine Menschen-Welt vor. Es muss sich seine Welt erst durch eigenes Handeln schaffen. Diese Welt, die der Mensch selbst errichtet, nennen wir Kultur. Ohne diese Welt wäre die Krone der Schöpfung, der sich der Mensch so sehr rühmt, bestenfalls eine Schiebermütze.

Um es mit den Worten von Werner Stark (1978: 7) zu sagen: „Das Tier hängt davon ab, was sein Lebensraum für das Tier

tun kann, während der Mensch davon abhängt, was er mit seiner Umwelt bewirken kann.“ In seinem fünfbändigen Werk *The Social Bond* definiert Stark das Problem der menschlichen Gesellschaft zunächst als Frage, warum und wie es dazu komme, dass der Zusammenhalt der Gesellschaften gewährleistet sei und sie trotz der Vielheit von Menschen, die von Natur aus auch mit Selbstsüchtigkeit ausgestattet seien, fortbestünden (Strasser 1986: 144).

Weil der Mensch seine ihn umgebende Welt und die sich daraus ergebenden Handlungsmöglichkeiten steuern kann, macht das auch die Not, in die er immer wieder gerät, erfinderisch. So wurde in der Corona-Krise plötzlich vieles möglich, was man davor für nicht möglich gehalten hatte: Nicht nur in Schulen und Krankenhäusern wurden die Strukturen innerhalb kürzester Zeit geändert und den Anforderungen angepasst. Es hieß zwar, dass das Leben zum Stillstand gekommen sei. Nein, nicht Stillstand. Der Mensch steht nicht still, nur der Ablauf des Lebens hat sich verändert. Der Mensch ist kreativ und passt sich den Herausforderungen seiner sozialen und natürlichen Umwelt an.

Im Gegensatz zum Tier ist der Mensch fähig, seine selbstsüchtigen Neigungen durch *kulturelle*, vor allem erzieherische, Anstrengungen zu steuern. Denn der Mensch gehört zwei Welten an: der Natur und der Kultur. Mit *Kultur* ist nicht nur Wissen und Kunst, Musik und Theater, Literatur und Sprache, also Hochkultur, gemeint. Kultur umfasst alles, was der Mensch hervorbringt, was seine Lebensweise ausmacht. Dazu gehören Werkzeuge, Maschinen, Bauwerke und Architektur ebenso wie Werthaltungen und Verhaltensregeln, Ideen und Symbole. Kultur ist Lebensweise, schöngeistige wie alltägliche, abgelehnte wie bevorzugte, ererbte wie erworbene, gewachsene wie importierte.

Als ein System von Bedeutungen, Zeichen und Ideen verschafft uns Kultur zugleich Zugang zur Wirklichkeit, in dem wir unsere Wirklichkeit durch diese deutenden Zeichen und Symbole erst erfahren, erzählen und reproduzieren. Die Aufgabe der Kultur besteht daher darin, für eine *sichere*, d. h. sinngebende Orientierung im menschlichen Leben zu sorgen – eine, die dem Menschen biologisch fehlt. In diesem Sinne könnte man auch sagen, dass der Mensch nicht für den Wandel geschaffen ist, denn er braucht Ordnung. Aber der Mensch gewöhnt sich an Vieles und macht Sinn daraus, wenn er dafür Zeit hat, denn Sinn braucht Zeit (vgl. Strasser 2019).

Auch die Beziehungen *zwischen* den Menschen sind nicht biologisch angelegt. Sie entstehen durch Konventionen, die von der Sprache über Verhaltensregeln bis zur Kunst reichen und vor allem in Sitten und Gebräuchen zum Ausdruck kommen. Sie entpuppen sich aber auch als Schleier, der die „animalischen Triebe“ in uns verdeckt. Diese Konventionen begründen das soziale Band zwischen den Menschen. Egal, ob sich diese Konventionen in Kooperation oder in Konflikten mit anderen Menschen äußern, sie werden vom Einzelnen *erlernt.* Das geschieht durch Autoritäten wie Eltern, Lehrer, Literaten und Politiker, aber auch Institutionen wie die Familie, Medien, Kirchen, Museen, Gerichte und Hilfsorganisationen, die uns das kulturelle Erbe überliefern, d. h. nahebringen. Nicht zuletzt lernen wir und machen uns die Kultur zu eigen durch die täglichen Erfahrungen mit unseren Freunden und Feinden. Wir reifen nicht nur, wir lernen, auch durch Erfahrungen.

Die Kultur ist die Produktionsstätte von Bedeutungen, deren Rohmaterial unsere Erfahrungen sind. So vermitteln uns Malerei und Theater auch Bilder vom Zustand der Gesellschaft. Das gilt für literarische Werke wie „Die Weber“ von Gerhard

Hauptmann oder den „Faust“ von Johann Wolfgang von Goethe, die uns hinter die Kulissen von Menschenschicksalen blicken lassen, ebenso wie für RAF- und Holocaust-Ausstellungen, die uns auf ein unbewältigtes Problem aufmerksam machen. Nicht nur in der Hochkultur, auch in der Populärkultur spielt sich ein ständiger Kampf um Bedeutungen ab. Bei Licht besehen ist Kultur eine Waffe, egal ob sie vom Künstler zur Provokation oder zur Wahrheitssuche eingesetzt wird oder von Politikern im Namen der Kultur – von Be-Deutungen, von Sinn – Krieg geführt wird.

Der amerikanische Politikwissenschaftler Samuel P. Huntington (1998) hat schon in den 1990er Jahren auf die Gefahr eines weltweiten Kampfes der Kulturen hingewiesen. In seinem späteren Werk *Who Are We?* sieht er diesen Konflikt auch im Inneren der U.S.A. aufkeimen (Huntington 2004): Die Hispanisierung der U.S.A. führe langfristig zu einer Spaltung in zwei Kulturen. Seine Begründung ließe sich auch auf heutige Zustände in vielen Ländern Europas übertragen: Vor allem, wie er betont, weil sich die heutigen Zuwanderer im Gegensatz zu früheren Generationen nicht assimilierten, in bestimmten Gebieten konzentrierten sowie die angelsächsisch-protestantischen Werte und damit den Kern des „amerikanischen Traums“ ablehnten. In Verbindung mit der wieder aufflammenden Rassismusdebatte und dem Streit um die Denkmäler in den U.S.A. sprach Präsident Trump sogar von der Nation im Kulturkampf zwischen einem Land der Freiheit und einem Land, das in einen Totalitarismus abdrifte (Cassidy 2020).

Das hat auch mit dem *Natur*zustand des Menschen zu tun, der durch den Drang nach Selbsterhaltung gekennzeichnet ist und im Fortpflanzungs- und Nahrungstrieb zum Ausdruck kommt. Der *soziale* Zustand ist hingegen durch eine kulturelle Verfei-

nerung der natürlichen Triebe durch Werte, Normen und Symbole charakterisiert. Denken wir nur an Traditionen wie Weihnachten und Ostern, das Grüßen und die Gedenktage von Geburt, Hochzeit und Nation, was da gesagt oder nicht gesagt, getan oder nicht getan wird, gegessen oder nicht gegessen werden darf. Bei aller Vielfalt entsteht immer auch ein roter Faden der Kultur, der gewünschten, vorgeschriebenen oder auch nur bevorzugten Lebensweise, was Politiker wie Friedrich Merz „Leitkultur" genannt haben (vgl. Bassam Tibi 2001).

Was passiert, wenn das Wissen um die einer Situation angemessenen Verhaltensweise nicht vorhanden ist, haben uns Naturkatastrophen wie die Flutkatastrophe von 2004 in Südostasien, aber auch die jüngste Corona-Pandemie 2020 vor Augen geführt. Schon das Orakel von Delphi hat wiederkehrende Überschwemmungen prophezeit und die Menschen zum Beobachten der Natur, von Meer, Wind, Himmel, Erde und Tieren angehalten.

Dieses Wissen ist bei vielen Völkern verloren gegangen, nur bei den Tieren und Ureinwohnern der Andomanen und Nikobaren nicht. Sie blieben von der Flut weitgehend verschont. Warum? Weil sie einen natürlichen Sensor für diese Gefahren besitzen und sich daher rechtzeitig in Sicherheit bringen. Viele Menschen, ja ganze Völker legen alte Weisheiten ab, ohne den sprichwörtlichen sechsten Sinn durch moderne Technik zu ersetzen, z. B. durch ein Vorwarnsystem, wie das die Pazifikanrainer schon seit Jahrzehnten kennen. Tradition ist im Grunde die Art und Weise, „wie das Vergangene im Vergehen zur Gegenwart wird".

Auch uns steht ein differenziertes Sensorensystem zur Verfügung, das in Krisenzeiten wie der Corona-Pandemie bewusst zum Einsatz kommen müsste. Das besteht zunächst aus dem körperlichen Immunsystem, das die Krankheitserreger mit

Antikörpern bekämpft. Das psychische Immunsystem wiederum verhindert, dass wir mit diesen Krankheitserregern überhaupt in Berührung kommen, indem uns der Abscheu davon abhält, z. B. ein benutztes Taschentuch zu verwenden. Dieses Ekelgefühl sei, wie Evolutionspsychologen argumentieren, ein in die menschliche Evolution seit Jahrtausenden eingebauter Mechanismus (Schönfeld 2020). Schließlich steht uns noch der Mechanismus des moralischen Ekels zur Verfügung, wenn gesellschaftliche Normen nicht eingehalten werden und der „Täter" gerügt, beschuldigt oder verurteilt werden kann. Das gilt für Hygieneregeln beim Husten und Niesen ebenso wie für die Masken- und Abstandspflicht beim Einkaufen oder bei Zusammenkünften. Immunzellen und Antikörper bekämpfen das Virus direkt, aber das psychische Abscheugefühl und der moralische Ekel sind bestenfalls ein Warnsystem im Sinne von Vorbeugung, aber keine Methode, die heilen oder das Problem direkt lösen kann.

Die Corona-Pandemie dürfte keine zeitweilige Unterbrechung unserer Gewohnheiten sein. Kaum vorstellbar. Oder doch, weil der Mensch ein findiger Anpasser ist, der auch diese Herausforderung bewältigen kann? Er ist auch ein Gewohnheitstier, für das die Corona-Krise eine der größten Herausforderungen darstellt, vor allem wegen ihrer Plötzlichkeit und weitreichenden Auswirkungen auf seinen Alltag und das Arbeitsleben. Das werden wir in den folgenden Kapiteln noch öfter ins Visier nehmen.

1.3 Von der Leitkultur zur Medienkultur?

Wissen ist also Kultur, ein Produkt der Gesellschaft, so wie die Gesellschaft ein Produkt unseres Wissens ist (vgl. McCarthy 1996: 106 ff.). Wir kreieren unsere gesellschaftliche Wirklichkeit und werden gleichzeitig von ihr geformt.

Niemals zuvor sind Menschen in der Wirklichkeitskonstruktion so direkt beteiligt gewesen wie heute. Die Öffentlichkeit ist zum Zentrum dieser Realitätskonstruktion geworden, und die Massenmedien übersetzen Wirklichkeit in Bedeutungen, nicht ohne uns mit Informationen, auch Falschmeldungen, zu überfluten.

Fast alles, was wir heute wissen, wissen wir durch die Medien. Wen wundert es, wenn die Mode von heute Medienmode ist, die eigentlichen Erziehungsagenturen schon längst die Medien und die sozialen Netzwerke sind, auf dass die Kindheit verschwinde und wir uns zu Tode amüsierten, wie Neil Postman (1988) schon vor Jahrzehnten kritisierte. Die Medien liefern uns Texte und Bilder wie Fast-Food in immer höherer Geschwindigkeit ins Haus. Ihre Konsumenten wissen am nächsten Tag nicht mehr, was sie vorgestern gelesen oder gestern gesehen haben. In einer entgrenzten Welt, so scheint es, dient nur mehr das positive Erlebnis als Auswahlkriterium für die Gestaltung des individuellen Lebenslaufs. Hat der moderne Kulturmensch Vergnügen, Abwechslung und Erlebnis gegen Ordnung und Sinn getauscht?

Die von Hans Magnus Enzensberger schon vor einiger Zeit formulierte These scheint sich zu bestätigen, dass mit Reality Shows und Pay TV, Internet und Handy die einst so erfolgreiche Alphabetisierung systematisch rückgängig gemacht werde. Leben wir doch in einer Zeit, in der die Feuilletons der Zeitungen an Bedeutungslosigkeit gewinnen und in der öffentliche Bloßstellung, Sexualisierung, Unflätigkeiten und Gewaltdarstellungen das Fernsehen und die sozialen Netzwerke der Quote und der werbenden Aufmerksamkeit wegen beherrschen. Wir leben in einer Zeit, in der Bürgermeister und nicht Künstler bestimmen, was Kultur ist und welchen Rang sie hat;

in der Richter sagen, was öffentliche Kunst und was Privatsache ist.

Wir leben in einer Zeit, in der man über Feiertage nach Kassenlage oder Konjunktur verfügt, auch wenn der 3. Oktober nicht aus wirtschaftlichen Gründen eingeführt wurde. Er kam zur Welt, um an das unverhoffte Geschenk der deutschen Einheit zu gedenken, und löste den 17. Juni ab, der an den Volksaufstand 1953 in der DDR erinnerte. Zweifellos wäre der 9. November in der neuen Bundesrepublik historisch und symbolisch viel passender gewesen, denn der 9. November 1989 steht nicht nur für den Fall der Mauer in Berlin, sondern auch für das Ende der Teilung Deutschlands, des Eisernen Vorhangs und des Kalten Krieges.

Er passte aber nicht in die kalendarische Landschaft. Ein demokratischer Staat braucht Symbole, so wie eine Kulturnation nicht ohne religiöse und wissenschaftliche, literarische und politische Ankerplätze auskommt. Feiertage sind nicht nur freie Tage. Wenn das so wäre, könnte man gleich Weihnachten und Ostern zusammenlegen und Neujahr an Rosenmontag feiern – gegen eine Vergnügungssteuer versteht sich. In dieser Indifferenz gegenüber der Nationalkultur spiegelt sich auch ein Mangel an Selbstachtung der Deutschen wider – trotz Fähnchen-Deutschland und WM-Sommermärchen. Manche Zeitgenossen sehen in der Forderung nach guten Deutschkenntnissen schon eine ausländerfeindliche Aktion und lehnen den Begriff der Leitkultur aus politischer Korrektheit ab. Wir sollten uns lieber fragen, welchen anderen Grund als den einer lebensleitenden Kultur es geben mag, warum jemand den Aufenthalt in diesem Land dem in seiner Heimat vorzieht. Die Fähigkeit, ein nationales Instrument überzeugend spielen zu können, gehört übrigens auch dazu, um ein guter Mitspieler im kosmopolitischen Konzert zu sein. Bei Licht besehen ist im

Konzept der Nation nicht die Hegemonie, sondern der Pluralismus angelegt; trotz Stacheldraht, Flüchtlingskrisen und so mancher Be-Fremdlichkeit sind ihre Grenzen auch Identitätsstifter.

Der Mensch ist aber auch in der Lage, sich *gegen* seine Natur zu stellen. Er herrscht nicht nur über die äußere Natur; er hat gelernt, seine innere Natur – seine Triebe – zu beherrschen, freilich nicht ohne Widerstand. Diese Spannung zwischen dem Ich und der Gesellschaft, zwischen Natur und Kultur hat schon Sigmund Freud als *Unbehagen* an der Kultur beschrieben. „In früheren Zeiten ist dieses Unbehagen an der Kultur aus der Sicherheit, die den Menschen zu wenig Freiheit ließ, entstanden. Das Unbehagen unserer Tage scheint aus dem Übermaß an Freiheit hervorzugehen, die in zu wenig Sicherheit und Bindung eingebettet ist. Wir haben es offenbar mit dem *ewigen Dilemma* der menschlichen Gesellschaft zu tun zwischen einem Übermaß an Ordnung, das uns eintönige Tage beschert, und einem Übermaß an Freiheit, das uns schlaflose Nächte bereitet“ (Nollmann/Strasser 2004: 21).

Heute würde nicht nur Greta Thunberg der Behauptung von Albert Schweitzer folgen: „Wir leben in einem gefährlichen Zeitalter. Der Mensch beherrscht die Natur, bevor er gelernt hat, sich selbst zu beherrschen.“ Sie hätte wahrscheinlich noch lieber aus dem Kinderbuch *Der Schatz im Pagensand* von Uwe Timm den alten Papagei Störtebeker zu Wort kommen lassen: „Die Erwachsenen sind in Wirklichkeit Verwachsene, die sehen nur das, was sie sehen wollen.“

Und so zeichnet auch der Evolutionsbiologe Matthias Glaubrecht (2020) ein Untergangsszenario als Folge des menschlichen Erfindungsreichtums, der zu einem ständigen Bevölkerungswachstum, immer mehr Verstädterung und zu einer Verringerung der Artenvielfalt geführt habe. Dagegen sei für den

Medizinsoziologen Nicholas A. Christakis (2019) klar, dass die evolutionäre Blaupause des menschlichen Gens der Gruppenbildung auf Dauer zu einer guten Gesellschaft führe. In diesem Streit mag auch das Argument von Ökonomen und Wirtschaftshistorikern wie Nico Voigtlaender und Hans-Joachim Voth kaum trösten, indem sie darauf hinweisen, dass die Pest des 14. Jahrhunderts für eine Reihe von Generationen „ein goldenes Zeitalter der Arbeit“ gebracht habe, vor allem durch höhere Löhne. Man konnte sich so Luxusprodukte leisten, der Geldumlauf nahm zu, und die Steuereinnahmen stiegen. Und so begann auch der Aufstieg der schwäbischen Kaufmannsdynastie der Fugger durch die „apokalyptischen Reiter“ von Krieg, Verstädterung und importierte Seuchen (Voigtlaender/Voth 2013).

Trotz Fehlverhalten, wie sowohl Gier und Kriminalität als auch so manche nichtantizipierten Folgen von bewusstem Handeln beweisen, wird der Mensch immer wieder Um- und Auswege finden, um der Apokalypse zu entgehen. So hat sich auch das positive Schmiermittel der Gesellschaft, die Soziabilität, das für den sozialen Zusammenhalt sorgt, in den letzten Jahrzehnten verändert. Wir leben in einer individualisierten, globalisierten und medialen Kommunikationsgesellschaft, in der die Orientierungskraft traditioneller Institutionen wie Familie, Schule, Kirche, Sportverein, Gewerkschaft und politische Partei, aber auch die Zugehörigkeit zu einer sozialen Schicht abgenommen hat. Die Folge ist, dass die Selbstbestimmung der Menschen scheinbar zunimmt, die gesellschaftlichen Maßstäbe oft verloren gehen und besonders Familien die ihnen einmal zugedachten Aufgaben nicht mehr erfüllen können (Nollmann/Strasser 2004; Kleiner/Strasser 2003). Richard Münch sah bereits Anfang der 1990er Jahre „eine neue kommunikative Revolution im globalen Maßstab“ auf uns zukommen – und das nicht nur auf der Handlungsebene: „Ökonomie,

Politik, solidarisches Gruppenleben und Kommunikation expandieren alle zugleich und erfordern vermehrte Kommunikation zur Abarbeitung ihrer Konflikte“ (Münch 1991: 13 f.).

Wie sagte schon der britische Schriftsteller Graham Greene so treffend: „Früher war die Familie eine Tankstelle, jetzt ist sie eine Garage.“ Der kostbarste Treibstoff einer Familie besteht darin, Chancen und Teilhabe für die Kinder zu eröffnen. Dieser Treibstoff wird aber immer knapper. Zudem stellen in der digitalen Dienstleistungsgesellschaft, in der Arbeitskräfte oft zu Arbeitsnomaden werden, Kinder für viele Bürger und Bürgerinnen ein Armuts- und Aufstiegsrisiko dar. In Bezug auf die globale Verschiebung von Arbeitskräften, wie sie Gastarbeiter gestern und heute erfahren, sprechen manche Autoren von „dehumanisierten“ Menschenleben (Marinić 2020).

Das heißt aber auch, dass der Mensch in dieser Gesellschaft vermehrt auf seine Kommunikationsfähigkeit angewiesen ist, um sich zurechtzufinden, was heute vor allem heißt: wahrgenommen zu werden. Die postmoderne Welt hat uns im wahrsten Sinne des Wortes zu Akteuren, vor allem zu Schauspielern gemacht (Williams 1974/1989; McCarthy 2017: 70). Unsere Sinnsuche erfolgt immer häufiger mit Hilfe von Netzwerken wie Freundschaftskreise, Selbsthilfegruppen, Service Clubs und virtuelle Gemeinschaften. Nicht-familiäre Netzwerke werden wichtiger. Mitgliedschaften in diesen Netzwerken sind aber kurzfristiger angelegt und deshalb auch prekär. Der alte Spruch aus meiner Kindheit „Der Papa wird’s scho richtn, dös g’hert zu seinen Pflichten“ gilt nicht mehr, auch wenn es manchmal immer noch der Papa richtet.

Um diese Situation zu bewältigen, setzt die Politik auf ein Zweisäulenmodell des Gemeinwohls: die Selbstbestimmung des Einzelnen und die Selbstverantwortung mit Blick auf die gesellschaftliche Wirkung seines Handelns. Das wiederum

setzt die aktive Beteiligung der Bürger am Gelingen der Gesellschaft voraus. Nur so lässt sich die Abschottung von Anderen vermeiden, die die größer gewordene Wahlfreiheit den Menschen ermöglicht.

1.4 Die Einsicht: Sozialer Instinkt – weder beim Tier noch beim Menschen

Der Mensch ist ein januskköpfiges Wesen. Er gehört, wie gesagt, zwei Welten an, auch weil die Gesetze der Kultur nicht identisch sind mit den Gesetzen der Natur. Dass der Mensch essen muss, steht außer Frage, aber was er isst, wann er isst, und wie er isst, ja sogar wie viel er isst und ob das, was er isst, für das Leben ausreichend ist, hängt von kulturellen und nicht so sehr von physischen Umständen ab. Nicht ohne Grund hat schon der französische Schriftsteller La Rochefoucauld vor Jahrhunderten betont: „Essen ist ein Bedürfnis, Genießen ist eine Kunst." Freilich würde der österreichische Kochkünstler Eckart Witzigmann darauf mit Oskar Kunz antworten: „Die Kochkunst ist die Mutter aller Künste, denn sie erhält alle anderen am Leben."

Der Streit über die Frage, ob soziales Verhalten, das auf den Anderen ausgerichtet ist, nur aus der menschlichen Stammesgeschichte zu verstehen sei, ist längst entschieden. Dass Lächeln und Weinen als Gesten für den Umgang der Menschen miteinander wichtig, ja unentbehrlich sind, wird kaum jemand bestreiten. Dass bei allen Menschen Lächeln Friedfertigkeit und Weinen Hilfsbedürftigkeit signalisieren, vielleicht sogar bei den Primaten auftreten, beweist aber nicht, dass Lächeln und Weinen erblich sind. So gilt in vielen Kulturen als hartherzig, wer in traurigen Situationen keine Träne verliert. Und doch gibt es nicht nur bei uns eine lange Tradition, die Männern das Weinen als Schwäche auslegt.

Ein kurzer Blick in unsere Geschichte genügt, um zu erkennen, dass die Bereitschaft zum Weinen sich innerhalb von Jahrzehnten grundlegend ändern kann: Zur Zeit der Romantik in der ersten Hälfte des 19. Jahrhunderts pflegte man deutsche Empfindsamkeit. Angesichts von Helden wie Goethes Werther oder Gretchen im Kerker war man schnell zu Tränen gerührt. Kaum ein Jahrhundert später machte ein militärischer Ehrenkodex einen weinenden Mann verdächtig, an manchen Orten sogar unmöglich. Weinen ist also keineswegs ein „geschlossenes“ Erbprogramm.

Spätestens seit ich von unseren Kindern mit der Biene Maja vertraut gemacht worden bin, stelle ich mir die Frage, ob es nicht einen sozialen Instinkt gebe, der schon den Tieren angeboren sei. Um die These vom sozialen Instinkt als unrichtig zu entlarven, ziehen wir für einen Augenblick den märchenhaften Schleier von der Biene Maja und ihrem Freund Willi weg, auch auf die Gefahr hin, dass Freunde der kecken Maja enttäuscht sind. Und werfen einen Blick in den Bienenstock: Der Zusammenhalt in einem Bienenstock ist nämlich nicht sozialer, sondern ausschließlich chemischer Natur. Die chemische Substanz Pheromon spielt die entscheidende Rolle; ihr Vorhandensein bewirkt oder verhindert bestimmte Verhaltensweisen, besonders solche, die mit Kooperation und Konflikt zu tun haben. Die Geschichte ist ganz einfach: Solange die Bienenkönigin in der Lage ist, eine bestimmte Duftmenge mit diesem Pheromon abzusondern, bleiben die Arbeitsbienen bei der Stange.

Wie wichtig die Pheromone für das Senden und Empfangen von Informationen bei Tieren und Pflanzen sind, zeigt auch die Verhaltensbiologin Madlen Ziege (2020). Für sie heißt Leben kommunizieren über verborgene Kommunikationskanäle,

bei Tieren ebenso wie bei Pflanzen. Kommunikation ist auch hier mehr als Sprache, Mimik und Gesten.

Das heißt aber nichts anderes, als dass eine Königin gar nicht vorhanden sein muss, um das Funktionieren des Bienenstaates zu gewährleisten. Es genügt ein Wattebausch, der in einen Extrakt aus Drohnenleibern getränkt ist und unter die Arbeitsbienen gelegt wird. Er löst bei ihnen die gleichen Verhaltensweisen aus, die sie auch in Gegenwart der Königin praktizieren. Wenn eine Honigbiene sticht, erscheinen andere Bienen am Tatort, als ob sie ihrer Schwester zu Hilfe kommen wollten. Deren Intervention wird aber durch die duftende Substanz ausgelöst, die zusammen mit dem Stachel abgesondert wird. Es wäre töricht zu sagen, dass die Schwesterbienen „einander zu Hilfe eilen“ und noch törichter vom Selbstmord der Bienen zu sprechen. Richtig ist vielmehr, dass ein chemischer Reiz diese physische Reaktion ausgelöst hat.

Der Tod der Biene hat daher so wenig mit dem menschlichen Selbstmord zu tun, wie der Nachschlüssel, den wir Dietrich nennen, mit einem Herrn Dietrich oder einer Frau Dietrich. Der Appell von Tierschützern, die Menschenrechte auf Menschenaffen zu erweitern, ist allerdings bisher noch fehlgeschlagen – auch wenn man heute weiß, dass der Gorilla weint und die Bonobos guten Sex jedem Gemetzel vorziehen. Natürlich sind auch Tiere nicht nur Reizmaschinen. So nehmen Hunde auch Blicke und Gesten wahr und können durch die Einübung von Regeln Vertrauen und eine Art von Beziehungen zu Menschen aufbauen. Die dadurch erzeugte Freude an Kooperation sei auch das verbindende Element zwischen Hund und Mensch, wie der Verhaltensbiologe Kurt Kotrschal (2014) sagt. So erinnert uns der Urahne des Hundes, der Wolf, daran, dass zwar der Mensch des Menschen Wolf sei, aber

auch der Wolf dem Menschen ein Mensch sein könne (vgl. Strasser 2012b).

Die Technik des Duftes wird übrigens von der Natur auch in menschlichen Zusammenhängen eingesetzt, auch im übertragenen Sinne. Auch Menschen müssen sich riechen können, um etwas miteinander anfangen zu können – nicht nur in der Liebe. Dann reden sie auch miteinander, nicht übereinander, was Kommunikation ausmacht.

Wenn schon tierisches Sozialverhalten aus natürlich-körperlichen Zuständen erklärt werden kann, erhebt sich die Frage, ob das auf *isoliert* aufgewachsene Menschen auch zutrifft. In der Tat findet man bei den bekannten Fällen von Wolfskindern und Kaspar Hauser kaum Anzeichen von sozialen Bindungen. Schon die elementarsten Fähigkeiten des Menschen wie Sitzen, Laufen und Sprechen, die erlernt werden müssen, fehlen bei ihnen. Auf Grund seiner unspezifischen Organausstattung kann der Mensch ohne diesen kulturellen Bezugsrahmen, der seine Lebensweise definiert, nicht leben. Das lässt sich an Beispielen wie den Wolfskindern und Kaspar Hauser nachweisen.

Der Mensch grenzt seine Lebenswelt nicht durch Duft, sondern durch sichtbare Symbole ab. Diesen Symbolen liegen moralische Werte und Verhaltensregeln zugrunde. Ohne kulturellen Bezugsrahmen könnte eine menschliche Gesellschaft nicht funktionieren. Nur Götter und Geisteskranke befinden sich außerhalb dieses Rahmens.

Stellen wir uns für einen Augenblick als Beweisstück für die hier vertretene Grundthese selbst zur Verfügung. Wir stellen sogleich ernüchtert fest, dass das neugeborene Baby, das wir einmal waren, von der Natur mit einem rücksichtslosen Bedürfnis nach Selbstbehauptung ausgestattet ist. Der Geburtsakt, eigentlich die Durchtrennung der Nabelschnur, stellt den

Übergang des Neugeborenen von einer im wesentlichen physischen Umwelt in eine soziale Umwelt dar. Der Austritt aus dem Mutterleib kann mit dem Ausstoß aus dem Garten Eden verglichen werden. Er ist endgültig; er besiegelt das Los des Menschen, sich in dieser Welt zurechtfinden zu müssen. Im Mutterleib braucht der Fötus nichts zu tun, um gefüttert zu werden, an der Brust muss das Baby zum ersten Mal kooperieren. Das Neugeborene verlässt eine geschlossene Welt und tritt in eine offene Welt ein. Das Tier hat eine Umwelt, an die es weitgehend gebunden ist, der Mensch schafft sich dagegen seine eigene Welt.

Durch die Erziehung erlernt der Mensch die wünschenswerten Ziele der Gemeinschaft und die Regeln des Verhaltens, die ihm zur moralischen Pflicht werden. Das Tier in uns kann nur gezähmt und gesteuert werden durch kulturelle Gebote und Verbote, die als moralische Verpflichtung verinnerlicht, aber auch mit Hilfe von Belohnungen und Strafen durchgesetzt werden. Das schließt freilich nicht aus, dass es nicht nur ein Leben *in* Moral, sondern auch ein Leben *von* Moral gibt, wie Bertolt Brecht in „Die Moritat von Mackie Messer" der Opernpersiflage „Dreigroschenoper" anschaulich demonstriert.

Erst durch Triebreduktion wird der Mensch gemeinschaftsfähig und durch Anreize zum Kooperieren und zu positiven Leistungen, aber auch zu davon abweichendem Verhalten angespornt. Das lehrten uns schon unsere frühzeitlichen Vorfahren, z. B. der Neandertaler als Jäger und Sammler, die Kontakte zu anderen Gruppen suchten, um ausreichend Nahrung zu sichern. Für den Fortbestand war ebenfalls die Zuwanderung und Werbung von Frauen wichtig (Meyer 2019: 23). Heute demonstrieren das auch die sozialen Netzwerke, die für gemeinschaftsfördernde Vernetzung sorgen, aber auch mit

Werbung, Falschnachrichten, Hass und Betrug zu tun haben. Das Gute scheint es ohne das Böse nicht zu geben, so wie es keine Gesellschaft ohne Kriminalität, aber auch keine Kriminalität ohne Gesellschaft gibt (Strasser 2007).

Sozialisation und soziale Kontrolle sind die Werkzeuge, die uns zu Menschen machen. Der Mensch muss lernen. Das Leben ist Schule, denn Leben ist Handeln, indem er kommuniziert. Und das tut er zuallererst über den Blick, sein Gesicht, das Wort, seine Sprache, und die Geste, seine Körpersprache. Das ist das Handwerkszeug, das ihn zum findigen Anpasser macht, der das tut, was er sich leisten kann. Und „leisten“ bedeutet nicht nur, was er kaufen kann, sondern auch, wie er sich verhält. Wie das geht, werden wir in den folgenden Kapiteln genauer unter die Lupe nehmen.

Literaturhinweise

Judith Butler, *Das Unbehagen der Geschlechter.* Frankfurt/M.: Suhrkamp Verlag, 1991.

Elias Canetti, *Masse und Macht.* 35. Aufl. Frankfurt/M.: S. Fischer Verlag, 1980.

Alan Cassidy, „Und nach ihm die Apokalypse." In: *Süddeutsche Zeitung* vom 6. Juli 2020.

Simone de Beauvoir, *Das andere Geschlecht: Sitte und Sexus der Frau.* Reinbek: Rowohlt, 1951.

Nicholas A. Christakis, *Blueprint – Wie unsere Gene das gesellschaftliche Zusammenleben prägen.* Frankfurt/M.: S. Fischer Verlag, 2019.

Norbert Elias, *Über den Prozeß der Zivilisation.* 2 Bde. Frankfurt/M.: Suhrkamp Verlag, 1976.

Hartmut Esser, „Die Objektivität der Situation: Das Thomas-Theorem und das Konzept der sozialen Produktionsfunktionen." In: Renate Martinsen, Hrsg., *Das Auge der Wissenschaft: Zur Emergenz von Realität.* Baden-Baden: Nomos Verlagsgesellschaft, 1995: 75-100.

Volker Gerhardt, *Humanität: Über den Geist der Menschheit.* München: C. H. Beck, 2019.

Matthias Glaubrecht, *Das Ende der Evolution: Der Mensch und die Vernichtung der Arten.* Gütersloh: C. Bertelsmann Verlag, 2020.

Samuel P. Huntington, *Kampf der Kulturen: Die Neugestaltung der Weltpolitik im 21. Jahrhundert.* Berlin: Siedler, 1998.

Samuel P. Huntington, *Who Are We?: Die Krise der amerikanischen Identität.* München: Europa Verlag, 2004.

Marcus S. Kleiner und Hermann Strasser, Hrsg., *Globalisierungswelten: Kultur und Gesellschaft in einer entfesselten Welt.* Köln: Herbert von Halem Verlag, 2003.

Kurt Kotrschal, *Wolf – Hund – Mensch: Die Geschichte einer jahrtausendealten Beziehung.* München: Piper Verlag, 2014.

Niklas Luhmann, „Sinn als Grundbegriff der Soziologie." In: Jürgen Habermas und Niklas Luhmann, *Theorie der Gesellschaft oder Sozialtechnologie – Was leistet die Systemforschung?* Frankfurt/M.: Suhrkamp Verlag, 1971: 25-100.

Niklas Luhmann, *Soziale Systeme.* Frankfurt/M.: Suhrkamp Verlag, 1984.

Jagoda Marinić, „Rassismen." In: *Süddeutsche Zeitung* vom 12. Juni 2020.

E. Doyle McCarthy, *Knowledge As Culture: The New Sociology of Knowledge.* London und New York: Routledge, 1996.

E. Doyle McCarthy, *Emotional Lives: Dramas of Identity in an Age of Mass Media.* Cambridge, UK: Cambridge University Press, 2017.

Robert K. Merton, „The Unanticipated Consequences of Purposive Social Action." *American Sociological Review* 1, 6 (Dezember 1936): 894-904.

Heiner Meulemann, *Soziologie von Anfang an.* 2., überarbeitete Aufl. Wiesbaden: VS Verlag für Sozialwissenschaften, 2006.

Rolf W. Meyer, *Überleben im Alltag oder welche Strategien für das Sozialwesen Mensch wichtig sind.* Berlin: epubli, 2019.

Desmond Morris, *Das Tier Mensch.* Köln: vgs, 1994.

Julian Müller, „Die Großstädte und das Mikrobenleben." In: *Süddeutsche Zeitung* vom 22. April 2020.

Richard Münch, *Dialektik der Kommunikationsgesellschaft.* Frankfurt/M.: Suhrkamp Verlag, 1991.

Gerd Nollmann und Hermann Strasser, „Individualisierung als Programm und Problem der modernen Gesellschaft." In: Gerd Nollmann und Hermann Strasser, Hrsg., *Das individualisierte Ich in der modernen Gesellschaft.* Frankfurt/M.: Campus Verlag, 2004: 9-28.

Robert E. Park, *Masse und Publikum. Eine methodologische und soziologische Untersuchung* (Phil. Diss.), Berlin: Lack & Grunau, 1904.

Robert E. Park, „The City: Suggestions for the Study of Human Nature in the Urban Environment." In: *American Journal of Sociology* 20, 5 (März 1915): 577–612.

Talcott Parsons, *The Social System.* London: Routledge & Kegan Paul, 1970.

Neil Postman, *Wir amüsieren uns zu Tode: Urteilsbildung im Zeitalter der Unterhaltungsindustrie.* Frankfurt/M.: S. Fischer Verlag, 1988.

Horst Reimann, Bernhard Giesen, Dieter Goetze und Manfred Schmidt, *Basale Soziologie: Theoretische Modelle.* 4. Aufl. Wiesbaden: VS Verlag für Sozialwissenschaften, 1991.

Jörn Rüsen, *Kultur macht Sinn: Orientierung zwischen Gestern und Morgen.* Köln: Böhlau Verlag, 2006.

Gwendolin Schönfeld, „Das psychologische Immunsystem." In: *Süddeutsche Zeitung* vom 2. Juni 2020.

Marcel Schütz, „Eine modern ausdifferenzierte Gesellschaft scheint für jedes Problem eine Lösung in der Schublade zu haben – doch nun zeigt ihr ein archaisches Virus die Grenzen auf." In: *Neue Zürcher Zeitung Online* vom 12. März 2020.

Justin Stagl, „On the Natural and Cultural Origins of the Social Bond." In: Eileen Leonard, Hermann Strasser und Kenneth Westhues, Hrsg., *In Search of Community: Essays in Memory of Werner Stark, 1909-1985.* New York: Fordham University Press, 1993: 119-136.

Werner Stark, *The Social Bond: An Investigation into the Bases of Law-abidingness.* Band 1: *Antecécemts of the Social Bond: The Phylogeny of Sociality.* New York: Fordham University Press, 1976.

Werner Stark, *The Social Bond: An Investigation into the Bases of Law-abidingness.* Band 2: *Antececemts of the Social Bond: The Ontogeny of Sociality.* New York: Fordham University Press, 1978.

Hermann Strasser, „Werner Stark – Gelehrter und Katholik: 1909-1985." In: *Zeitschrift für Soziologie* 15, 2 (April 1986): 141-145.

Hermann Strasser, „Keine Gesellschaft ohne Kriminalität? Ohne Kriminalität keine Gesellschaft!" In: Josef Hödl, Klaus Posch und Peter Wilhelmer, Hrsg., *Sprache und Gesellschaft. Gedenkschrift für Hans Georg Zilian.* Wien: Verlag Österreich, 2007: 151-162.

Hermann Strasser, „Einleitung“, „Der Blick“, „Das Wort“, „Die Geste“. In: Silvia Höller, Hrsg., *Der Blick/Das Wort/Die Geste.* Sammlung Kunstmuseum Liechtenstein. Innsbruck: Athesia-Tyrolia Druck GmbH, 2012a: 18-19, 21-24, 45-49, 71-76.

Hermann Strasser, „Watsons Welt.“ In: Hermann Strasser, *Gestatten, bestatten! Siebzehn nicht nur abwegige Kurzgeschichten.* Duisburg: Gilles & Francke Verlag, 2012b: 109-117.

Hermann Strasser, „‘Cultural Lag‘ als gesellschaftliche und soziologische Herausforderung.“ In: *soziologie heute* 68 (Dezember 2019): 6-10.

Friedrich H. Tenbruck, *Die kulturellen Grundlagen der Gesellschaft: Der Fall der Moderne.* Opladen: Westdeutscher Verlag, 1989.

Bassam Tibi, „Leitkultur als Wertekonsens – Bilanz einer missglückten deutschen Debatte.“ In: *Aus Politik und Zeitgeschichte*, B 1–2/2001: 23–26.

Uwe Timm, *Der Schatz auf Pagensand. Roman.* München: dtv, 2000.

Nico Voigtlaender und Hans-Joachim Voth, „The Three Horsemen of Riches: Plague, War and Urbanization in Early Modern Europe.“ In: *Review of Economic Studies* 2013, 80 (2): 774-811. DOI: 10.1093/restud/rds034.

Andreas Graf von Bernstorff, *Rechte Wörter: Von „Abendland“ bis „Zigeunerschnitzel“.* Heidelberg: Carl-Auer Verlag, 2020.

Kristian Wachinger, „Nahrung für eine tiefe Masse.“ In: *Süddeutsche Zeitung* vom 3. Juni 2020.

Paul Watzlawick, *Man kann nicht nicht kommunizieren.* 2. Aufl. Göttingen: Hogrefe Verlag, 2018.

Raymond Williams, „Drama in a Dramatised Society." A. O'Connor, Hrsg., *Raymond Williams on Television.* Toronto: Between the Lines, (1974) 1989: 3-5.

Madlen Ziege, *Kein Schweigen im Walde: Wie Tiere und Pflanzen miteinander kommunizieren.* München: Piper, 2020.

Daniel-Pascal Zorn, „Ein Tier, das seine Gründe hat." In: *Süddeutsche Zeitung* vom 23. Juli 2019.

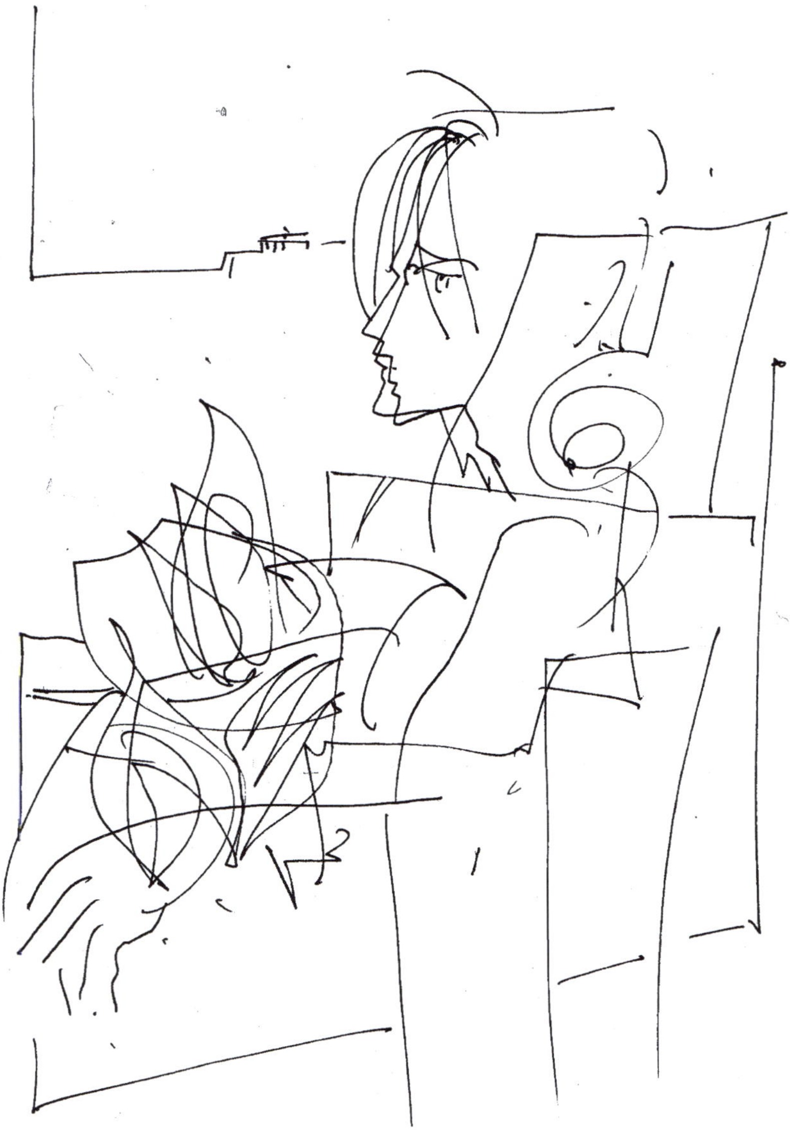

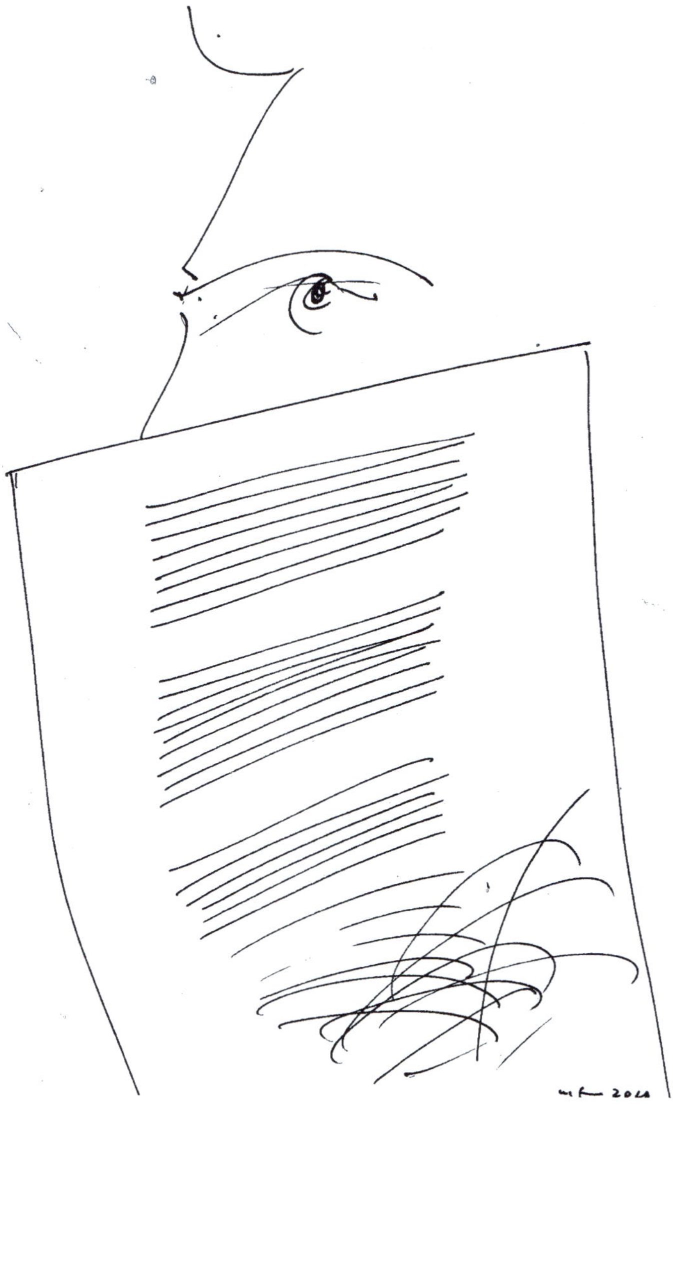

2. Der Blick: Der Mensch als Augentier

2.1 Das Gesicht im Blick

2.2 Des Menschen Auge – ein evolutionärer Vorteil

2.3 Unsere Augen denken

2.4 Die Einsicht: Auf Sehwegen zu Sichtweisen

Literaturhinweise

2. Der Blick: Der Mensch als Augentier

2.1 Das Gesicht im Blick

Eigentlich ist der Mensch ein ebenso armseliges wie erfinderisches Wesen. Schon gar nicht ist er von einer Welt, wie im Einleitungskapitel erwähnt, denn er gehört zwei Welten an: der Natur und der Kultur.

Durch die Kultur wird der Mensch zum findigen Anpasser, indem er sich den Herausforderungen seiner natürlichen und sozialen Umwelt stellt. In diesem kulturellen Unterfangen spielen Blicke, Worte und Gesten eine zentrale Rolle. Denn der Mensch ist ein Augentier, wie ihn auch der Zoologe Desmond Morris (1994) beschreibt. Schon gar nicht trifft das Klischee zu, dass der Mann ein Augentier und die Frau eher ein Nasen- oder Gefühlstier sei. Für das Augentier ist der Blick auf bestimmte Elemente des Gesichts wie die Nase von besonderer Bedeutung. Die Nase ist der Mittelpunkt des Gesichts und damit ein Sympathieorgan. Jemand, der die Nase hochträgt, rümpft auch die Nase aus Abneigung. Das gilt für die Einstellung eines Bewerbers um einen Job genauso wie für die partnerschaftliche Verbindung. Wenn es nicht gut ausgeht, muss man sich manchmal an die eigene Nase fassen.

Hirnforscher haben allerdings herausgefunden, dass in den Augen von Knaben und Mädchen Unterschiedliches abläuft. Knaben sehen vor allem Bewegung, Mädchen dagegen konzentrieren sich auf den Gesichtsausdruck. So ist es vielleicht auch nicht verwunderlich, wenn sich der männliche Chef ärgert, dass das auch in seinem Gesicht klarer zum Ausdruck kommt als bei Frauen. Gesichtsausdrücke von Vorgesetzten können ohnehin besser identifiziert werden als die von Untergebenen. Dazu kommt, dass Frauen in westlichen Gesellschaften ihren Körper nicht so sehr selbst, sondern durch den Blick

anderer, vor allem Männer, wahrnehmen. „Männer sehen, Frauen werden gesehen“, wie die Geschlechterforscherin Franziska Schutzbach (2016) feststellt. Die Frage ist daher, ob, wann und unter welchen Umständen Frauen diese Rolle als Dekorationsobjekt auch genießen können. Oder denken Frauen den besitzergreifenden Blick der Männer beim Spazierengehen schon immer mit? Die amerikanische IT-Managerin Kirsten Wolberg, die am Arbeitsplatz ein Vorbild für Frauen sein will, meint: „Was du nicht sehen kannst, das kannst du auch nicht sein“ (Kutsche 2020). Die Schriftstellerin Lauren Elkin (2019) erzählt wiederum interessante Geschichten von flanierenden Frauen, die lieber beobachten, als beobachtet werden.

Der männliche Blick auf Bilder kam auch im Verlauf der Me-Too-Debatte ins Gerede. Die Kunstgeschichte macht aber deutlich, dass es den Künstlern mit Nacktbildern nicht darum geht, den männlichen Betrachter zu bedienen, sondern ihn herauszufordern, manchmal sogar zu überführen. So entpuppt sich das Abhängen von Bildern in Museen nicht als Zensur, sondern als Kunstaktion. Das Gesicht erweise sich „als Steuerungsinstrument für den Umgang mit Mitmenschen“, wie der Psychologe Marc Méhu (2015) betont.

Ein Gesicht sagt sogar alles, auch wenn es nichtssagend ist, weil es wie die Stimme das zentrale Medium der menschlichen Kommunikation ist. Die Gesichtszüge sind der Spiegel von Stimmungen und Charakter und machen die Gesichter zu „Agenten unserer Empathie“ (Graff 2017). Allerdings werden dieser Gesichtsagentur in Zukunft immer mehr die Marktforscher, Geheimdienste und Digitalkonzerne auf den Leib rücken, weil es ihnen darum geht, das Mienenspiel unserer Gesichter zu entindividualisieren. Unsere Emotionen werden zu lesbaren Schablonen. Andererseits hat sich der Mensch schon

immer bemüht, nicht nur sein Gesicht zu bewahren, sondern auch sein Gesicht zu gestalten, z. B. durch Kosmetik und Make-up. Er scheut sich auch nicht, Schönheitsidealen zu folgen und sich der plastischen Chirurgie zu bedienen. Insofern kann ich Bernd Graffs Trost nachvollziehen, dass jedes individuelle, weil lebende Gesicht „immer nur eines von vielen Gesichtern dieses Individuums“ sei, auch dank seiner unbehaarten Haut, der Beweglichkeit seiner Oberfläche und der vielen Muskeln, die im Gesicht im Spiel seien.

Und so reicht oft schon der Blick auf ein Politikerporträt, um dessen Wahlchancen einzuschätzen, auch wenn das nicht heißt, dass er deshalb auch ein guter oder schlechter Politiker sein müsse. Das Gesicht sagt wenig über den Charakter des Menschen aus, dennoch meinen wir, schon mit dem ersten Blick, dem ersten Eindruck, hinter die Fassade schauen zu können. Insofern „sind Menschen Experten der Gesichtserkennung; zugleich sind wir absolute Stümper, wenn es darum geht, zutreffende Informationen aus einem Antlitz zu lesen“, wie Sebastian Herrmann (2017a) in seinem Überblick über die Gesichtsforschung argumentiert. Deshalb kommt der amerikanische Psychologe Alexander Todorov (2017) in seinen Studien auch zu dem Schluss, dass die moderne Wissenschaft der ersten Eindrücke zeige, „dass systematische und vorhersagbare Zusammenhänge zwischen einer Erscheinung und deren Wahrnehmung existieren“. Kein Wunder also, dass man sich über Kulturen hinweg einig sei, wie der Sozialpsychologe Paul Secord (1984) schon in den 1950er Jahren argumentierte, welche Gesichtszüge z. B. den Anschein von Gewissenhaftigkeit, Freundlichkeit, Intelligenz oder Ehrlichkeit vermittelten.

Allerdings übe der erste Eindruck nicht nur eine starke Wirkung aus, sondern trübe auch unser Urteilsvermögen, wie Se-

bastian Herrmann (2017a) feststellt. Vertrauenswürdig aussehende Personen erhielten daher leichter einen Kredit, was die Schlussfolgerung nahelegt, dass der Blick unsere Erwartungen verstelle, denn: „Wir sehen, was wir sehen wollen, zum Beispiel mehr Aggressionen bei Männern, mehr Wärme bei Frauen, weil dies den gängigen Stereotypen entspricht." Was aber nicht bedeutet, dass die Schönen im Beruf unbedingt mehr verdienen als die Hässlichen. So fanden unlängst Satoshi Kanazawa und Mary Still (2018) in einer Studie von rund 20.000 US-Amerikanern heraus, dass unattraktive Menschen überraschenderweise oft besonders gut verdienten. Der erste Eindruck, der oft, wenn nicht sogar meistens, trügt, ist auch ein Beispiel dafür, dass die menschliche Software, genannt Evolution, nicht immer die beste Ausstattung bereithält. Verbrecher haben das schon längst erkannt und lassen sich die Augenbrauen abrasieren, um sich zu tarnen und ihr Antlitz nicht wiedererkennbar zu machen.

Dennoch sollte man nicht die sozialen Folgen von Schönheit in einer zunehmend visuellen Welt unterschätzen, in der das Aussehen eine immer wichtigere Rolle spielt. Insofern ist dem Psychologen Martin Gründl durchaus zuzustimmen, wenn er in einem Interview kundtut, dass das Attraktivitätsstereotyp „Was schön ist, das ist auch gut" nach wie vor wirke und den „Halo-Effekt", den Glorienschein, erzeuge: „Attraktive Menschen werden für intelligenter, geselliger, freundlicher, ehrlicher, hilfsbereiter gehalten" (Schenz 2019).

Zweifellos ist das Gesicht inzwischen ein Steuerungsinstrument geworden, um durch Gesichtserkennung über vernetzte Videosysteme Verbrechen aufzudecken. Das hat bereits Fritz Lang in seinem Film „Die 1000 Augen des Dr. Marbuse" getan, in dem das Zeitalter alles erfassender Diktaturen beschrieben wird. Allerdings gilt heute die These, dass Algorithmen

aus den Gesichtern keine Wahrheit lesen, sondern bestenfalls eine Wahrscheinlichkeit. So würden Computerprogramme zu Radarschirmen, wie Jannis Brühl und Hakan Tanriverdi (2017) schlussfolgern. Schon George Orwell warnte in seinem Roman *1984* vor der totalen Überwachung. Nur heute ist man sich nicht einig, ob mehr Überwachung und „racial profiling“, das auf Stereotypisierung und äußeren Merkmalen beruht, auch zu mehr Sicherheit führen. Zweifellos ist der Preis, nämlich der Verlust an Privatsphäre, sehr hoch und wird zu einem „Gesichtsverlust“ auf Seiten der Bürger, der Technologie und der Behörden beitragen.

Das hat zuletzt das Tech-Unternehmen Clearview.ai demonstriert, als über das Gesichtserkennungssystem „Facial Recognition“ illegal Bilder von den Seiten der sozialen Netzwerke gesammelt und Behörden zur Verfügung gestellt wurden. Trotz der immer wieder bezeugten Illegalität und Fehleranfälligkeit wird die Entwicklung dieser Systeme nicht zu stoppen sein. Für die Technik-Freaks ist Technik „ein Mittel zur planvollen Erreichung eines Zieles” – genau das, was im Altgriechischen das Wort „technē“ bedeutet (Löbl 1997: 211). So werden wir uns darauf einstellen müssen, wie Disney mit „Deepfake Technology“ bereits vorführt und Resultate von „Face-Swapping“ für hochauflösendes Filmmaterial produziert (Graff 2020). Wenn beliebige Gesichter auf beliebige Körper in Echtzeit gesetzt werden können, werden in Zukunft Menschen beliebig in Zeit und Raum versetzt werden und deren Lebenswelten abhandenkommen.

So will auch die EU mithilfe von so genannten nonverbalen Mikroimpressionen wie dem Zucken eines Augenlids und dem Erzählen einer Lüge Lügner an der Einreise hindern. Wahrscheinlich wäre das Taxieren von unsichtbaren Systemen gar

nicht so schlimm, wenn die automatisierte Gesichts-, weil Bilderkennung nicht politisch aufgeladen wäre und nicht nur technisch erfolgte. Wenn Emotionen über sechs verschiedene Gesichtsausdrücke digital erkannt werden, dann komme das der Phrenologie des 19. Jahrhunderts gleich, wie Trevor Paglen und Kate Crawford in der Ausstellung „Training Humans“ zeigen (Moorstedt 2019). Damals wurde über Merkmale der Schädelform auf Charaktereigenschaften des Menschen geschlossen.

Aus dem alten staunenden Sehen, das im Wort „video“ Ausdruck fand, ist heute Wissen geworden. Die Einsicht, dass ich weiß, weil ich sehe, machte auch die Wissenschaft zum sehenden Experiment. Denn wir sehen oft nur das, was nah ist, was aber nicht mit der realen Welt übereinstimmen muss. Was wir sehen, ist naheliegend.

Nicht nur der Blick, das Gesicht, das ihn rahmt, ist die Visitenkarte des Menschen. Im Gesicht erscheinen unsere Gefühle, es wird zur Bühne unseres täglichen Lebens. Im abendländischen Denken galt der Gesichtssinn lange als der vornehmste Sinn und das Sehen als zentrale Metapher der Aufklärung, immer auch begleitet vom „Verdacht als Quelle von Irrtümern und Täuschungen“ (Martinsen 1995: 7). War das Gesicht vor der Aufklärung noch der „Stempel Gottes“, widerspiegelt heute das „Selfie“ die Wandelbarkeit des Gesichtsausdrucks. Schon die protestantischen Puritaner des 17. Jahrhunderts predigten, das Innerste für andere sichtbar zu machen. Für Gott und die Gemeinschaft müsse der Mensch transparent, also lesbar, ein *facebook* sein, in dem der Mensch sein Gesicht offen zeigt. Sie sind so etwas wie die Vorläufer der modernen Digitalisierung über die Kanäle der sozialen Netzwerke. Das Innerste für andere sichtbar zu machen, ist nicht nur eine per-

sönliche Gratwanderung, sondern auch eine inhaltliche Herausforderung, die nicht immer umfassend und schon gar nicht eindeutig zu bewältigen ist. Das digitale „Selfie“ soll auf andere wirken, wie er oder sie gesehen werden will. Manche Eltern beklagen sich schon, dass sie selbst ihr Kind bildlich nur mehr wie „über Bande“ und andere es schon gar nicht mehr mit Elternblick sähen. Sie fragen sich, was einmal aus ihnen werde, wenn sie mit Smartphone plötzlich viel von selbst machten (z. B. Fellmann 2020: 21).

Die Beziehungen zwischen den Menschen sind nicht biologisch angelegt, auch wenn Lächeln und Grimassenschneiden schon im Mutterleib geübt werden. Die gesamte Mimik kommt erst später. Denn das lebende Gesicht muss eine Rollenmaske nach der anderen aufsetzen. Auf diese Weise schafft es eine Gesellschaft, die Traumata ihrer Mitglieder zu verkraften, indem sie diese in Geschichte und Geschichten übersetzt. Das kann man schon bei alltäglichen Dingen beobachten, wenn z. B. Frauen ihren vergänglichen Körper mit unvergänglichem Schmuck behängen. Oder wenn wir uns gemalte Porträts im Museum und ein in Stein gehauenes Bildnis am Friedhof anschauen, dann sehen wir nur einen abwesenden Menschen, der seinem realen Mienenspiel keineswegs entspricht. Auch in diesem Sinne sind wir Maskenmenschen, wie auch der Kunsthistoriker Hans Belting (2013) in seiner Geschichte des Gesichts überzeugend darlegt.

Wenn es um die Identität des Menschen geht, stellt sich immer auch die Frage, wie viel an Mimik angeboren, wie viel erworben und erlernt ist und welche Mimik von der jeweiligen Kultur abhängig ist. So widerspiegelt das Gesicht das Befinden und den Charakter des Individuums, während seine Verhüllung, z. B. durch Masken, die Funktion hat, den Träger zu

schützen. Das kann gesundheitliche Gründe, aber auch psychisch-soziale Gründe haben, nämlich seine Identität zu verbergen. In Zeiten von Corona wurden die Mund-Nasen-Schutzmasken zum lebensrettenden Hilfsmittel, indem sie den Träger und die ihm begegnenden Menschen gegen Infektionen schützen. Die Masken können auch neue Gesichter kreieren, auch wenn das bisher eher aus Spaß, z. B. um Trump zu persiflieren, gemacht worden ist. Oder wenn Jugendliche vom „Maskuss“ reden. Die Maske kann uns auch schöner machen, weil sie Falten oder Wunden verdeckt, auch wenn durch die Maske mehr genuschelt wird.

In westlichen Gesellschaften sind diese Schutzmasken bisher verpönt gewesen, während sie in Asien, wo eine Kultur der höflichen Distanz vorherrscht, akzeptiert werden, auch wenn sie erst seit der Sars-Epidemie 2003 zum Straßenbild gehören. In Japan gehören Masken inzwischen zur Grundausstattung. Sie sind zu einem Mode-Accessoire aufgestiegen. Sogar das Foto des eigenen Lächelns kann auf die Maske gedruckt werden, um das Gesicht nicht verschwinden zu lassen. Die ästhetische Attraktion der Maske durch originelle Fertigung oder wertvolle Stoffe wie Seide wird auch im westlichen Kapitalismus Einzug halten und ihre Träger in öffentlichen Räumen vom Verdacht des potenziellen Krankheitsüberträgers befreien. Allerdings werden schon Befürchtungen geäußert, dass durch die Maskenträgerschaft wegen der, wenn auch eingeschränkten, Anonymität die ungefilterten Hasstiraden des Internet jetzt auch ins analoge Leben einkehren würden (Bizza 2020). In Banken, Supermärkten und anderen Läden ist sogar von Bankräubern die Rede. Klar dürfte allerdings sein, wie der Bamberger Psychologe Claus-Christian Carbon (2020) in einer Studie herausfand, dass mit der Mund-Nasen-Schutzmaske Emotionen weniger genau erkannt würden und es zu Fehlinterpretationen von Emotionen kommen werde. So

wurde beobachtet, dass die Schutzmasken als „Silbensieb“ wirkten, indem sie die Sprache filterten und den Ton der Stimme dämpften. Das könnte auch bedeuten, dass in der maskenfreien Zone oder Zeit lauter und deutlicher, weil betonter gesprochen und das Lächeln weniger werde, denn „Maske essen Lächeln auf“ (Hacke 2020).

Im Zuge der Corona-Krise haben sich auch Prominente als „role models“ nach dem Motto „Die Maske schützt nicht dich, sie schützt alle“ stark gemacht. Auch viele Händler und Produzenten machten aus der Not eine Tugend. Wer weiß, ob wir nicht unsere Garderobe im Sinne von „Mask-have“ anpassen müssen. Dann wird auch in westlichen Ländern nicht mehr der Maskenträger angestarrt, sondern der, der sie nicht trägt (vgl. Simon 2020). Allerdings wird diese Maske auch an andere Grenzen stoßen, nämlich wie weit die Entmündigung des Bürgers gehen darf, wenn die Verpflichtung des Tragens der Maske über lange Zeit und unbegrenzt gelten soll. Auch eine andere Not, aus der in der Corona-Zeit eine Tugend entstanden ist, könnte Folgen für das menschliche Bedürfnis der Nähe haben und den Umgang miteinander verändern: Mediziner empfehlen nämlich, wenn schon Umarmung, dann sich nicht direkt anzuschauen oder die Gesichter an die Wange zu drücken, sondern aneinander vorbeizuschauen, d. h. über die Schulter des anderen zu schauen.

Ganz abgesehen davon, tragen bei uns nicht nur Ärzte im OP Masken; wir alle tragen ständig soziale Masken bis hin zur Verschleierung, die zu den verschiedenen Situationen passen, in denen wir handeln. Mit der sozialen Maske steuern, nicht selten manipulieren wir, wie andere uns wahrnehmen (sollen). Nicht zufällig kommt das Wort Person vom lateinischen „persona“ und bedeutet Maske. Der Masken-Mensch steckt in jedem von uns, wie der schottische Schriftsteller Robert Louis

Stevenson in seinem Meisterwerk *Dr Jekyll and Mr Hyde* uns vor Augen führt. In Kontrast zum vornehm-sozialen Dr. Jekyll wird darin das böse Triebwesen Mr. Hyde zum maskierten Dämonen (Stevenson 1886/2017). Auf ähnliche Spuren einer zerrissenen Persönlichkeit bringt uns auch Hermann Hesse über die Hauptfigur Harry Haller im Roman *Der Steppenwolf* (Hesse 1927/2003).

Die Gesellschaft ist eine Bühne, auf der sich ein Maskenball abspielt. So ging es Helmuth Plessner in seiner *Grenz-Schrift* von 1924 nicht nur um die Formen des gesellschaftlichen Zusammenlebens, sondern auch um die Begründung eines „Gesellschaftsethos", in dessen Mittelpunkt die „Sehnsucht nach den Masken" stand (Plessner 2002). Sie hatte sowohl mit Distanz und Spiel als auch mit Diplomatie und Takt zu tun. Der französische Soziologe Michel Foucault (1988: 179) hätte dazu aus seinen klinischen Studien angemerkt: „Das Wissen entwickelt sich in einem Spiel von *Einhüllungen* und *Enthüllungen*; das Verbergen wird selbst etwas Verborgenes: es gehört zur Natur des *Schleiers, durchsichtig zu sein.*"

Während Hund und Katze sich tatsächlich als Nasentiere entpuppen, steckt das menschliche Augentier sein Territorium, seine Lebenswelt, nicht durch Duftmarken, sondern durch Visitenkarten ab. Dazu gehören Namensschilder ebenso wie Farben, Kleidung und andere sichtbare Zeichen wie Buchstaben, Codes, Markennamen, Labels, Graffiti oder Kunstgegenstände. Der Mensch nimmt 80 % der Eindrücke seiner Umgebung über seinen Sehsinn wahr. Nicht zuletzt sind es die Farben, die über das Auge unsere vorgestellte Welt steuern. Denken wir nur an die Kleider oder den Lippenstift der Frauen. Sie machen Augen im wahrsten Sinne des Wortes und geben dem Menschen ein Gesicht. Der Sehsinn gilt ohnehin als der wichtigste Sinn, ganz abgesehen davon, dass der digitale Wandel

mit Bildschirmen, wie sie Smartphones, Fernseher und Infoscreens bieten, das Visuelle noch stärker in den Vordergrund der Aufmerksamkeit gerückt hat.

Die Augen bestimmen des Menschen Schicksal, seit er sich auf zwei Beine erhoben hat. Nicht ohne Grund heißt es, dass etwas ins Auge gegangen sei, wenn z. B. Karikaturen zu Schmähungen werden, egal ob damit Helmut Kohl als Birne, der Gekreuzigte mit Eselskopf oder die Gesichtskarikaturen Mohammeds in der dänischen Tageszeitung *Jyllands-Posten* gemeint sind. Vor allem wirken die Bilder eindringlich im Hier und Jetzt, so auch die Bilder zu „Rauchen ist tödlich“. Mit der zeitlichen Distanz zwischen dem Menschen und dem Reiz schwächt sich allerdings die emotionale Wirkung ab, was Ökonomen „zeitliche Diskontierung“ bezeichnen.

In der archäologischen Forschung galt lange Zeit, dass in der Antike die Farbe Weiß dominierte. Inzwischen weiß man, dass auch damals schon die nichtweißen Farben für Reichtum und Schönheit standen. Dennoch galt Weiß als die Farbe des Lichtes, die wiederum für Reinheit und das Göttliche stand. Die Philosophen des Altertums vermuteten, dass sich im Gesicht Gott selbst spiegele. Heute ist das Gesicht zur Aufmerksamkeitsmaschine geworden.

Die digitalen Medien und die sozialen Netzwerke haben neue Kulturen dessen hervorgebracht, wie man sich zeigt, nicht unbedingt sein wahres Gesicht. Der Blick des digitalen Anderen auf das medial präsentierte Selbstbild bleibt nicht ohne Folgen, wie Vera King (2019) in einer Studie zur Selbstdarstellung von Jugendlichen in sozialen Medien herausfand. Die Vergleiche mit Anderen entpuppen sich nicht immer als lustvolle Rivalität, oft als leidvolle Scham. Sie erhöhen den Konformitätsdruck und machen die Strategie, anderen zu gefallen, zu einem Mix aus taktischer Lüge und moralischer Scham.

Nicht zuletzt durch die sozialen Netzwerke und die mediale Aufmerksamkeitsmaschinerie hat die soziale Kontrolle zugenommen und in der heutigen Gesellschaft einen neuen Widerspruch zwischen postmodernem Individualismus und externer Kontrolle aufkommen lassen. Dabei ist der Ausdruck von Unsicherheit durchaus menschlich, so wie in der Evolution die Angst den Menschen schon immer Energie verliehen, ihn mobilisiert hat. Der Angst muss man sich stellen, um sie zu vertreiben, auch aus dem Gesicht.

Die analog Anwesenden treten zurück, das Netz-Echo tritt in den Vordergrund. Sind wir auf dem Weg zur Gesellschaft der gemeinsam Einsamen und den abwesend Anwesenden? Mit den digitalen Emoticons sind die Regungen des Menschen zur global verständlichen, wenn auch kommentarlosen Mimik geworden. Wenn demnächst der Supermarkt ohne Warteschlangen an der Kasse kommt, werden komplizierte Algorithmen die Mimik der Einkäufer wie hochgezogene, weil Staunen signalisierende Augenbrauen oder runtergezogene, weil Enttäuschung signalisierende Mundwinkel messen. Bezahlt wird dann über die Amazon-Go-App. Mit Menschen im Laden wird man kaum mehr zu tun haben, schon gar nicht reden können.

Wie wichtig die Mimik ist, demonstrieren bereits Babys, denn sie ahmen bereits die Mimik der Erwachsenen nach und verstehen Wörter, lange bevor sie sie sprechen können. Auch Farben sind so etwas wie Codes im Alltagsleben – von den weißen Göttern im Krankenhaus bis zu den Roten und Schwarzen, den Blauen und Braunen in der Politik. Sie sind im kulturellen Gedächtnis der Menschheit verankert.

Bestandteile all dieser Visitenkarten sind nicht nur das Wort und die Sprache, in der sich der Mensch verbal äußert, sondern auch die damit verbundenen Symbole. Mit deren Hilfe verständigt er sich, das heißt, nimmt er nicht nur wahr, sondern

sendet auch Signale, Botschaften aus. Jürgen Habermas (1997) hat nicht ohne Grund eines seiner Hauptwerke mit *Vom sinnlichen Eindruck zum symbolischen Ausdruck* betitelt.

Diese intime Verbindung von Wort, Blick und Geste kann zum Dialog, aber auch zum Konflikt führen. Bezeichnet ein Mensch einen Anderen als „Trottel", dann wird der Blick, der Gesichtsausdruck der beiden entscheiden, ob die daraus resultierende Geste in einem „Faustschlag ins Gesicht", im „Verlassen des Raumes und Zuknallen der Tür" oder in „einem lauten Austausch verbaler Beleidigungen" endet.

Wenn wir an die Liebe denken, machen wir noch eine ganz andere Entdeckung: Ein kleines Zeichen – sei es ein Blick, ein Wort oder eine Geste – genügt, und schon beginnen die Liebenden ihr Schicksal zu deuten. Die kleinste Äußerung reicht, um Anlass zu Hoffnung oder zur Sorge zu geben. Wie überhaupt die Augen beim Zusammenkommen von Mann und Frau die größte Rolle spielen. So nimmt für Michel Foucault (1997) die heterosexuelle Imagination den sexuellen Akt zwischen Mann und Frau vorweg – im Gegensatz zur homosexuellen Imagination, die sich eher erregend erinnert an das, was geschehen ist. Das kann über die erregende Beobachtung der Frau, die eine Treppe hinaufsteigt, durch den Mann ebenso geschehen wie bei Begegnungen am Strand. Der Weg der Augen scheint nicht selten mit Liebe gepflastert zu sein, so wie die sexuellen Geschlechterbeziehungen einer Wahrnehmungskunst gleichkommen. Musiker und Maler haben sich schon immer mit den Augen ihrer Angebeteten in Liedern und Bildern beschäftigt. Inzwischen bestätigen auch Neurologen, dass die Augen das Tor zu unseren Gefühlen seien.

Mit anderen Worten, die Verbindung von Blick, Wort und Geste ist Kommunikation, denn der Mensch kommuniziert, auch wenn er nicht ausdrücklich kommuniziert. „Man kann

nicht nicht kommunizieren“, wie der Kommunikationsforscher Paul Watzlawick (2015) zu sagen pflegt. Der Mensch ist ein Kommunikator, der Beziehungen zwischen Menschen herstellt und sich, wie wir noch sehen werden, als Beziehungsweiser entpuppt.

Die entscheidende Bedeutung der Kommunikation für die Gesellschaft macht auch Niklas Luhmann (1987) deutlich. Für ihn ist Gesellschaft ohnehin Kommunikation, aber dieses Kommunikationsnetzwerk besteht aus verschiedenen Systemen. Auch das Individuum ist ein System, das psychische System, das sich von seiner Umwelt, dem sozialen System, jeweils unterscheidet. Und so kommt es darauf an, wie das Individuum auf andere Systeme und deren Herausforderungen reagiert. Daher ist auch immer wieder von „communicative power“ die Rede, weil Kommunikation Menschen dazu bringt, Dinge zu tun, die sie sonst nicht tun würden, egal ob sie dadurch Kooperation erleichtert, stabilisiert oder intensiviert, verhindert, destabilisiert oder zerstört wird.

Mit der Art und Weise, wie, wann, wo und warum der Mensch kommuniziert, kreiert er nicht nur Kultur, auch sich selbst. Für den Philosophen Karl Jaspers ist Kommunikation daher auch „Selbstwerdung“ (Salamun 2006: 52). In der Kultur kommt das Denk- und Sagbare, das Sicht- und Gestikulierbare in historisch veränderbaren Formen zum Ausdruck. Nicht nur für Journalisten wird Kommunikation zum Beruf.

Nicht nur Menschen, auch Tiere sind Augentiere, wie afrikanische Rinderhirten jetzt bewiesen haben, indem sie eine neue Taktik zum Schutz ihrer Rinder vor hungrigen Löwen einsetzen. Den Rindern malen sie ein deutlich erkennbares Augenpaar auf das Hinterteil, was anschleichende Löwen vom Angriff abhält, weil sie sich entdeckt fühlen.

2.2 Des Menschen Auge – ein evolutionärer Vorteil

Wir alle werden erst auf einem mehr oder weniger mühsamen Weg der Erziehung, der Sozialisation, moralisch ansprechbar. Das vollzieht sich in Etappen, dauert ein Leben lang, auch wenn wir erwachsen und im juristischen Sinne schon sehr früh strafmündig werden.

Das heißt aber, dass wir lernen müssen, uns auch mit den Augen der Anderen zu sehen. Nur wenn uns nicht gleichgültig ist, wie Andere uns wahrnehmen, können wir uns die normativen Erwartungen der Anderen zu eigen machen. Der amerikanische Soziologe Charles Horton Cooley (1902) hat daraus die These vom „looking-glass self" gemacht, indem er uns im wahrsten Sinne des Wortes vor Augen führt, dass der Andere unser Spiegelbild ist. So prägt auch unsere Identität die Wahrnehmung des eigenen Gesichts, auch unseres Körpers. Das Gegenüber entscheidet, wie ich mich verhalte, wie jüngste Untersuchungen von Sozialpsychologen ergeben haben und damit z. B. den Einfluss der sozialen Klasse auf unser Verhalten bestätigen (Aydin et al. 2018). Aus den Reaktionen, die wir im Anderen erkennen, entsteht unser Ich. So wie uns erst die Beziehungen zu Anderen zum Menschen machen, geben uns die Anderen auch die menschliche Form (vgl. Christakis/Fowler 2010).

Gesellschaftliche Ausgrenzung, die wir oder andere erfahren, erfolgt über Blicke und Gesten, Worte und Töne. In den Augen anderer Menschen erkennen wir, wer wir sind und was wir haben. Dazu kommt, dass das visuelle System zukünftige Ereignisse berücksichtigt, wenn es um die Lösung von Aufgaben geht, für die mehrere Schritte erforderlich sind. Das Auge plant, sieht voraus. Es geht aber auch darum, Ich und Du, Ja und Nein wahrzunehmen, um die „Augenkrankheit" des

Rechthabenwollens zu vermeiden, wie die Philosophin Rebekka Reinhard (2019: 6) argumentiert.

Das Selbstbild des digital gesteuerten Konsumenten wird allerdings zunehmend von der Wahrnehmung einer unüberschaubaren Community geprägt. So wird über den Ernährungsstil der inszenierte Körper auch zu einer digitalen Trophäe, indem er über Selfies und Videos eindrucksvoll vermittelt wird. Das Selfie hat es offenbar schon immer gegeben. Für Videokonferenzen gibt es, nicht erst seit der Corona-Krise, die Empfehlung, so zu wirken, als säße man mit seinem Gegenüber direkt am Tisch. Auch hier wird deutlich, dass über den Blickkontakt das Bindungshormon Oxytocin ausgeschüttet und Vertrauen aufgebaut wird. Nur gelingt das nicht immer, besonders wenn es viele Videokonferenzen gibt und die Akzeptanz der Technik wegen der simulierten Authentizität eher ab- als zunimmt. Denn der Blickkontakt signalisiert „Ich höre dir zu." Ganz abgesehen davon, dass man das eigene Gesicht mit Doppelkinn nicht stundenlang sehen will und auch nicht mit Ausreden absagen kann, auch nicht, wenn man in Quarantäne zu Hause sitzt (Moorstedt 2020).

Wie in der Schule, macht das den Entzug der Präsenz eines sozialen Gefüges auch hier deutlich. Der digitale Unterricht und die Videokonferenzen in der Arbeit können die soziale Distanz nicht auflösen. Steht man sich direkt gegenüber, geht man anders miteinander um. Auch der Draht zum Chef geht dann nicht verloren. Mit der zu erwartenden Ausdehnung des Home-Office wird es eine „neue Normalität" geben.

Der Psychotherapeut Richard Beauvais geht in seinem Aphorismus noch einen Schritt weiter und schärft diesen Spiegel des Nächsten: „Solange der Mensch sich nicht selbst in den Augen und Herzen seiner Mitmenschen begegnet, ist er auf der Flucht." Nicht ohne Grund halten Kinder ihre Hände vor die

Augen, wenn sie etwas ausgefressen haben. Indem sie nichts mehr sehen, glauben sie, sich vor dem Anderen versteckt zu haben. Mit anderen Worten, gäbe es die Zuschreibung des und der Anderen nicht, bliebe der Mensch ein Rätsel, auch wenn er für die einen ein Versager, aber für die anderen ein vom Pech verfolgtes Individuum ist. Für den Kollegen im Büro mag er ein Mitarbeiter sein, der eine Auszeit nimmt; für die, die ihm näherstehen, leidet er dagegen unter tiefen Depressionen – eine Botschaft, die freilich nicht immer nur aus Blicken, sondern auch aus Worten und Gesten resultiert.

Der Andere ist nicht nur unser Spiegelbild. Der Blick des Auges geht noch weiter: Wenn wir die Dinge vom Standpunkt des Anderen aus sehen, entsteht Vertrauen, denn Vertrauen beruht vor allem auf Verstehen. Das beweisen nicht nur so manche Gipfeltreffen von politischen Machthabern während des Kalten Krieges, z. B. von Willy Brandt und Richard Nixon in den späten Sechzigern oder von Michail Gorbatschow und Ronald Reagan Mitte der Achtziger, wie Christina Spohr und David Reynolds (2016) in ihrer Analyse des Kalten Krieges aufzeigen. Man verstand sich und am Ende kam es zur Verschrottung nuklearer Mittelstreckenraketen in Europa, die nicht nur den Fall des Eisernen Vorhangs beförderte, sondern auch die Hoffnung auf eine atomwaffenfreie Welt aufkommen ließ.

Diplomaten wie Frank-Walter Steinmeier sprechen heute von der „Politik der sechs Augen“. Ein Gespräch auf Augenhöhe bedeutet vor allem: Verstehen. Man sieht, wer sich hinter den Augen befindet. Das sollte uns allerdings nicht zu der Annahme verführen, dass Empathie, also die Fähigkeit, sich in den Anderen hineinzudenken und einzufühlen, automatisch dazu führt, anderen zu helfen, wenn diese es nötig haben. Sie hilft uns aber, andere besser zu verstehen. Es sind nämlich

nicht nur die Augen beider Parteien im Spiel, die die Wahrnehmungen der jeweiligen Gegenseite ermöglichen. Das fünfte und sechste Auge macht auch die Gemeinsamkeiten und die Unterschiede erkennbar.

Natürlich verändern sich Fremdheit und Vertrautheit von Gesichtern im Zeitalter von zunehmend medial vermittelten Interaktionen. Der moderne Mensch lebt in einer paradoxen Wahrnehmungswelt. Einerseits scheint im Zeitalter der Digitalisierung und Globalisierung Empathie als Kompetenz menschlichen Miteinanders gefragter denn je zu sein. So stellt sich die Frage, wie in einer Migrationsgesellschaft eine auf Gemeinschaft ausgerichtete Kultur gelingt. Nur wer die Erfahrungen eines fremden Lebens verstehen und dessen Bedürfnisse nachempfinden kann, wird kulturelle und soziale Divergenzen richtig einschätzen können. Andererseits finden menschliche Begegnungen in der digitalen Mediengesellschaft oft nur indirekt, d. h. über standardisierte Bildwelten statt. Schon immer hat man sich menschliches Leid über Foto- oder Filmaufnahmen nur schwer vorstellen können.

Der Mensch tritt erst durch das Sehen, das bildliche Wahrnehmen, das ihm die Augen bescheren, in diese Welt ein und wird ein Teil von ihr. Sehen ist unser Leitsinn, nicht Leichtsinn, auch wenn wir schon im Unbewussten auf die Bedeutung der Farben eingestellt werden. So wie das Auge Flächen und Konturen braucht, um etwas zu erkennen, benötigt unser Gedächtnis, Bilder aus unserer Vergangenheit, die mich als Ich begreifen lassen.

Dennoch werden wir so mancher Täuschung auf dem Sehweg nicht entgehen können. Denn die Augen sehen, weil das Gehirn mitsieht. Immerhin erhalten wir 80 % der Eindrücke von unserer Umwelt über die Augen. Über das Gehirn und das da-

mit verbundene Bewusstsein und Unterbewusstsein wird Information zur Erfahrung, das Bild zum inneren Erlebnis. Und so funktionieren auch unsere Erwartungen über die Aufmerksamkeit als Informationstrichter, der uns vor Überforderung mit Informationen schützt. Wie sagte doch der Philosoph Arthur Schopenhauer so richtig: „Nicht das Auge sieht, sondern wir sehen, nicht das Gehirn denkt, sondern wir denken." Insofern hat auch Johann Wolfgang von Goethe Recht, wenn er konstatiert: „Was ist das Schwerste von allem? Was dir das Leichteste dünket: Mit den Augen sehn, was vor den Augen dir lieget."

Nicht nur Künstler und Wissenschaftler, auch die Menschen im Allgemeinen haben ein gemeinsames Ziel, nämlich die Welt zu erkennen und ihr Ausdruck zu verleihen. Die Wirklichkeit wird in unserem Kopf geboren. Und doch verändert sich auch die Welt des Sehens, vor allem durch die digitalen Medien, die das sehende Individuum auflösen. Wenn aber das sehende Subjekt abhandenkomme, sähen die Systeme selbst, wie der Filmemacher und Filmkritiker Harun Farocki (2017) in seiner Autobiografie bekennt. Und so dränge sich das wirkliche Leben in das virtuelle, manchmal auch erträumte Leben, merkt Fritz Göttler (2017) an.

Hören wir demnächst nur mehr Geschichten aus einer Welt, die sich selbst denkt, wie der erkenntniskritische Comiczeichner Marc-Antoine Mathieu (2017) nahelegt? Zugegeben, als Soziologe hat man sich schon immer schwer getan mit der Antwort auf die Frage, ob wir die Welt denken oder ob die Welt in uns, im sozialisierten Ich, denkt. Daraus können wir auch den Schluss ziehen, dass die Gegenwart auf Erfahrungen beruht, die Erwartungen erzeugen, also Zukunft schaffen. Insofern kann man die These wagen, dass unsere Welt ein Hirngespinst und unsere Lebenswelt so etwas wie ein Tagtraum ist.

Werfen wir daher auf die Blickrichtung des Menschen einen *biologischen* Blick, um dessen Bedeutung besser zu verstehen. Im Gegensatz zu den Tieren ist unser Augapfel weiß, aber der Kontrast zwischen Augapfel und der dunklen Iris ist beim Menschen viel größer als bei Tieren. Warum? Tiere können so ihre Blickrichtung besser verbergen und damit ihre Feinde und Opfer effektiver überraschen. Denn der Blick ist verräterisch. Nur so kann die Antilope dem Löwen entkommen. „Menschen hingegen lassen ihre Blickrichtung durch den Kontrast zwischen Augapfel und Iris klar erkennen", wie der Hirnforscher und Philosoph Michael Pauen (2012: 26) argumentiert.

Beim nächsten Zoobesuch sollten wir daher dem Orang-Utan in die Augen schauen. Dann werden wir feststellen, dass unser Auge dreimal so groß ist wie das des Affen. Das hat damit zu tun, weil Blick und Blickrichtung beim Menschen eine viel größere Rolle spielen als bei Tieren. Schon Babys im Alter von vier Monaten reagieren aufmerksam, wenn sie direkt angeschaut werden. Allerdings tun sie das nur so lange, wie der Kontrast zwischen hellem Augapfel und dunkler Iris sichtbar ist. Bei ihnen ist nicht nur Neugier, sondern vor allem soziale Interaktion, also Kommunikation, im Spiel.

Michael Pauen (2012: 30 f.) zieht daraus die Schlussfolgerung: „Der Blickkontakt führt nämlich nicht nur dazu, dass Kinder den Blickbewegungen folgen, vielmehr veranlasst er sie zu einer Verallgemeinerung dessen, was sie im Anschluss daran sehen. Sie merken sich die allgemeinen Merkmale der folgenden Szene besser, wenn man sie vorher angeblickt hat. Und unwichtige Details wie Ort und Zeit vernachlässigen sie dann." Unsere sozialen Fähigkeiten sind also nicht nur anerzogen, sondern auch auf evolutionärem Wege entstanden, also angeboren.

Deshalb unterscheiden sich Menschen und Tiere auch beträchtlich, wie sie einander etwas beibringen. Den Tieren geht es vor allem darum, das Vollziehen einer Fähigkeit zu erleichtern. So machen sie z. B. das Beutetier bewegungsunfähig. Menschen strengen sich dagegen viel mehr an. Sie erklären, worum es geht, verständigen sich dann, was gemacht werden muss, korrigieren einander, wenn das eine oder andere nicht richtig ausgeführt wird oder nicht geklappt hat.

Auf diese Weise lassen sich das Lernen und das Gelernte auch auf andere Situationen übertragen. Jeder sieht das, was er zum (Über-)Leben benötigt. So ignorieren Angehörige der Oberschicht Mitmenschen häufiger als umgekehrt, wie die Psychologen Pia Dietze und Eric D. Knowles (2016) in einer Studie zu Tage gefördert haben. Die Anderen sind für privilegierte Menschen nicht so wichtig, während die Privilegierten, vor allem die Prominenten unter ihnen, für die Nichtprivilegierten attraktiver erscheinen, also häufiger beachtet und in den Blick genommen werden. Wenn Andere für mich wichtig sind, zeigt sich das in der Wahrnehmung und der Blickrichtung.

So werden Promis zu Gesichtsprominenten, auch wenn für sie der abgewandte Blick ein Schutzmechanismus ist, also den Augenkontakt in der Öffentlichkeit zu vermeiden. Wie Menschen ohnehin gerne von äußerlichen Merkmalen im Gesicht auf das Innere des Anderen schließen. Und das hat nicht nur mit Promis zu tun, auch mit uns allen. Denn unser Gesicht geht für immer verloren, wenn es als „Verbrecherfoto“ zur bildlichen Vorverurteilung avanciert. Wenn ein Gesicht erkennungsdienstlich bearbeitet wird, kommt es ins polizeiliche Raster und wird von der Zeichenmacht der Fotografie überschrieben. In den U.S.A. z. B. kann es nach dem „Freedom of Information Act“ jederzeit an die Öffentlichkeit gelangen und die Webseiten der Polizeifotos für immer schmücken.

So bleibt auch die Antwort auf die Frage „Wer bist du?“ nicht aus: „Das bist du!“, wie auch eine Ausstellung der Sammlung Prinzhorn in Heidelberg 2017 tituliert wurde. Die Fotografie „trägt auch die Geschichte eines Missbrauchs durch Formen von Wissenschaft und Institutionenbürokratie in sich, die Identitäten zuschreibt, Beweise für Minderwertigkeit gefunden haben will, die Abgebildeten herabwürdigt und auf Untersuchungsgegenstände reduziert“, wie Astrid Mania (2017) in ihrer Sicht auf die Ausstellung argumentiert. Oder wie der Aktfotograf Klaus Ender einmal bemerkte: „Ein Objektiv ist nicht zwangsläufig objektiv.“

2.3 Unsere Augen denken

Das Auge erkennt die Welt, nimmt sie visuell wahr, und das nicht erst, seit wir mit der Erfindung des Buchdrucks Optozentriker geworden sind und wir in Schrift und Bild alles Wissenswerte tagtäglich erfahren können. Der Blick sendet Signale aus, die als Botschaft gemeint sind und als solche beim Anderen ankommen (sollten). Über den Blickaustausch, bewusst oder unbewusst, organisiert der Mensch Kommunikation, Koordination und Kooperation, indem er mit Aufmerksamkeit den Blicken der Anderen folgt. Den Blicken anderer Menschen zu folgen, heißt, sie besser verstehen.

Wenn Menschen interagieren, geht es nicht nur darum, die Perspektive des Anderen zu übernehmen, also was er oder sie denkt, glaubt und plant. Es geht auch um Empathie, um das Hineinfühlen in den Anderen, was weitgehend automatisch erfolgt. Menschen, die im Umgang mit Mitmenschen ängstlich sind oder unter einer Anpassungsstörung leiden, also weniger Empathie aufbringen, blicken auch anders. Ganz abgesehen davon, blinzeln Menschen weniger, wenn in ihrer Umgebung etwas Wichtiges passiert, um es nicht zu verpassen.

In Österreich und Bayern umschreibt man den Augenausdruck gerne mit „dreinschauen“. Und dreinschauen tut man entweder gut oder schlecht, missmutig oder fröhlich, betroffen oder erfreut. Blicke können verführen, man kann sich in ihnen verlieren. Daher heißt es auch im Liebesspruch: „Schau mir in die Augen, Kleines!“ Das Make-up, das die Augen tagsüber zum Blickfang macht, muss in der Nacht wieder runter. Blicke können aber auch strafen und besänftigen, wie heute schon Teenager demonstrieren, deren Körper so getrimmt sind, dass sie Aufmerksamkeit erregen. Wenn sie sich nämlich beobachtet fühlen, liefert ihr Gesicht nicht selten einen gequälten bis peinlichen, bestenfalls lächelnden Ausdruck.

Auch wenn der Blick vielleicht das Intimste und zugleich etwas Erschreckendes zwischen Menschen sein kann, erschaffen wir mit dem Hinschauen und dem Dreinschauen das, was wir sehen und was der Andere von uns sieht. Und doch versuchen wir, so manche unangenehmen Dinge durch Abwenden oder einfach „Augen zu und durch“ zu vergessen, um ihnen zu entgehen. Nur klappt das meistens nicht, es ist immer noch da, auch wenn es hinter dem Rücken existiert.

Bei strengen Erziehern, nicht zuletzt in Ordensgemeinschaften, musste man sogar die Augen hüten, um sich vor den Sünden und Verführungen der Welt zu bewahren. Eine ganz andere Sichtweise tut sich in westlichen Ländern, auch in Deutschland und in Österreich, mit der Verschleierung von muslimischen Mädchen und Frauen auf. Zwar verbietet z. B. in Österreich das Anti-Gesichtsverhüllungsgesetz (AGesVH) die Burka und den Niqab nicht ausdrücklich. Es geht vielmehr darum, wer in der Öffentlichkeit seine „Gesichtszüge durch Kleidung oder andere Gegenstände in einer Weise verhüllt oder verbirgt, dass sie nicht mehr erkennbar sind“.

Anfang Februar 2020 hat wiederum das Oberverwaltungsgericht Hamburg die Aufhebung des Vollverschleierungsverbots gegen eine Hamburger Schülerin durch die Schulbehörde bestätigt – mit der Begründung, eine gesetzliche Grundlage fehle, dass die Mutter der 16-Jährigen dafür zu sorgen habe, dass ihre Tochter im Unterricht ihr Gesicht zeige. Deshalb könne sie die geschützte Glaubensfreiheit in Anspruch nehmen. Allerdings argumentierte der Schulsenator meines Erachtens zurecht dagegen, dass nur mit einem offenen Gesicht Unterricht funktionieren könne, weil nur so Kommunikation der Lehrenden und Lernenden durch Mimik, Gestik und Sprache möglich sei. Inzwischen lässt Corona grüßen.

So heben sich unsere Augenbrauen unbewusst, wenn wir jemand begrüßen. Damit wird Interesse am Anderen signalisiert. Der verächtlich vorgezogene Mund in der Trump'schen Art steht für Zurückweisung, Ablehnung. Moderatoren im Fernsehen halten die Augenbraue länger oben und lächeln dazu, um kundzutun, dass hier etwas Wichtiges gesagt wird. Jemand beim Gruß in die Augen zu schauen, bedeutet meistens mehr als die Hand zu geben oder die Wange zum Kuss anzubieten. Blick-, Wangen- und Handkontakt werden beim Grüßen inzwischen weitgehend frei miteinander kombiniert.

Apropos lächeln. Auch das hat sich durch die früheren Smileys und heutigen Emojis im Internet verändert. Die Smileys sollten einfach nur gute Laune vermitteln. Die digitale Kommunikation ist aber durch die Emojis zu einer Klaviatur der Gefühle geworden. Es gibt sogar ein Emojis-Alphabet, in dessen Bildern so etwas wie unterdrückte Wut über die Hürden des Lebens zum Ausdruck kommt. Allerdings erfolgt diese Kommunikation im digitalen Jenseits, dessen Vielfalt auch die meisten Smartphone-Nutzer überfordert. In der Smartphone-Welt verkümmern die Emotionen unseres Gegenübers, denn man blickt

nicht in sein Gesicht, sondern aufs Gerät. Zwischenmenschliche Kommunikation ist aber nur erfolgreich, wie Personal- und Unternehmensberater immer wieder betonen, wenn wir die Gefühle des Anderen erkennen und darauf eingehen. Das Gesicht und seine Blicke sind schließlich ein entscheidender Indikator der Zuwendung oder Abneigung, des Interesses oder Desinteresses.

Nur im Diesseits der Begegnungen wird deutlich, dass nicht jeder gleich lacht oder lächelt, seine Zähne sichtbar werden oder die Freudentränen kullern. Kein Wunder, dass sich die ehemalige Boxerin, Regina Halmich, darüber beschwert, dass im digitalen Zeitalter das Flirten schwierig geworden sei, weil der Blickkontakt durch das ständige Starren aufs Handy abhandengekommen sei.

Kinder sprechen auf die Mimik besonders an. Familientherapeuten wie Jesper Juul (2018) berichten von Streitschlichtungen, dass die Augen und Gesichter der Erwachsenen die Gefühle der Kinder verwirrten, auch „wenn die Erwachsenen ihre Worte mit Bedacht wählen". Setzt man gegenüber Erwachsenen die Körpersprache zu oft und zu deutlich ein, ist das eher befremdlich. Denn Körpersprache funktioniert zuallererst unbewusst.

Nicht ohne Grund bezeichnen daher Psychologen gerne die Augen als „Spiegel der Seele". Natürlich ist für die Wahrnehmung auch die jeweilige Perspektive der Betrachtung, der Blickwinkel, entscheidend. So bemerkte auch der Dalai Lama: „Schau dir eine Situation von allen Blickwinkeln aus an, und du wirst offener werden." Im Augen-Blick verbindet sich die eher passive, nichtsdestoweniger selektive Wahrnehmung durch das Sehorgan im Sinne von Betrachten, Anschauen und visuellem Erfassen mit der aktiven Sichtweise, der Miene, dem Mienenspiel des menschlichen Gesichts. So betitelte

Rembrandt das Gemälde mit dem Gesicht seiner Mutter als das „Gefäß der Seele“. Heute spricht man vom Gesicht als „Schaufenster zur Seele“.

2.4 Die Einsicht: Auf Sehwegen zu Sichtweisen

Der Sehvorgang verändert die Welt, die wir wahrnehmen und die von anderen wahrgenommen wird. Das Sehen vermittelt also zwischen den Formen der Welt und den Formen des Selbst (Prinz 2014). Die Welt ist nicht so, wie sie ist. Sie ist, wie wir sie sehen. Man sieht oft mehr als man durch Worte sagen kann und sagen darf.

Freilich ist „wahrnehmen“ nicht gleichzusetzen mit etwas „für wahr nehmen“. Jedenfalls „erzeugt Wahrnehmung mehr als ein Spiegelbild der Wirklichkeit“, wie die Literaturnobelpreisträgerin Herta Müller (2017) betont. Das illustriert auch der juristische Begriff des Augenscheins, der sich auf den Zustand eines Sachverhalts durch die persönliche Sinneswahrnehmung über Sehen, Fühlen, Hören und Schmecken bezieht. Etwas für wahr nehmen setzt in den meisten Fällen zunächst das Verstehen des Wahrgenommenen voraus. Aber wie kommt das für wahr Genommene zustande?

Wir Menschen „entbergen“ die Wirklichkeit mit Hilfe der Sprache (Piaget 2000; Oesterdiekhoff/Strasser 2009: 18 f.). Wissenschaftler tun das durch die von ihnen ersonnenen Begriffe und die zu verbalen Gedankengebäuden gegossenen Theorien. Am Anfang war also das Auge, nicht das Wort. Angesichts der vielen Informationen und Bildern aus allen Winkeln der Welt durch die Medien, das Internet und unsere Mobilität geht allerdings leicht der Überblick und mit dem verschwindenden Überblick der Sinn verloren.

Die sichtbare Welt ändert sich. Die Bilder über das Fernsehen, die Videos, Fotos und Filme sind für den Filmemacher Edgar

Reitz längst zu den eigentlichen Medien unserer Wahrnehmung geworden und haben das direkte Sehen ersetzt. Und so tritt die Eigenwahrnehmung gegenüber der medialen Bildwahrnehmung in den Hintergrund. Kommt uns die wirkliche Welt abhanden?

So haben auch das wahrnehmende Auge und der signalisierende Blick in vielfacher Weise Eingang in die deutsche Sprache gefunden: Da ist nicht nur die Rede vom Erblicken der Welt und davon, dass man sich blicken lässt. Da ist auch die Rede vom Anblick, Einblick, Überblick, Ausblick, Durchblick, Rückblick, Rundblick und Blickkontakt, auch vom Schlafzimmerblick, Silberblick und Seitenblick bis hin zum Lichtblick, Röntgenblick, Weitblick und bösen Blick. Schließlich spricht man auch vom Sehen und Gesehenwerden, vom Besehen, Schauen, Beschauen, Anschauen, Blicken, Erblicken, Anblicken, Spähen, Erspähen, Beaugapfeln, Gaffen, Starren, Anstarren, Hinstarren, Entdecken, Bemerken, Blinzeln, Gucken und Lugen, auch von so mancher Sehschwäche.

Viele dieser verbalen Bausteine oder Redewendungen, wie man heute sagen würde, gehen zurück auf Rituale, Sitten und Bräuche vieler Völker, in denen man an die Macht des heilenden oder bannenden, weil direkten Blickes glaubte (König 1982). So verwundert es nicht, dass es auch Augenblicksgötter wie die römischen Sondergötter gab, die durch eine besondere Unmittelbarkeit charakterisiert waren – fast so wie unser Schutzengel, der immer im richtigen Augenblick da ist (vgl. Cassirer 1925). Jeder kennt das Gefühl, das einen wegen des fremden Blickes auf uns in Sorge versetzt: die Scham. Der, der diese Scham nicht kennt, ist unverschämt. Dieses Schamgefühl gibt es überall auf der Welt, auch wenn sich die Scham kulturell, also auf Grund der Lebensweise, in höchst unterschiedlichen Praktiken manifestiert.

Diese Wortbausteine entfalten beredte Blickmuster und gehen schließlich ein in ganze Sätze. Dann ist vom Chef mit dem richtigen Blick für die besten Mitarbeiter ebenso die Rede wie vom Ankömmling, der den Blick durch den Raum oder die Landschaft schweifen lässt. Nicht zu vergessen: Das Auge isst mit, und das Geständnis, dass es Liebe auf den ersten Blick gewesen sei. Für den verliebten Albert Einstein stand fest: „Das Schönste, was es in der Welt gibt, ist ein leuchtendes Gesicht." Aber auch ein Einstein kann sich irren, denn Liebe auf den ersten Blick ist eine Illusion, weil sie sich erst in der Rückschau als solche ergibt, wie kürzlich eine psychologische Untersuchung wieder bestätigte (Herrmann 2017b). Diese konstruierte, meist gemeinsame Erinnerung, verleiht Einzigartigkeit, indem ihre Vergangenheit aus der Gegenwart gefiltert wird. Wie die Psychologen herausgefunden haben, geht vom ersten Blick vor allem Anziehung aus, der in einem Wimpernschlag von 100 Millisekunden erfolgt. Von dieser Anziehungskraft seien vor allem Männer beeindruckt, und da dürfte Einstein keine Ausnahme gewesen sein. Männer achten bekanntlich mehr auf das Äußere, während für Frauen vor allem Bindungsbereitschaft und Status wichtiger sind. Aber was verbirgt sich hinter der Anziehung: Begierde, Lust oder doch nur Aufmerksamkeit?

Nichts leuchtet mehr als der Blick. In anderen Zusammenhängen ist jemand bestimmten Blicken ausgesetzt, senkt den Blick oder erhascht gar einen Blick, auch wenn man das nicht immer gleich auf den ersten Blick erkennt. So wurden Augen von manchen Schauspielern und Schauspielerinnen zu sprechenden Göttern. Der Regisseur Clarence Brown, mit dem die Schauspielerin Greta Garbo sieben Filme drehte, schildert das so: „Da war etwas in Garbos Augen, das man nicht sehen konnte, außer man drehte sie in Großaufnahme. Man konnte

die Gedanken sehen. Wenn sie die eine Person eifersüchtig anschauen sollte und eine andere verliebt, brauchte sie ihren Ausdruck nicht zu verändern. Man konnte es in ihren Augen sehen, während sie vom einen zum anderen blickte. Für mich beginnt Garbo dort, wo alle anderen enden" (Nicodemus 2015). Offenbar war auch der Regisseur von der geheimnisvoll übersteigerten Anwesenheit der Garbo hin- und hergerissen. Und so müssen Menschen, die sehen und gesehen werden, erkennen, dass ihre Augen nicht nur erfahren, sondern auch konstruieren, also begrenzt erfassen.

Der Blick ist auch deshalb so wichtig, weil er Anwesenheit symbolisiert. Die Anwesenheit anderer Menschen verändert unser Verhalten. Plötzlich verhalten wir uns nach gesellschaftlich erwünschten, weil erwarteten Maßstäben. Stehen Menschen unter Beobachtung, verhalten sie sich anders, als wenn sie alleine sind. Das Publikum, der Blick auf die Anderen, hat schon immer die Selbstwahrnehmung verändert. Darauf verweist auch eine Reihe von Theorien, die einen möglichen Zusammenhang von Aussehen und Verhalten nahelegen. So verhielten sich muskulös gebaute Männer eher extravertiert und hielten auch aggressives Verhalten eher für nützlich, wie eine Studie von Christoph von Borell und Kollegen der Universität Göttingen illustriert (von Borell et al. 2019). Bei Frauen wurde dagegen kein eindeutiger Zusammenhang von Attraktivität und Extraversion festgestellt.

Was Blicke anrichten können, illustriert ein Chinese, der die chinesische Schauspielerin Zhao Wie verklagte, dass er sie in ihrer Fernsehrolle so intensiv anstarre und als Folge er um seine Gesundheit bangen müsse (vgl. „Das Streiflicht" in *Süddeutsche Zeitung* vom 11. Juni 2015). Und in der Tat besitzt die Chinesin auf- und augenfällig große Augen. Da hilft auch nicht Niklas Luhmanns Erkenntnis weiter, dass das Fernsehen

nur eine Beobachtung zweiter Ordnung sei. Denn der Zuschauer nehme nur das wahr, was die Fernsehproduzenten wahrnähmen und filmisch festhielten (Luhmann 1997). In Bezug auf Luhmann macht der Hermeneutiker Hans-Georg Soeffner deutlich: „Wie die Kommunikation allgemein, so teilen auch das Sehen und die von ihm erzeugten Bilder die Welt nicht mit, sondern sie teilen diese ein: in das, was sie sehen und zeigen, und in das, was sie *nicht* sehen und *nicht* vermitteln“ (Soeffner 2020: 10; Luhmann 1992: 27 f.).

Inzwischen ist davon die Rede, dass die Me-Too-Debatte neue Formen der Männlichkeit, vor allem des männlichen Blicks, angestoßen habe. Die Kunsthistorikerin Anthea Callen (2018) spricht von einer neuen männlichen Haltung, indem Männer nicht mehr von oben herab auf die Welt blickten. Der Schauspieler Timothée Chalamet wird als neuer James Dean, als einfühlsamer, rücksichtsvoller Typ vorgestellt, wie Silke Wichert (2018) berichtet. Und so bleibe die Frage noch unbeantwortet, ob es zu einer kulturellen Verschiebung, einer Neudefinition des maskulinen Mannes kommen werde. Jedenfalls demonstriere die Selfie-Kultur, dass Männer heute mehr mit Blicken jonglierten. Für Anthea Callen werde aber der Beta-Mann weiterhin ein Alpha-Tier bleiben. So habe in Online-Räumen auch die Gewalt gegen Frauen beträchtlich zugenommen. Medienwissenschaftlerinnen wie Sarah Banet-Weiser und Kate M. Miltner sprechen sogar von einer „neuen Ära der Gender Wars“ (Steinbauer 2018).

Der Blick hat offenbar mit *Aufmerksamkeit* zu tun, der es, wie der Kunst, nicht so sehr um die Wiedergabe des Sichtbaren, sondern um das Sichtbarmachen geht. Jedenfalls kündigt das Auge das durch seine Ausrichtung auf einen Gegenstand an. Manchmal genügt allerdings schon ein Augenblick, um die Aufmerksamkeit des Betrachters zu wecken und seine Neugier

zu beflügeln.

Wie entscheidend der Aufmerksamkeit heischende Blick ist, kommt auch in der filmischen Komödie „The Artist“ zum Ausdruck. Dieser Film in schwarzweißen Bildern kommt praktisch ohne Worte aus, um eine Liebesgeschichte allein in Blicken und Gesten überzeugend darzustellen. Der Blick ist also keine bloße sinnliche Ouvertüre, sondern Anstoß zu einer ausführlichen Anschauung, ja gewissenhaften Prüfung dessen, was den Betrachter angesprochen hat.

Auch der österreichische Kabarettist Georg Kreisler war von der Um- und Durchsicht der Augen seiner Körpermaschine so beeindruckt, dass er ihnen 1963 ein Lied, betitelt „Die Augen von meiner Maschine“, widmete:

Ich hab eine Maschine gekauft
Mit Motor, Magnet und Feder
Ich habe sie „Helene“ getauft
Das ist Mode, das macht heut jeder …
Die zwei Augen von meiner Maschine
Blicken mir den ganzen Tag lang zu
Mit Verstand, mit Bedacht, mit Routine
Seh'n sie nach, ob ich das rechte tu
Manchmal bös – manchmal froh,
Manchmal so – manchmal so.
Schaun sie ernst hin und her
auf den Straßenverkehr
Und sind sehr konsterniert,
wenn beinah was passiert …

Aber das Wahrgenommene ändert sich, wie uns die tägliche Erfahrung mit unserem neuen Beifahrer im Auto, dem Navi, lehrt. Manchmal landen wir als Navi-Zombies sogar im Gra-

ben, weil es das Navi nicht anders kann. Und noch viel schlimmer: Der Mensch verlernt, die „kognitive Karte“, wie Psychologen sie bezeichnen, und ihre Koordinaten im Gehirn zu speichern. Unser Wissen über unsere Umgebung, über die Stadt und ihre Viertel sowie über das Land und ihre Gegenden geht zunehmend verloren. Da kann ich mich auch kaum mit den Ergebnissen von Studien trösten, dass Männer immer noch einen besseren Orientierungssinn hätten und die Richtung besser einschätzten, während Frauen sich nur Details besser merken könnten. Wir müssen lernen, mit den disruptiven Elementen der anderen Augen von Smart & Co umzugehen, nur dann können wir eine schleichende Entmündigung auch als Menschen verhindern.

Porträtisten wie Otto Dix oder Farbmalerinnen wie Maria Lassnig haben sich nicht ohne Grund als Künstler ein Prinzip zu eigen gemacht: „Unsere Augen sollen denken“, wie mein Künstlerfreund und -kollege Martin Goppelsröder zu sagen pflegt. Getreu nicht nur der soziologischen Einsicht, dass der Mensch ein Augentier ist, das auch denken kann, sondern auch getreu der Einsicht von Paul Klee: „Kunst gibt nicht das Sichtbare wieder, sondern macht sichtbar.“ So wie die Verhüllung des Berliner Reichstagsgebäudes durch das Künstlerpaar Christo und Jeanne-Claude es nicht verschwinden, sondern in seinen Formen erst sichtbar werden ließ. Allerdings hat der moderne Mensch immer weniger Zeit, zu interpretieren und zu verstehen, was die Augen sehen. Wir erleben Geschichte über mediale Images, was den Menschen zum überforderten Augentier macht.

Auch für Paul Cézanne war klar, dass unsere Eindrücke interpretiert werden müssten. Denn Kunst sei immer Neuschöpfung und zugleich Auseinandersetzung mit dem Bestehenden, dem Erlebten und dem Erinnerten. Vielleicht hatte ja George

Eliot, die Künstlerin mit dem männlichen Namen, mit ihrer Einsicht Recht, die sie schon 1856 formulierte, dass nämlich Kunst dem Leben am nächsten komme, weil sie eine Art sei, das Erleben zu verstärken. Friedrich von Schiller sah schon im 18. Jahrhundert in der Kunst das Mittel, das Bürgertum an seine neue politische Aufgabe heranzuführen. Dagegen stand für Adolph Freiherr von Knigge die Fähigkeit im Umgang mit den Menschen im Vordergrund des bürgerlichen Aufstiegs (von Knigge 1962: 7).

Für den französischen Maler des 19. Jahrhunderts, Edouard Manet, wurden die Blicke zum eigentlichen Thema seiner Kunst. Beeindruckt von den Pariser Salons, wo es um Sehen und Gesehen werden ging, erzählten die Blicke für Manet vom menschlichen Wesen, das Teil der Gesellschaft ist, aber auch der Freiheit frönt, sich von ihr zurückzuziehen. Nicht nur bei ihm werden die Augen zum Fenster der Seele, wie man in dem berühmten Bild „Der Balkon“ nachvollziehen kann.

So wird nach Otto Dix der Maler zum Auge der Welt. Wir erinnern, ersinnen und stellen uns immer vor, was wir in der einen oder anderen Weise schon gesehen, gerochen oder geschmeckt haben. Ohne unseren Verstand böte uns das Auge nur ein Sichtfeld voller Leerstellen. Sehen ist (wie) Kunst, denn, was wir sehen, stellen wir uns vor. Die Vorstellung wiederum erzeugt unser Gehirn. Der Kunst geht es vor allem um das Künden einer Wahrheit, Einsicht oder Erkenntnis – ausgehend von einem Blickwinkel, der eine Sichtweise signalisiert. Sie bringt uns auf Sehwege und begleitet uns auf ihnen.

Weil die menschliche Natur keine unveränderlichen Gesetze kennt, können wir uns ständig selbst verbessern, allerdings um den Preis, dass wir unvollendet bleiben, und mit dem Trost, dass jeder von uns einzigartig ist. Der Mensch ist ein kultureller Anpasser, auch über die Sehwege – und nicht normal.

Literaturhinweise

Anna Lisa Aydin et al., „The effect of social class on agency and communion: Reconciling rank-based and identity-based perspectives." In: *Social Psychological and Personality Science* (Juni 2018): 735-745.

Hans Belting, *Faces. Eine Geschichte des Gesichts.* München: C. H. Beck, 2013.

Jakob Biazza, „15 Minuten Anonymität." In: *Süddeutsche Zeitung* vom 25./26. April 2020.

Janis Brühl und Hakan Tanriverdi, „Immer auf dem Schirm." In: *Süddeutsche Zeitung* vom 16./17. September 2017.

Anthea Callen, *Looking at Men: Art, Anatomy and the Modern Male Body.* New Haven, Conn.: Yale University Press, 2018.

Claus-Christian Carbon, „Wearing face masks strongly confuses counterparts in reading emotions." Manuskript Universität Bamberg (2020). www.uni-bamberg.de/allgpsych/news/artikel/neue-studie-zum-emotionserkennen-von-gesichtern-mit-mund-nase-masken-covid-19.

Ernst Cassirer, *Sprache und Mythos. Ein Beitrag zum Problem der Götternamen.* Leipzig: Teubner, 1925.

Nicholas A. Christakis und James H. Fowler, *Connected! Die Macht sozialer Netzwerke und warum Glück ansteckend ist.* Frankfurt/M.: S. Fischer Verlag, 2010.

Charles Horton Cooley, *Human Nature and the Social Order.* New York: Scribner's, 1902.

Pia Dietze und Eric D. Knowles, „Social Class and the Motivational Relevance of Other Human Beings: Evidence From

Visual Attention." *Psychological Science Online* vom 3. Oktober 2016.

Fjodor Dostojewski, *Der Idiot.* Köln: Anaconda Verlag, 2007.

Lauren Elkin, *Flaneuse. Frauen erobern die Stadt.* München: btb Verlag, 2019.

Harun Farocki, *Zehn, zwanzig, dreißig, vierzig. Fragmente einer Autobiografie.* Schriften Band 1. Hrsg. von Marius Babias, Antje Ehmann et al. n.b.k. Diskurs/Neuer Berliner Kunstverein. Köln: Walther König, 2017.

Max Fellmann, „Schön, dich kennenzulernen." In: *Süddeutsche Zeitung Magazin* Nr. 22 vom 29. Mai 2020: 21-22.

Michel Foucault, *Der Wille zum Wissen. Sexualität und Wahrheit.* Bd. 1. Frankfurt/M.: Suhrkamp Verlag, 1997.

Michel Foucault, *Die Geburt der Klinik. Eine Archäologie des ärztlichen Blicks.* Frankfurt/M: S. Fischer Verlag 1988.

Fritz Göttler, „Im Maschinenraum der Erinnerung." In: *Süddeutsche Zeitung* vom 28. November 2017.

Bernd Graff, „Scan und Seele." In: *Süddeutsche Zeitung* vom 26./27. August 2017.

Bernd Graff, „Gesichtsverlust." In: *Süddeutsche Zeitung* vom 7. Juli 2020.

Jürgen Habermas, *Vom sinnlichen Eindruck zum symbolischen Ausdruck: Philosophische Essays.* Frankfurt/M.: Suhrkamp, 1997.

Axel Hacke, „Das Beste aus aller Welt: Langsam, aber sicher wird die Gesichtsmaske Teil von uns. Welche Folgen wird das

haben?“ In: *Süddeutsche Zeitung Magazin* Nr. 23 vom 5. Juni 2020: 34.

Sebastian Herrmann, „Wie siehst du denn aus?“ In: *Süddeuche Zeitung* vom 15./16. Juli 2017a.

Sebastian Herrmann, „Millisekunden-Mythos.“ In: *Süddeutsche Zeitung* vom 13. Dezember 2017b.

Hermann Hesse, *Der Steppenwolf.* Berlin: Suhrkamp Verlag, (1927) 2003.

Jesper Juul, „Familientrio: In Sachen ‚Arschloch-Papa‘.“ In: *Süddeutsche Zeitung* vom 24. Januar 2018.

Marc Méhu, „Mann zeigt Ärger sehr direkt.“ Interview mit Ralf Hillebrand in *Salzburger Nachrichten* vom 13. Juli 2015.

Satoshi Kanazawa und Mary C. Still, „Is There Really a Beauty Premium or an Ugliness Penalty on Earnings?“ In: *Journal of Business and Psychology* 33, 2 (April 2018): 249–262.

Vera King, „‘Wenn Du Dein wahres Gesicht zeigen würdest, würdest Du 10000 Follower verlieren‘: Schamkonflikte in Zeiten digitaler Selbstpräsentation und Vermessung.“ In: *Forschung Frankfurt* 1-2019: 82-86.

Otto König, *Urmotiv Auge. Neuentdeckte Grundzüge menschlichen Verhaltens.* München: Piper Verlag, 1982.

Katharina Kutsche, „Eine für alle.“ In: *Süddeutsche Zeitung* vom 8. Juni 2020.

Rudolf Löbl, *Texnh – Techne: Untersuchung zur Bedeutung dieses Wortes in der Zeit von Homer bis Aristoteles. Von Homer bis zu den Sophisten.* Band 1. Würzburg: Königshausen & Neumann, 1997.

Niklas Luhmann, *Soziale Systeme: Grundriß einer allgemeinen Theorie.* 15. Aufl. Frankfurt/M.: Suhrkamp, 1987.

Niklas Luhmann, *Die Wissenschaft der Gesellschaft.* Frankfurt/M.: Suhrkamp Verlag, 1992.

Niklas Luhmann, *Die Kunst der Gesellschaft.* 5. Aufl. Frankfurt/M.: Suhrkamp Verlag, 1997.

Astrid Mania, „Die Jagd auf das Antlitz." In: *Süddeutsche Zeitung* vom 8. September 2017.

Renate Martinsen, „Einleitung. " In: Renate Martinsen, Hrsg., *Das Auge der Wissenschaft: Zur Emergenz von Realität.* Baden-Baden: Nomos Verlagsgesellschaft, 1995: 7-11.

Marc-Antoine Mathieu, *Otto.* Berlin: Reprodukt Verlag, 2017.

Michael Moorstedt, „Kein Kredit mit dieser Nase. " In: *Süddeutsche Zeitung* vom 23. September 2019.

Michael Moorstedt, „Das unheimliche Tal." In: *Süddeutsche Zeitung* vom 27. April 2020.

Desmond Morris, *Das Tier Mensch.* Köln: vgs, 1994.

Herta Müller, „Ein Ausweg nach innen." In: *Süddeutsche Zeitung* vom 19./20. August 2017.

Katja Nicodemus, „Schauspielerin Greta Garbo – Einsam und unnahbar." In: *Das Kalenderblatt – Deutschlandfunk* vom 15. April 2015.

Georg Oesterdiekhoff und Hermann Strasser, „Mein Mandant, das Pferd! Der Tierprozess als Indikator der Kulturentwicklung.“ In: *soziologie heute* 2 (3) (2009): 18-23.

Michael Pauen, *Ohne Ich kein Wir: Warum wir Egoisten brauchen.* Berlin: Ullstein, 2012.

Jean Piaget, *Psychologie der Intelligenz.* Stuttgart: Klett-Cotta, 2000.

Helmuth Plessner, *Grenzen der Gemeinschaft: Eine Kritik des sozialen Radikalismus.* Mit einem Nachwort von Joachim Fischer. Berlin: Suhrkamp Verlag, 2002.

Sophia Prinz, *Die Praxis des Sehens: Über das Zusammenspiel von Körpern, Artefakten und visueller Ordnung.* Bielefeld: transcript, 2014.

Edgar Reitz, „Augen auf.“ In: *Süddeutsche Zeitung* vom 16. August 2019.

Rebekka Reinhard, „Kleine Schule des Nichtrechthabenwollens.“ In: *Wohlfühlen-Süddeutsche Zeitung* 1.2019: 6.

Kurt Salamun, *Karl Jaspers.* 2. Aufl. Würzburg: Königshausen und Neumann, 2006.

Viola Schenz, „Schönheit blendet.“ In: *Süddeutsche Zeitung* vom 17./18. August 2019.

Franziska Schutzbach, „Am eigenen Leib.“ In: *Süddeutsche Zeitung Magazin* 32 vom 12. August 2016: 18.

Paul F. Secord, *Understanding Social Life: Introduction to Social Psychology.* New Edition. New York: McGraw-Hill, 1984.

Violetta Simon, „Mask-have!“ In: *Süddeutsche Zeitung* vom 18./19. April 2020.

Hans-Georg Soeffner, *Bild- und Sehwelten: Visueller Erkenntnisstil und Hermeneutik des Sehens.* Weinheim: Beltz Juventa, 2019.

Christina Spohr und David Reynolds, Hrsg., *Transcending the Cold War: Summits, Statecraft, and the Dissolution of Bipolarity in Europe 1970-1990.* Oxford: Oxford University Press, 2016.

Anna Steinbauer, „Der Feind in der Timeline.“ In: *Süddeutsche Zeitung Online* vom 6. Dezember 2018.

Robert Louis Stevenson, *Der merkwürdige Fall von Dr. Jekyll und Mr. Hyde.* Ditzingen: Reclam, (1886) 2017.

Alexander Todorov, *Face Value: The Irrestible Influence of First Impressions.* Princeton, N.J.: Princeton University Press, 2017.

Christoph J. von Borell et al., „An integrative study of facultative personality calibration.“ In: *Evolution and Human Behavior* (2019). https://doi.org/10.1016/j.evolhumbehav.2019.01.002.

Adolph Freiherr von Knigge, *Über den Umgang mit Menschen.* Ausgewählt und eingeleitet von Iring Fetscher. Frankfurt/M.: Fischer Bücherei KG, 1962.

Paul Watzlawick, *Man kann nicht nicht kommunizieren. Das Lesebuch.* 2. Aufl. Göttingen: Hogrefe, 2015.

Silke Wichert, „Was guckst du?“ In: *Süddeutsche Zeitung* vom 8./9. Dezember 2018.

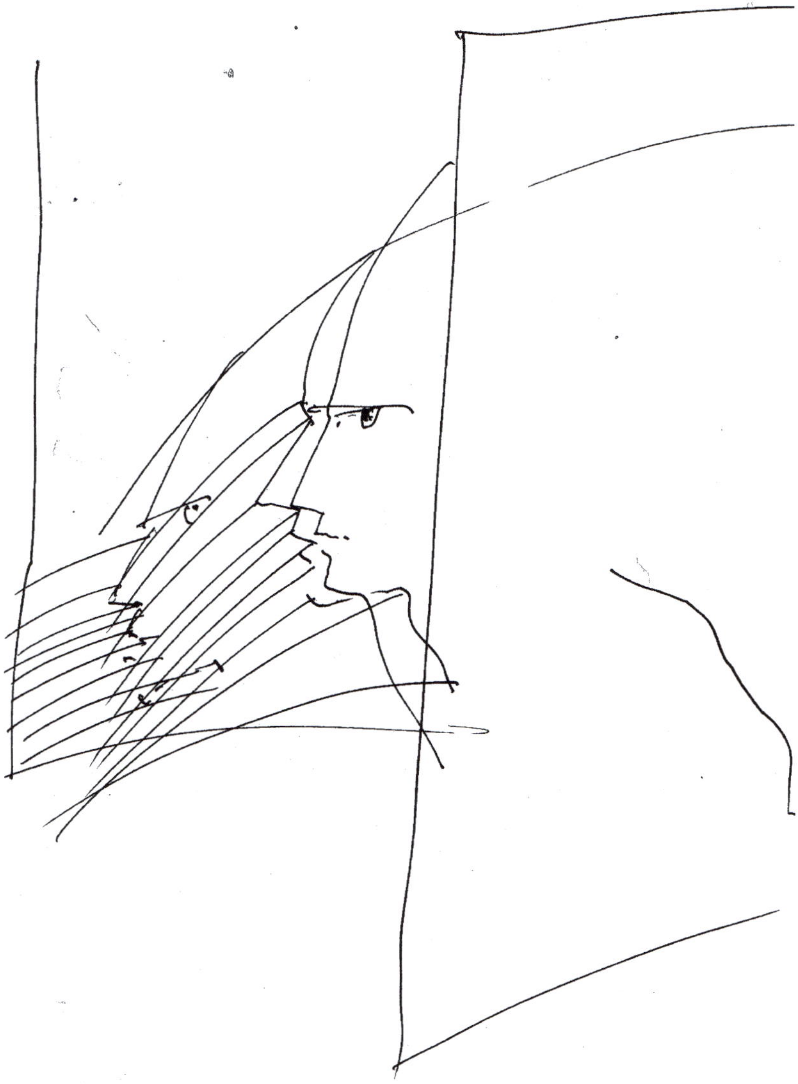

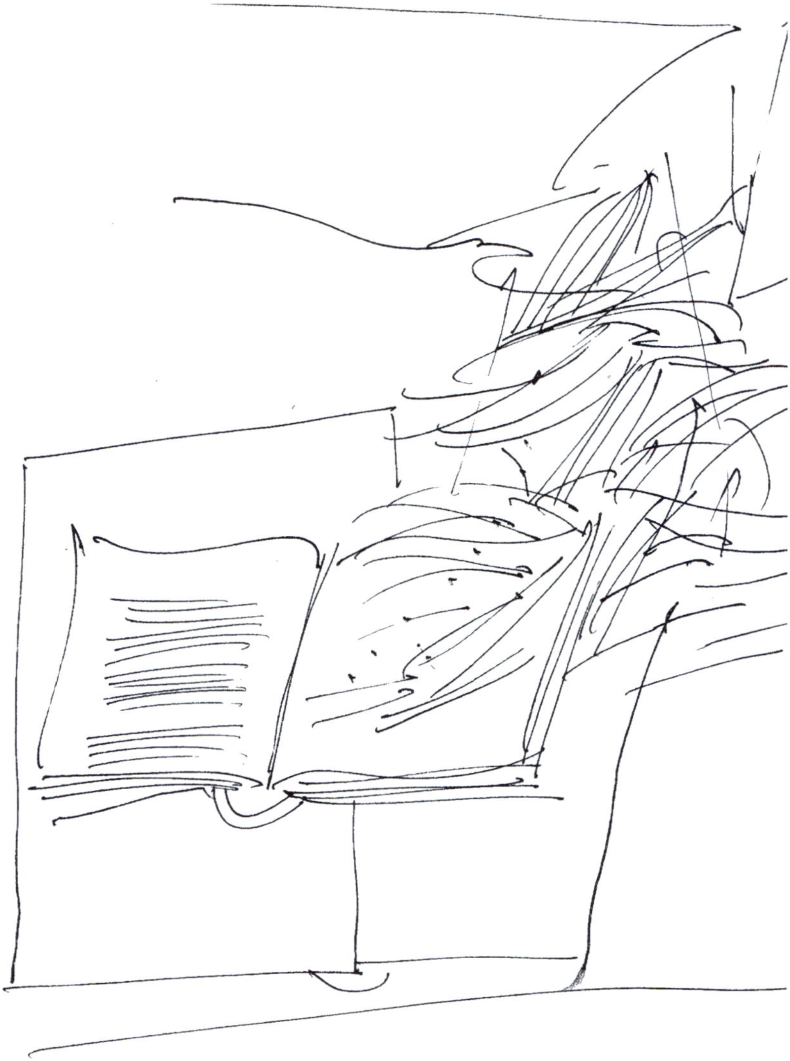

Sprache erzeugt Wirklichkeit — mG 2010

3. Das Wort: Sprache erzeugt Wirklichkeit

3.1 Der Mensch, das unvollkommene Wesen

3.2 Die Sprache, die Erschöpferin des Menschen

3.3 Auf dem Weg zur digitalen Alphabetisierung

3.4 Die Botschaft – das Wort oder das Medium?

3.5 Im Delirium der Worte

3.6 Der Mensch, ein fehlbares Sprachwesen

3.7 Die Einsicht: Sprache ist Gesellschaft

Literaturhinweise

3. Das Wort: Sprache erzeugt Wirklichkeit

3.1 Der Mensch, das unvollkommene Wesen

Wie schon im Einleitungskapitel ausgeführt, muss sich der Mensch seine Welt erst durch Handeln, Kommunizieren und Orientieren selbst schaffen. Dabei kommt ihm seine zweite Natur, die Kultur, zu Hilfe. Sie macht den Menschen zu einem Augentier, das seine Lebenswelt nicht durch Duft, sondern durch Menschen gemachte Werte und Verhaltensregeln, Symbole und Rituale hervorbringt. Damit sind der Glaube an Gott und der Patriotismus, die zehn Gebote und das Strafrecht ebenso gemeint wie Symbole wie die Kleidung, der Gesichtsausdruck, die Flagge und die Sprache. In diesem kulturellen Unterfangen, das wir Lebensweise nennen, spielen die Worte eine zentrale Rolle. Denn der Mensch äußert sich mit Hilfe von Blicken und Gesten ebenso wie mit Worten und Sprache und sendet damit Botschaften aus.

Also stimmen wir uns ein (Strasser/Bilitza 2011: 12):

Am Anfang war das Wort, dann kam der Mensch
und machte sich seinen Reim darauf.
Was folgte, war eine Katastrophe, Strophe für Strophe
versank die Welt in einem sprachlichen DE-Lyrium.

Ist das wirklich so? Dafür spricht zunächst, dass wir uns scheuen, zuzugeben, dass wir für alles, was wir tun, so viele Worte brauchen. Denn Mensch sein heißt handeln, die Sprache zu gebrauchen und von ihr gebraucht zu werden (vgl. Goffman 1976). Sprache kann etwas bewegen, im Menschen wie in der Gesellschaft.

Lange bevor der erste Mensch seine Füße auf diese Erde setzte, trieb ein triebhaftes Wesen sein fast zwangloses (Un-)Wesen. Es genoss eine schier grenzenlose Freiheit – heute

würde man sagen: eine narzisstische Freiheit – und war niemandem untertan. Es schien, als sei es nur den Gesetzen der Natur ohnmächtig ausgeliefert.

3.2 Die Sprache, die Erschöpferin des Menschen

Nicht nur die Natur veranlasste dieses unvollkommene Wesen, als Liebender nicht bloß wie das Tiermännchen seine Empfindungen mit Lauten des Wohlbehagens zu begleiten. Es wollte mit der Geliebten auch über seine Verliebtheit reden. Für den britischen Sprachforscher und Psychologen Robin Dunbar (2011) war klar, dass der Mensch die Sprache erfand, um zu klatschen und zu tratschen, aber auch über die Liebe zu sprechen. Während die Affen sich mit paarweisem Lausen und Gelaustwerden zufriedengeben mussten, war für den Menschen die Sprache ein Ersatz für das Streicheln. Affen erlebten durch liebevolles Kraulen eine Ausschüttung von Endorphinen, so wie der Mensch ein „High“ erlebt durch Tratschen und Streicheln. Durch die Sprache dehnte *Homo Sapiens* die Sozialisation auf größere Gruppen aus, um einen reibungslosen Umgang in der Gesellschaft zu ermöglichen (Helm 1996).

Schon im *Dschungelbuch* von Rudyard Kipling (1895/2017) übergibt der Inderjunge Mogli der hübschen Kitty eine Blume und macht sich mit dieser Übergabe wieder verständlich. Und so holt sie ihn in die Zivilisation zurück. Auch Jürgen Habermas (2011) kam bei seiner Suche nach der Quelle der Gemeinschaft auf die Entstehung der Sprache, mit der „die reziproke Übernahme der Perspektive des Anderen“ und der Schritt „in die Öffentlichkeit einer gemeinsam interpretierten Welt“ eingeleitet worden sei.

Allerdings bestand der Preis für die Segnungen dieses Sprachbesitzes in einer Dämpfung des menschlichen Temperaments. Mit der Sprache und der daraus resultierenden Vorstellung von

der Natur hat sich der Mensch auch über die Natur erhoben. Die Sprache entpuppte sich als Voraussetzung, um mit anderen Menschen in Beziehung treten zu können, vor allem mit ihnen zu kooperieren, um zu überleben. Insofern lässt sich Sprache auch nicht allein auf Worte reduzieren.

Schon für die alten Ägypter repräsentierten Hieroglyphen sowohl Wörter als auch Bilder. So zeigt der Ägyptologe Ludwig Morenz (2019) am Beispiel des Gottesnamens, der sich neben dem Lautwert mit den Bildern von Himmel, Mensch und Erde assoziieren lasse, wie die Hieroglyphen zur „visuellen Poesie" aufgestiegen seien. Drastischer Bilder bediente sich auch Martin Luther, wenn er „Vom Himmel hoch, da komm ich her" spricht und im Allerkleinsten, dem Kind in der Krippe, etwas unendlich Großes entstehen lässt.

Auf dem langen Marsch in die Zivilisation entdeckte dieses Wesen, dass es mit Worten den Dingen eine Bedeutung verleihen konnte – eine Bedeutung, die über die unmittelbare Erfahrung hinausreichte. Und es entdeckte, dass die Sprache, im Gegensatz zum Tierlaut, mehr als nur der Ausdruck der unmittelbaren Erfahrung war. Sie ermöglichte ihm, auch über Nichtanwesende(s) zu reden. Die Sprache erwies sich als „der Urgrund des Menschen", „in dem der Einzelne seiner selbst bewusst, seiner Mitmenschen gewahr und der Welt innewird" (Gauss 2017). Damit konnte der Mensch die Welt nicht nur verstehen und beschreiben, sondern sie und sich selbst auch verändern, sich den Umständen anpassen. Die Sprache wurde so zu einem wahren Schatz des Lebens (Bilitza/Strasser 2011).

Auch die Sprache verändert sich. Sprachen sind prozesshaftig, erweitern sich, wenn sie mit neuen Inhalten und Denkformen konfrontiert werden, vor allem auch deshalb, weil sich aus der jeweiligen Sprache eine spezifische Weltsicht ergibt (vgl. El-

berfeld 2012). Das erkennen wir nicht nur an den Anglizismen, die wir importieren, sondern erfahren es auch täglich aus den sozialen Medien, wenn nicht nur Jugendliche den sprachlichen Ausdruck verkürzen oder Abkürzungen wie „Af", „LG" oder „LOL" benutzen. Ob damit allerdings nur mehr gesagt wird, was unbedingt nötig ist, ist mehr als fraglich. In Unternehmen werden neue Sprachsysteme eingeführt, wenn vom CEO, Meeting und Shitstorm, von Diversity, Performance und Compliance die Rede ist.

So wird Fußball nicht nur gespielt, sondern auch darüber gesprochen. Reporter wie Spieler kommen immer wieder mit neuen Begriffen aufs oder vom Feld, wie der umfangreiche Bestand an Verben für das „Schießen" demonstriert. Dafür steht auch „Dreschen" oder „Zimmern" oder dass der Ball „ins Tor gezuckert" oder „gezwitschert" wird. Viele Ausdrücke von der Fußballwelt finden auch Eingang in andere Lebensbereiche, wenn vom „Ball flachhalten", vom „Zeigen der roten Karte" oder von der Champions League gesprochen wird, in der jemand oder eine Institution aufgestiegen ist (vgl. https://fussballlinguistik.de/). Einige prominente Eigennamen wurden bereits zu Verben: „das Müllern" oder „das Vandervaarten".

Sprachliche Verknappung führt nicht selten zu einer emotionalisierten, ja wütenden Ausdruckweise. Andererseits kann man ohnehin eine zunehmende Emotionalisierung in der Gesellschaft beobachten, auch bei der Wortwahl in E-mails, SMS oder Briefen. Man ist sich zwar einander nicht nähergekommen, aber man schreibt sich so, als hätten sich die Beziehungen verändert, wie die Linguistin Christa Dürscheid seit einiger Zeit beobachtet (vgl. Dürscheid/Fricke 2016). Auch beim Telefonieren gibt es inzwischen einen Paradigmenwechsel. Es werden so manche Telefonanrufe abgeblockt, nicht nur wegen

der vielen Betrügereien, sondern weil es viele Alternativen zum Anruf gibt. Der Erfurter Kommunikationswissenschaftler Joachim Höflich spricht sogar von einer „neuen Form der Sozialität“ und fügt in einem Interview mit Claudia Fromme (2018) hinzu: „Wir haben noch nie so viel kommuniziert wie heute und noch nie so wenig miteinander gesprochen.“ Allerdings werde es ohne Telefon nicht gehen, verrate doch die Stimme über die Person immer noch mehr als der Text, wie der Kommunikationswissenschaftler Walter Sedlmeier in diesem Interview bekannte: „Erst die Stimme verschafft den Zugang zur Seele des anderen.“

Wir verdanken also dem Wort die Errettung aus dem triebhaften Gang alles Tierischen, denn der Weg der Zivilisation ist durch Worte gepflastert. Mit der Sprache begeben wir uns auf den Weg durchs Leben, indem wir uns verbal oder nonverbal verständigen, Dingen einen Namen geben, sie (be-)deuten. Über die Zeit hinweg hat man sich so über deren Sinngehalt durch Gepflogenheiten oder das Recht geeinigt. Denn Sinn braucht Zeit!

Dieser sprachliche Weg beginnt im Mutterleib. Dort belauscht das Baby die Stimme seiner Mutter. Schon vor dem Spracherwerb lernt das Kind zu kommunizieren, und zwar durch Nachahmung. Das geht sogar so weit, dass das Aufs-Töpfchen-gehen zu einem Kommunikationsinstrument wird: Geschenk oder Verweigerung. „Man lebt in einer Sprache, bevor man ein Land bewohnt“, sagte die Philosophin Hannah Arendt.

Das musste der deutsche Schriftsteller Hanns-Josef Ortheil (2011) auf besonders schmerzhafte Weise erfahren: So wie seine Mutter, war auch er stumm. Er litt unter einer „autistischen Ich-Versenkung“, wie die Diagnose lautete. Nicht sprechen können, bedeutete für ihn und seine Mutter, nicht am Le-

ben zu sein; für die Anderen bedeutete es auch, nicht zu begreifen, auch wenn die beiden hören konnten. „Stumme Jungen“ galten als „Idioten“. Sie wurden ausgegrenzt, isoliert, bestenfalls kam eine imaginäre Kommunikation zustande. Mit Musik, mit dem Klavierspielen konnte er sich bemerkbar machen und das Stigma des stummen, hilflosen „Idioten“ ablegen. Aber erst die Sprache habe ihn wiedergeboren, wie er später einmal sagte, und den Menschen Ortheil zu einem „sprechenden und darstellenden Wesen“ gemacht.

Sinn stiften braucht Zeit, weil Kultur als Lebensweise mit Austausch, Verständigung und Stil, vor allem mit Verstehen, zu tun hat. Diese Sinngebung ist das Werk der Gesellschaft, in der uns die Sprache rückwärts gewandt voranschreiten lässt. Denn Verständigung ist als Leitmotiv in der Sprache angelegt, wie Jürgen Habermas (1994: 89) betont. Die Sprache schaut sich beim Denken selbst zu, so wie wir der Sprache lesend und hörend zuschauen. Wir können uns vom Stamm eines jeden Wortes nicht weiter fortbewegen, als dessen Wurzeln in der Geschichte, in unserer Lebensweise vergraben liegen. Nicht zuletzt erkennt man in der Unübersetzbarkeit von manchen Begriffen in eine andere Sprache, wie sehr Sprache und Kultur miteinander verbunden sind. Was man nicht ausdrücken kann, bleibt unaussprechlich, wie man bei der Schriftstellerin Kübra Gümüşay (2020) an vielen Beispielen nachlesen kann. Manchmal bedient sich die Sprache sogar der Musik und der Kunst, um das, was man sagen will, auszudrücken: „Musik ist Liebe auf der Suche nach einem Wort“, sagt der amerikanische Poet Sidney Lanier. „Ohne Musik wäre das Leben ein Irrtum,“ schreibt Friedrich Wilhelm Nietzsche in der *Götzen-Dämmerung*.

Beim Singen werden nicht nur die Stimmbänder in Schwingung versetzt, auch Kopf und Körper vibrieren. Musik öffnet

die Fantasie, erfordert kein Denken. Musik braucht auch keine Übersetzung wie der Text, auch wenn sie wie die Sprache ihre eigene Grammatik und Syntax hat. Aber der Komponist wählt die Regeln und das Klangmaterial selbst. Nicht nur der Dirigent Yehudi Menuhin sah im Singen die eigentliche Muttersprache des Menschen. Babys hören Gesänge und verstehen Melodien, lange bevor sie sprechen können, manchmal schon im Bauch der Mutter. Für Neurologen wie Gerald Hüther ist Singen „Balsam für die Seele“ und das Eingangstor zur sozialen Kompetenz, weil es auf andere einstimmt.

Auch die kindergerechte Sprache stimmt das Kind ein, denn Erwachsene sprechen mit ihm langsamer und mit höherer Stimme. So folgen Kleinkinder dem, was gesagt wird, aufmerksamer, wenn die Babysprache zum Einsatz kommt. Letztlich geht es darum, „Aufmerksamkeit zu erregen“, wie die Linguistin Katharina Zahner bemerkt. Mit anderen Worten, man erzählt abwechslungsreich, verzieht das Gesicht und deutet mit den Fingern auf die Dinge, um die es geht. Wie Experimente gezeigt haben, lassen Blicke, Worte und Gesten das Sprachvermögen der Kinder schneller vergrößern (Ederer 2020).

Die erste Sprache bekommen Babys allerdings nicht zu hören, sondern zu spüren: Es ist die Berührung, die beruhigende Wirkung hat und behagliche Wärme ausstrahlt. Die Wirkungen der berührenden Sprache setzen sich auch später fort, wie die Linderung von Schmerzen durch so manches Händchenhalten und Handauflegen beweist und auch medizinisch nachgewiesen wurde.

An Orten wie der Sixtinischen Kapelle – und nicht nur dort – wird die Kunst dazu benutzt, um das Wort Gottes als Offenbarung zum Ausdruck zu bringen, wie die Künstlerin Andrea

Fraser in einem Ausstellungsbeitrag über „Das öffentliche Leben der Kunst“ bemerkt.

„Wörter sind per se neutral, erst ihr Gebrauch wertet sie auf oder ab,“ wie die Journalisten Sebastian Pertsch und Udo Stiehl anmerken (Pertsch/Stiehl 2016: 11). Der Gebrauch findet aber immer in einem kulturellen Kontext statt, der auch Grenzen aufzeigt. Wenn diese Grenzen tatsächlich oder vermeintlich überschritten werden wie im Falle der Mohammed-Karikaturen, kann es zu Protesten oder gar zu Konflikten mit Gewaltausbrüchen bis hin zum Krieg kommen. Allein schon die wortgewaltige Kritik an einem anderen Land kann Gewalt und Krieg auslösen. Der Fall Israel demonstriert immer wieder, dass Kritik zu mehr oder weniger gewollten und inszenierten Missverständnissen führt – und politisch gemeinte Kritik als Antisemitismus ausgelegt wird. Wie überhaupt Gewaltrhetorik oft zum Gegenteil von dem führt, was beabsichtigt ist. Dafür stand auch die Ankündigung vom ehemaligen US-Präsidenten Barack Obama nach den Pariser Anschlägen 2015: „Wir werden den IS zerstören.“ Adolf Hitler fabulierte dagegen in *Mein Kampf* von der „Zauberkraft des gesprochenen Wortes“.

So definierte Karl Farkas, der Wiener Kabarettist, den Österreicher folgendermaßen: „Ein österreichischer Patriot ist ein Mann, der böse wird, wenn ein Fremder Österreich kritisiert, wie er selbst es immer tut.“ Durch die Sprache werden im Gehirn des Menschen Bilder, Vorstellungen von der Welt aktiviert. So liegen den meisten Sprachen ähnliche Vorstellungen von der Glatze oder dem Haarausfall zugrunde, nicht dagegen von der Tugend. Oder haben Sie schon einmal versucht, sich in einer Phantasiesprache Anderen mitzuteilen und sich mit ihnen zu unterhalten? Auch hier gilt: Die Grenzen der Kommunikation sind die Grenzen der Gesellschaft. Oder wie der

Philosoph Ludwig Wittgenstein (1922/1986) in These 5.6 seines *Tractatus logico-philosophicus* formulierte: „Die Grenzen meiner Sprache bedeuten die Grenzen meiner Welt."

Inspiriert durch den griechischen Philosophen Platon, leitete auch der Sprachpsychologe Karl Bühler (1982) aus der Unterscheidung zwischen dem Sender, dem Empfänger und dem Gegenstand einer sprachlichen Mitteilung die drei Grundfunktionen der Sprache ab: Symbol, Symptom und Signal, d. h. „Darstellung eines Gegenstandes oder Sachverhalts, Ausdruck einer inneren Befindlichkeit oder Absicht des Senders und Appell an den Hörer, etwas Bestimmtes zu denken oder zu tun" (Schiewe 1998: 13).

Für den Soziologen Niklas Luhmann bedeutete Gesellschaft Kommunikation; beim Philosophen Karl Jaspers stieg Kommunikation zur „Selbstwerdung" auf. Denn der Mensch kommuniziert mit Hilfe seiner Gedanken. Im Gebrauch der Sprache kommt daher die Bedeutung der Worte zum Ausdruck. So werden ihre Grenzen ausgelotet, die entscheidend mit sozialer Kontrolle zu tun haben, wie der gegenwärtige Bedeutungsverlust von Sitten und Bräuchen im analogen Alltag und die Zunahme von Hasstiraden in den sozialen Netzwerken demonstrieren. Das heißt aber auch, dass Kommunikation nicht immer Nähe schafft. Auch in Paarbeziehungen kann gemeinsames Schweigen eine Lösung des Problems sein.

Kein Mensch kann die Spuren dieser Kommunikationskanäle verlassen, so wenig wie er nicht *nicht* kommunizieren kann. So gibt es in vielen Sprachen einzigartige Wörter, die es in keiner anderen Sprache gibt, die David Tripolina (2017) zusammengetragen hat. Im Japanischen bedeutet z. B. das Wort „Ah-un" die „unausgesprochene Kommunikation zwischen engen Freunden".

Die Menschheit versucht fieberhaft, die Sprache als Mittel zu gebrauchen, das man zu beherrschen glaubt. Aber wir sind es selbst, die der Sprache tagtäglich dienen. Es ist wie mit den Kleidern: Machen Menschen Worte oder machen Worte Menschen? Beides trifft offenbar zu. Lässt man sich auf die Struktur der wörtlichen Argumente ein, so erscheint der Mensch als ein intellektueller Abenteurer, der wissentlich oder unwissentlich durch das Reich der Kommunikation navigiert, während sich das Ideengeflecht um ihn herum ständig erweitert. Man sollte daher auch den Islam nicht *wörtlich* nehmen, sondern beim *Wort* nehmen, d. h. interpretieren, in die Zeit bringen.

3.3 Auf dem Weg zur digitalen Alphabetisierung

Das Äußere, die Äußerung der Worte, die „akustische Maske", wie Elias Canetti sie nannte, macht zwar den Menschen unverwechselbar, auch einmalig (Durzak 1976: 113 ff.). Aber die Äußerung sei nicht alles, wie schon Ludwig Wittgenstein anmerkte, wenn er vom Unaussprechlichen spricht, das im Sagbaren liege. Allerdings findet in der heutigen Welt Kommunikation zwischen den Menschen zunehmend auf digitalen Wegen statt, d. h. auf schriftlichem oder mündlichem Weg übers Smartphone und den PC. Die schriftliche Kommunikation ist zunehmend unpersönlich geworden, auch weil man als Empfänger einer Botschaft immer öfter nur ein kleines Rädchen in einem Verteilersystem ist.

Die digitale Alphabetisierung schreitet voran. Die digitale Sprache ist nicht nur die am schnellsten wachsende Sprache der Welt, sondern auch das „schnellste und direkteste Kommunikationsmittel" (Cagegganini/von Gehlen 2018). Sie ist Teil unserer Wirklichkeit geworden, denn das eingefügte Emoji und die abschließenden Satzzeichen lassen Menschen verstehen, wie die Stimmung ist, und so eine Art von Ver-

trauen, ein Nahegefühl, wenn auch in Abwesenheit, aufkommen. Das hat nicht zuletzt mit dem Tempo und der Tonlage zu tun, auch wenn durch die Abwesenheit, die Kürze und die Geschwindigkeit die Kommunikation selbst verarmt. Emojis ersetzen nicht die Sprache; sie ergänzen sie, sie sind das „digitale Äquivalent“ von Mimik und Gesten (McCulloch 2019).

Als Programmiersprachen sind diese Zeichen geschlossene Systeme, eine „emotionale Tonspur zur getippten Information“, die von den Tech-Konzernen bestimmt werden. So bestimmt das Unicode-Konsortium, dem u. a. Apple, Microsoft, Google, Netflix, Adobe und das Ministerium für Stiftungen und religiöse Angelegenheiten von Oman angehören, was in den Emoji-Katalog eingeht und „wie Milliarden Menschen ihren emotionalen Haushalt digital abbilden dürfen“ (Gamperl 2019).

Die Frage ist, ob die Strichgesichter unsere Lebenswelten abbilden und z. B. Diversität und Gleichberechtigung fördern. Oder suggerierten sie doch nur eine heile Welt, zumal dahinter finanzielle Interessen eine wichtige Rolle spielten, wie die Digitalredakteurin Elisabeth Gamperl (2019) vermutet. Für Modedesigner wie Wolfgang Joop sind Likes und Emojis ohnehin nur etwas „Ungebildetes“, das sich im „Mitschnacken“ und immer wieder Basteln von neuen Emojis äußert und „das ganze Leben als Playground“ erscheinen lässt (Joop 2019).

Unsere Welt ist inzwischen von Programmiersprachen durchtränkt, nicht nur Geräte wie die Digitaluhren, die PCs, Tablets und Mobiltelefone, sondern auch die Autos, die Züge, Produktionsstätten und das „smart home“. Alle enthalten einen Computer, der programmiert ist, damit das geschieht, was geschehen soll. Die Programmiersprache bedient sich eines Codes, der Anweisungen enthält. Informatiker sprechen von Rechen-

vorschriften, die der Computer ausführen soll. In dieser programmierten Kommunikationswelt geht es streng zu. Fehler werden nicht verziehen. Jede neue Entwicklung macht diese Welt komplexer. Wie im wirklichen Leben, hinkt auch hier die Software der Hardware hinterher. Es wird allerdings noch eine Weile dauern, bis alle Bürger diese Sprache sprechen, auch wenn sie längst ihre Welt entscheidend verändert hat.

Auch die digitale Welt kann nur durch die Sprache entborgen werden (vgl. Schüssler 2015). Clive Thompson (2019) tröstet mit dem Hinweis, dass die mit Software hergestellten, weil betriebenen Maschinen immerhin aus Wörtern bestünden. Nur die Programmierer verwandeln sich in Roboter, und Ingenieure tun alles, um unser Gehirn dem Computer zugänglich zu machen. Wenn aber Maschinen mit und wie Menschen agieren, weil sie wie das Gehirn funktionieren, stellt sich die Frage, ob wir als bewusstseinsfähige Individuen „noch sprachlich und symbolisch kommunizieren müssen, um zu kooperieren". Es geht um unsere Privatsphäre und damit „wo unser Selbst endet und wo die Maschine anfängt" (Filipović 2019).

Da ist es naheliegend, die Deutungshoheit über Zeichen und Symbole durch die Sprachmonopolisten in die Nähe von Sprachpolizisten zu rücken, was im Internet der Dinge schon längst der Fall ist. Der diskursive Raum wird durch technische Voreinstellungen eingeschränkt, wenn Mensch und Maschine durch Objekte im Auto oder zu Hause über die Sprachassistenten miteinander kommunizieren. Mein menschliches Gegenüber verstehe ich meistens intuitiv, was für den Roboter aber nicht gilt. Dennoch müssen wir uns fragen, was in der Maschine vor sich geht. Will ich mein Kind mit einem Roboter spielen lassen, ohne zu wissen, was in ihm vor sich geht und wozu er fähig ist? Was hört eigentlich Alexa? Nur das, was sie hören soll, oder doch viel mehr? Gibt sie etwa meine geheimen

Gesundheitsdaten weiter, die ja immer wieder auf den Tisch kommen?

Die entscheidende Frage ist allerdings, ob sich die Gefühlswelt, das Spezialgebiet der Emojis, nämlich zu streiten, ohne zu verletzen, als sprachlicher Fortschritt erweist. Das wird nur dann der Fall sein, wenn die Verlagerung der Kommunikation vom Wort zum Bild uns nach wie vor in die Lage versetzt, die Wirklichkeit zu entbergen. Wenn das nicht der Fall sein sollte, wovon auszugehen ist, wird sie uns zurück zum Wort bringen. Dann wird z. B. auch klar, dass Melania Trump unemojibar ist, weil sie so „hilfreich für Frauen wie eine leere Packung Tampons" sei, wie sich Michelle Wolf beim White House Correspondents' Dinner ausdrückte. Das wird zwar das Ehepaar im Weißen Haus kaum stören, weil es auf eine Weise gefeiert werden möchte, die die Folgen ihres eigenen Handelns ausblendet.

Es heißt zwar, der digitale Mensch sei transparenter, aber das Internet wird noch immer als wertfreier Raum gesehen im Gegensatz zu den gesellschaftlichen Institutionen, die auf Werten und Normen basieren. Angesichts der vielen Hasstiraden im Internet geistert heute immer öfter der Spruch durchs Netz: „The tongue has no bones, but it is strong enough to break a heart. So be careful with your words." Unflätigkeiten und grenzenlosen Hass gab es schon im literarischen Untergrund in Frankreich des 18. Jahrhunderts, an denen sich Gelehrte und „les philosophes" beteiligten (Darnton 1985).

Sie waren allerdings auf Bücher, Salons und Akademien begrenzt. Die sozialen Netzwerke von heute geben allerdings zu befürchten, dass wir uns von der bürgerlichen Öffentlichkeit verabschieden, weil die Digitalisierung auf dem Urgrund der menschlichen Lebensbereiche, „der menschlichen Kommunikation, eine alles zerstörende Explosion verursacht", wie die

Schriftstellerin Eva Menasse anlässlich der Verleihung des Ludwig-Börne-Preises konstatierte (Schmidt 2019). Für den Digitalexperten Jeff Jarvis sind wir ohnehin auf dem Weg in eine Gesellschaft, in der „alle sprechen, aber niemand mehr zuhört“ (Brosda 2019).

So fragen sich inzwischen viele Eltern, was aus ihren Kindern wird, ob ihnen Smartphone & Co neue Wege in die Menschenwelt ebnen und die Eltern ihre Kinder auf anderen, unerwarteten Wegen kennenlernen (z. B. Fellmann 2020). Werden sie vielleicht sogar selbständiger oder doch der digitalen Suchtgefahr stärker ausgesetzt?

Wir werden in Zukunft immer mehr mit Automaten zusammenleben. Sie werden wie Siri, die Spracherkennungssoftware von Apple, oder die Sprachassistentin Alexa von Amazon ganz natürliche Gesprächspartner sein. Das Navi hat ja schon einiges vorgemacht. Deren künstliche Intelligenz entsteht aus einer Kombination von Big Data und lernfähigen Netzen und wurde so zur Schlüsseltechnologie im Silicon Valley. Diese Automaten kommunizieren untereinander, auch mit uns, allerdings emotionslos, aber vernünftig. Diesen Sprachmaschinen können wir nicht mit Wischi-waschi-Bemerkungen oder unklaren Entscheidungen begegnen. Die Maschinen fragen zwar nach, aber wenn es dann nicht klappt, wird die Kommunikation auf später verschoben, um uns zur Vernunft zu bringen. Wir werden genötigt, vernünftig (im Sinne der vom sprechenden Roboter erlernten Datenwelt) zu fragen und zu antworten, was wir nur eingeschränkt beherrschen.

Deren künstliche Intelligenz stellt uns sogar vor die Frage, ob die geforderte Transparenz des Deep-Learning-Systems überhaupt nötig sei. Es stellt so etwas wie ein zweites Gehirn dar. Wir verstehen unsere neuronale Architektur ohnehin kaum, obwohl sie dennoch gut funktioniert. Dass wir mit unserem

Gehirn so gut zurechtkommen, hat nicht zuletzt damit zu tun, dass es uns ermöglicht, mit anderen Menschen durch die Sprache zu kommunizieren, sie zu motivieren und in unsere Lebenswelt einzubinden. Mit undurchsichtigen Maschinen würden sich kaum je sinnvolle Gespräche führen lassen, wie auch der Computerwissenschaftler Judea Pearl (2019) nahelegt. Auch bei den kleinsten Änderungen müssten die Roboter immer neu angelernt werden. Oder sind wir erst am Anfang des wunderschrecklichschönen Weges der Algorithmen in Richtung einer neuen Stufe der Menschheit?

Deshalb stellt Birger Priddat (2017) auch die berechtigte Frage, ob uns die Automaten zivilisieren würden, nicht weil sie entsprechend programmiert seien, sondern weil sie nicht anders könnten. Immerhin könnten sie den Verfasser oder Absender von Texten auf gehässige Aussagen hinweisen und das auch durch das Internet verschlechterte Deutsch verbessern helfen und uns zu einer neuen Sprachkultur führen. Da wir es sind, die diese Sprachassistenten schlau machen, weil wir mit ihnen sprechen, stellt sich die weitere Frage, ob sie mit dem findigen Anpasser Mensch vergleichbar sind, denn auch der Mensch passt sich den Herausforderungen seiner Umwelt an.

Oder kehrt mit den virtuellen Assistenten die alte Gouvernante zurück, auf dass nicht nur Adelige und Großbürger, wie das früher der Fall war, ihre Dienste in Anspruch nehmen können? Noch dazu sind die meisten digitalen Dienstboten mit weiblichen Stimmen und Namen zu hören. Überdauern auf diese Weise die alten Rollenbilder, fragt auch ein UNESCO-Bericht und kritisiert die Gender-Stereotypen von Siri und Alexa (Lobe 2019a). Zweifellos werden weibliche Stimmen im Navi wie in den Sprachassistenten angenehmer, auch vertrauenswürdiger empfunden. Können aus Frauenrechten auch Roboterrechte werden, wenn maschinell lernende Algorithmen sich

nie emanzipieren können?

Auch wenn Siri, Alexa & Co einmal das Regiment in Haus und Hof übernehmen und unser Leben leichter machen, geschieht das unter Kontrolle von Apple, Amazon & Co, wie Bernd Graf (2017) über „Die große Schwester“ Alexa zu Recht anmerkt. Letztlich liegt aber nicht darin das Problem, sondern im Ausmaß der Kommunikation, die wir Menschen mit den Sprachassistentinnen führen im Vergleich zu dem mit echten Menschen. Die Gefahr ist eher der Mensch als Alexa, denn er könnte seine sprachliche Kommunikation mit ihr vereinfachen, verkürzen und sich auf ruppig in den Raum geworfene Stichworte beschränken. Der Gewöhnungseffekt könnte wiederum zu einer Verrohung der Sprache führen und nicht nur den familiären Zusammenhalt gefährden. Der politische Brutalismus und die Attacken aus den sozialen Netzwerken haben bereits zur sprachlichen Verrohung geführt und damit so manche Sitten in Frage gestellt.

Und schon sind die KI-Manager auf dem Weg zum gefühlvollen Roboter, der uns wiederum mit der Frage konfrontieren wird, ob das der andere Mensch sei. Könnte er den realen Menschen ersetzen? Auf wen würde Recht und Gesetz zur Anwendung kommen? Eine Frage, die schon beim autonomen Fahren nicht leicht zu beantworten ist.

Die Furchen der Sprache sind die Verkehrsadern unserer Normalität, die Wort und Tat, Blick und Geste, Sprache und Verhaltensregeln zusammenschmieden. Diese Fähigkeit zur Selbstorganisation lässt den Literaten Arno Schmidt (1998) von den Menschen als „Wortweltenerbauern“ träumen. Für aktive Geister von Sokrates bis Stephane Hessel stellte das geschriebene Wort gegenüber der beseelten Rede des Wissenden nur ein Schattenbild dar, denn der Redner hält Wort, während sich der Schriftsteller in wörtlichen Versprechen vergräbt.

Ganz abgesehen davon, förderte die Erfindung der Buchstaben das Vergessen, aber nicht die Erinnerung. Schon Oscar Wilde erkannte: „Was man sagt, ist egal – Hauptsache, man formuliert es gut.“

Die Kunst der Beredsamkeit stand ohnehin in der Antike bis in die frühe Neuzeit hoch im Kurs. In Deutschland geriet sie im 18. Jahrhundert in Misskredit. Goethe sah in der Rhetorik eine Schule des Verstellens, und für Immanuel Kant war sie eine Methode, die Schwächen des Gegners auszunutzen. In den angelsächsischen Ländern machte die Rhetorik nicht nur in der Politik, sondern auch in der Wissenschaft und im Berufsleben im wahrsten Sinne des Wortes Schule. Schon der griechische Philosoph Sokrates sagte: „Sprich, damit ich dich sehe.“ Für den Rhetoriktrainer und TV-Sprecher Frederik Beyer sei der Mensch akustisch gesehen ohnehin nackt: „Die Stimme ist eine Art hörbares Ich“, und die Stimme wird zur „dritten Hand, mit der wir den Gesprächspartner ohrfeigen oder streicheln können“ (Grün 2010).

Die britische Tradition der parlamentarischen Redekunst setzte sich auch an amerikanischen Universitäten durch. In den dortigen Rede-Wettbewerben geht es immer um eines: die Zuhörer zu überzeugen. Barack Obama hörte nicht nur zu, sondern entwickelte auch sein rhetorisches Talent und wurde erster farbiger Präsident der Vereinigten Staaten, auch wenn manche meinen, dass so Hollywood Wirklichkeit geworden sei. Verständlichkeit heißt auch glaubwürdig sein, weil sie die geistige Verarbeitung zulässt und damit ein Gütesignal aussendet.

Allerdings schließt eine überzeugende Figur am Rednerpult Blendung nicht aus. Mit der Sprache schlüpfen wir in ein Kostüm, das bestimmte Signale aussendet. Das gilt erst recht für das Erlernen einer neuen Sprache, womit man auch so manche

Erwartungen umschiffen kann. So ist es auch kein Wunder, dass komplexe bis unverständliche Formulierungen Distanz erzeugen. Das fängt schon beim Namen eines Medikaments an und hört bei Behördenformularen und juristischen Aussagen noch nicht auf (Herrmann 2019). In der Politik kommt es immer wieder zu semantischen Manövern, wie der unlängst vorgelegte Referentenentwurf des Bundesministeriums für Justiz und Verbraucherschutz veranschaulicht, in dem es um ein neues „Verbandssanktionengesetz" geht (Jahn/Schmitt-Leonardy 2020). Dieser Entwurf trägt den Titel „Stärkung der Integrität der Wirtschaft" und sollte den Vorgängerentwurf „Bekämpfung von Unternehmenskriminalität" ablösen. Ein Schelm, wer Böses dabei denkt. Nicht nur in der Politik wird sprachlich jongliert, und die Wirklichkeit aus verschiedenen Blickwinkeln betrachtet und manche Seite ausgeblendet.

Nicht ohne Grund betonte schon der Reformator Philipp Melanchthon, dass der Mensch zum Gespräch geboren sei. Ganz im Gegensatz dazu setzte sein kämpferischer Freund Martin Luther vor allem auf die Wucht seiner Persönlichkeit. Was beide – Melanchthon und Luther – einte, war der Glaube, dass Wissen und Wirklichkeit sprachlichen Ursprungs seien. Daher übersetzten sie nicht nur die Heilige Schrift, sondern betteten sie auch in den Alltag der Menschen ein. So entstand ein moralischer Leitfaden, der das Verhalten der Menschen in der Alltagswelt normalisierte und zugleich die Erfindung des Hochdeutschen vorantrieb. In der Polizistenausbildung von heute heißt es sogar, dass die beste Waffe das Wort sei, um zu deeskalieren. Auch Luther hat „die deutsche Sprache, einen schlafenden Riesen, aufgeweckt und losgebunden", wie ihm der Dichter und Kulturphilosoph Johann Gottfried Herder bescheinigte, indem er Redewendungen wie „Jemanden auf Händen tragen" und Begriffe wie „Denkzettel", „Feuereifer" und „Rüstzeug" in die sprachliche Welt setzte.

Ohne ein Regelwerk, in dem Worte, Blicke und Gesten gedeihen, hätte sich der Mensch im Chaos der Dinge und in der Vielfalt der Möglichkeiten kaum zurechtfinden können. Schon immer reduzierte die Norm die schier unendliche Komplexität der Welt auf ein menschliches, weil handhabbares Maß, wie Niklas Luhmann (1990) uns lehrte. Und so stellt sich die Norm als Ausgeburt dessen dar, was dem Menschen biologisch vorenthalten wurde: als seine zweite Natur, die Kultur, die Ordnung seiner Lebenswelt. Die Wirklichkeit des Alltags ist nicht das Produkt eines göttlichen Schöpfungsaktes, sondern das Ergebnis der menschlichen Sinnmaschine. Der französische Philosoph Jean-Paul Sartre brachte es auf den Punkt: Die Weltwerdung durch Sprache, Literatur und Denken sei eine „kommunikative Schöpfung". Oder wie es in Goethes *Faust* heißt: „Am Anfang war das Wort." Auch das Evangelium des Johannes beginnt so:

Im Anfang war das Wort,
und das Wort war bei Gott,
und das Wort war Gott.
Im Anfang war es bei Gott.
Alles ist durch das Wort geworden,
und ohne das Wort wurde nichts,
was geworden ist.

Der menschliche Geist zerbrach die natürliche Wirklichkeit und betrat das zerbrechliche Eis der von Menschen gemachten Realität – und schuf die Norm, das Regelhafte. Wort für Wort erbaute er die Sinn-Welt, in der Wissenschaftler und Künstler bis heute noch deuten und dichten – mit dem Ziel, alle Ungereimtheiten der Welt zu entdecken und, wo möglich, zu beseitigen. So wirft Carl Spitzweg in seinem Gemälde „Der Bücherwurm" einen spöttischen Blick auf das Selbstverständnis

des biedermeierlichen Bürgertums. Seine Bilder sind gesellschaftskritische Guckkästen der Aufklärung, wenn er gähnende Mönche und erstaunte Wissenschaftler, Hosen flickende Soldaten und ungeschickte Liebhaber oder eben die Bücherwürmer künstlerisch vorführt. Der Bücherwurm ist in der Bibliothek vor dem Regal der Metaphysik in ein Buch vertieft und hat zwei weitere Bücher in der Hand bzw. unterm Arm. Gemeint ist natürlich der Gelehrte im Elfenbeinturm der Wort-Welten (Höller 2012: 66).

Und so wurde sogar der Dichter zum „Ingenieur der Seele“ – ein Zitat, das im Film „Das Leben der Anderen“ vom obersten Herrn der Stasi ausgesprochen wird. Von wem das Zitat „Der Dichter ist der Ingenieur der Seele“ stammt, glaubt man kaum: von Josef Stalin.

3.4 Die Botschaft – das Wort oder das Medium?

In der Wissenschaft wie im Alltag entbergen wir die Wirklichkeit mit Hilfe der Sprache, wie uns der Entwicklungspsychologe Jean Piaget (2000) lehrte. Was sich nicht in Worte fassen lasse, existiere nicht, auch wenn der Tatbestand schon vor dem Wort da sei. Das gilt auch für die Poesie, wie Rüdiger Safranski (2019) in seiner Hölderlin-Biografie zum Ausdruck bringt: „Poesie ist nicht an die Wirklichkeit gefesselt, sie schafft neue Wirklichkeiten; sie ist nicht einfach nur weltabbildend und welterklärend, sondern sie ist im eminenten Sinne weltschaffend.“ Natürlich sind die damit verbundenen Gedanken oft viel komplexer und können sprachlich nur komprimiert ausgedrückt werden.

So sieht auch Wolfram Eilenberger (2018) in den Philosophen Walter Benjamin, Ernst Cassirer, Martin Heidegger und Ludwig Wittgenstein eine gemeinsame Position darin, dass „die menschliche Lebensform eine des Sprechens“ darstelle, weil

die Sprache „der eigentliche Boden unseres jeweiligen Welt- und Selbstverständnisses“ sei.

Auch wenn man nicht gleich die Bibel zur Hand nehmen muss, in der es heißt, dass Gott die Welt durch sein Wort erschaffen habe, müssen wir erkennen, dass wir in eine Welt geboren werden, „in der alles Wichtige bereits einen Begriff hat“. Nicht zuletzt bedeutet Wort, „logos“, im Griechischen auch „Vernunft“, die auf Sprache beruht (Weitz 2019: 25). Andererseits hat die Wirklichkeit, die sprachlich geschaffen wird, unterschiedliche Bedeutungen – je nach Land und Zeit, wie die Begriffe Geflüchtete, Flüchtlinge oder Asylanten in Verbindung mit Migration und Flucht illustrieren.

Von diesem Wandel der Sprache sind auch Gott und die Religion nicht ausgeschlossen, wenn, wie in Frankreich und in Italien, im „Vaterunser“ nicht mehr von „*Führe* uns nicht in Versuchung“, sondern von „*Überlasse* uns nicht der Versuchung“ die Rede ist. Auch wenn die Frage offen bleibt, ob Gott seine Gläubigen ebenso in die Versuchung führen wie der Versuchung überlassen könne. Das Überlassen fällt sanfter aus, weil es passiv ist, während das Führen aktiv ist. In Deutschland und Österreich sei man da noch zögerlicher, wie der Theologe Paul Zulehner (2020) unlängst in einem Interview anmerkte.

In der Vielfalt der Sprache und der Interpretationen wird auch deutlich, wie sehr der Mensch ein Geschichtenerzähler ist, nicht zuletzt die Stellvertreter Gottes auf Erden. Dafür ist auch das „Kreuz“ ein illustres Beispiel, das in der Westkirche seit dem Mittelalter für das Leiden Christi steht, während für die Ostkirche immer das Bild vom ewigen Leben im Vordergrund steht. Schon die Philosophen der Antike haben im Kreuz in Form des Buchstabens X die Weltseele gesehen. Wenn es um die Bedeutung des Christentums geht, könnten die Auslegungen von Theologen, Philosophen, Bischöfen und Laien nicht

unterschiedlicher sein. Auch wenn für viele heute Gott ein Gespenst der Vergangenheit sei, machten sie das Christentum zu einer Waffenkammer für gefährliche Sätze, wie der Leipziger Philosoph Christoph Türcke auf einem Diskussionsforum von sich gab (Voss 2000).

Im Theaterstück „Les Précieuses ridicules“ von Molière heißt es daher auch, dass die Zunge zur „Übersetzerin der Seele“ geworden sei. Deshalb legte uns ein alter arabischer Schriftsteller ans Herz: „Rede, denn der Mensch verbirgt sich in den Falten der Zunge.“ Gegen Ende des 15. Jahrhunderts verfasste der italienische Philosoph Giovanni Pico della Mirandola (2018) seine *Neunhundert Thesen*, in denen er nicht nur sein enzyklopädisches Wissen zu Papier brachte, sondern auch auf das Muster der Mannigfaltigkeit der Gedanken verwies. Damit meinte er nicht zuletzt, dass Philosophen das gleiche Problem oder den gleichen Gedanken nur mit unterschiedlichen Worten ausdrückten, auch wenn das in unterschiedlichen Zeiten geschah.

Mit der Sprache sehen wir die Welt auf eine ganz besondere Art, wie auch Wilhelm von Humboldt den „menschlichen Sprachbau“ verstand: „Alles Verstehen ist … immer zugleich ein Nicht-Verstehen ...“ Allerdings hat unser Bewusstsein auch mit Bildern und Gleichnissen zu tun, denn die Sprache mit symbolischen Abbildungen gibt es erst seit 100.000 Jahren, den Menschen mit seinen Gewohnheiten schon viel länger. Die Bildsprache, die visuelle Kommunikation, durchzieht heute unser Leben – von der Werbung bis zu den Denkmälern einer Nation. Sie spricht Gefühle und Sinne an, indem sie Augen zu Sensoren macht, mit denen Bilder, Zeichnungen, Skulpturen und Lichteffekte besser, jedenfalls anders wahrgenommen werden als geschriebene Texte. Mit anderen Worten:

„Ein Bild sagt mehr als tausend Worte." Es sagt nicht unbedingt mehr, aber es kann mehr sagen.

Heute würde man nicht mehr sagen, dass das, was man nicht in Worte fassen könne, gar nicht existiere, sondern behaupten, dass das, was man nicht googeln könne, es nicht gebe. Mag sein, dass das Internet Lexika, Brockhaus & Co abgelöst hat. Nur zu welchem Preis? Der linguistische Kapitalismus scheint schön langsam nicht nur die Deutungshoheit zu übernehmen, sondern auch das Wissen selbst zu privatisieren. Die linguistische Unterwerfung demonstriert Google, indem es Lexika wie das Oxford English Dictionary oder den Duden markenschutzrechtlich dazu gezwungen hat, das Verb „googeln" durch „to google" zu ersetzen.

So wird die „Googlebarkeit" zur Voraussetzung für die Existenz von Wissen, aber auch zur maschinellen Ausleuchtung von Personen, die auf Informationssuche sind. Daher kann ich dem amerikanischen Philosophen Michael Patrick Lynch (2016) nur zustimmen, dass wir in der Tat mehr wüssten, aber im Zeitalter von Big Data weniger verstünden. Über Daten und die algorithmisierte Suchtechnik werde Google zum „Herrschaftswissen über den Konsumenten" (Lobe (2018). Das demonstriert auch der Google Assistant, dessen Nutzer heute mit dem Argument beruhigt werden, dass durch die mitgehörten Fragen an und Antworten vom Google Assistant auch gemeinschaftliche Erfahrungen entstünden und wir nicht mehr nur auf das Display starrten.

Wenn aber Überwachung durch die Autorität eines Datenkonzerns zum Alltag wird, ist die Steuerung unserer Gedanken durch das „Ministerium für Wahrheit" nach George Orwells Roman *1984* nicht mehr fern (Lobe 2019b). „Neusprech" soll dann die sprachlichen Ausdrucksmöglichkeiten beschränken

und so die Ideologie ins Unterbewusstsein der Menschen einschleusen.

Jedenfalls vermittelt Sprache Wissen ebenso, wie sie „Fake-News“ verbreiten kann. Auch der Glaube an Verschwörungstheorien ist sprachlich konstruiert. Dazu werden sprachliche Mittel wie bestimmte Wörter, Redewendungen oder Metaphern herangezogen, um die Vorstellung von der scheinbar richtigen Version der Wirklichkeit zu rechtfertigen. So bedient man sich eines Entlarvungsvokabulars wie „so genannt“, „vermeintlich“ oder „angeblich“, um offizielle Versionen infrage zu stellen. Die Redewendung „das stinkt zum Himmel“ oder die Metapher „Marionette“ werden diskreditierend eingesetzt. Wir alle bedienen uns bei Metaphern wie „Herz“ und „Seele“, „Himmel“ und „Hölle“, wenn wir Gefühle beschreiben oder uns zu einem Glauben bekennen wollen. So wird aus dem Gesagten oft Gemeintes, wenn auch nicht immer.

Populisten bedienen sich z. B. des Lügenpresse-Vorwurfs oder Gegenüberstellungen wie „Die da oben – Wir hier unten“ oder „Eliten gegen das Volk“, um die Wirklichkeit zu vereinfachen und Einfluss zu gewinnen. Metaphern sind verbale Scheinwerfer, die bestimmte Merkmale eines Sachverhalts in ein besonderes Licht rücken. Rechtslastige Populisten nutzen z. B. den Anti-Einwanderungsdiskurs, um Positionen regelmäßig zu wiederholen. Wenn diese unwidersprochen bleiben, werden sie salonfähig. Dabei werden sie nicht selten durch die sozialen Medien unterstützt, in denen die lautesten Stimmen die größte Öffentlichkeit erzielen. Auch hier gilt, dass man sich durch die Sprache Zugang zur Wirklichkeit verschaffen kann. In Diktaturen heißt das, sich anpassen bis zur Unkenntlichkeit.

So wird die Anschauung der Welt auch so mancher Verschwörungstheorie angepasst. Die Politikwissenschaftlerin Astrid Séville (2018) unterscheidet deshalb zwischen zwei Sounds

der Macht, den technokratischen Sound und das ordinäre Pöbeln. Auch mit diesen Sounds lässt sich viel reden, aber wenig oder gar nichts sagen.

Auch in der geschlechterbezogenen Sprache wird deutlich, wie sehr Sprache über die kodierten sozialen Verhältnisse die Wahrnehmung unserer Welt lenkt. So fordert zwar in Deutschland nicht nur die AfD die Abschaffung des „Gendern“ und die grundgesetzliche Festlegung der deutschen Sprache als Landessprache. Eine ganz andere Kritik am „Gendern“ kommt von einer anderen Seite. Für die Sprachwissenschaftler Henning Lobin und Damaris Nübling (2018) sei eine geschlechtergerechte Sprache nicht nur sinnvoll, sondern auch eine demokratische Pflicht. Das Genus, das grammatische Geschlecht, habe nämlich „direkte Auswirkungen auf die Vorstellung von Sexus“, also auf dessen Wahrnehmung, weil es auf soziale Erwartungen an die Geschlechter verweise (vgl. auch Nübling/Kotthoff 2018). Wie einerseits die Beispiele von „das Mädchen“, „das Fräulein“, „das Weib“,“ die Schwuchtel“ oder „der Vamp“ illustrieren, kommen darin Geschlechterrollen, also soziale Erwartungen, wie sich die Geschlechter verhalten sollen, zum Ausdruck.

Andererseits stellt sich die Frage, ob eine weitere Ausdifferenzierung der Geschlechterzuschreibungen überhaupt notwendig ist, zumal im Deutschen für die dritte, „diverse“ Gendergruppe neue Anreden und neue Pronomina eingeführt werden müssten. Wenn der ZDF-Moderator Klaus Kleber im „heute-journal“ von „Expert-Pause-Innen“ und Anne Will in der ARD-Talkshow vom „Bund der Steuerzahler-Pause-Innen“ sprechen, macht das die Sache nicht besser, im Gegenteil lächerlich. Gleichheit und Gleichberechtigung geht anders. So sehen viele darin einen „Gender-Unfug“ wie die Schriftstellerin Monika Maron, die unter diesem Titel sogar eine Online-

Petition organisiert hat. Sie sieht in der politischen Bereinigung der Sprache „eine geradezu diktatorische, auf jeden Fall ideologische Anmaßung“ (Gaschke 2020).

Wäre es daher nicht naheliegender, den Menschen zuallererst als Menschen wahrzunehmen? Wenn Gewalt im Spiel ist, müsste man dann nicht über Diskriminierungsstrukturen und nicht über Geschlecht sprechen? Natürlich geht es auch um eine geschlechtergerechte Sprache. Sie darf aber nicht zur Quoten-Sprache werden, die letztlich den (vermeintlich) Diskriminierten schadet, auch weil man sich über sie lächerlich macht. Es geht um den Inhalt. Schon gar nicht sollte sich die Schreibweise von der Sprechweise unterscheiden, wie das bei „Schüler*innen“ der Fall ist. Dazu kommt, dass „Lesende“ andere sind als „Leser“, und „Studierende“ im Moment studieren, was Studenten oder Studentinnen nicht immer tun, so wenig wie Auskunftspersonen nicht immer „Auskunftsgebende“ sind. Der frühere Bundespräsident Joachim Gauck hat das inzwischen als „betreutes Sprechen“ kritisiert.

Man muss deshalb noch nicht so weit gehen wie Walter Laufenberg, der in der 827. Ausgabe seines *NETzine* „Passiertes! – Passierte es?“ von einer Amtsanmaßung der Stadtväter und Uni-Rektoren spricht, die einem Überschreiten ihrer Befugnisse gleichkomme. Nach §132 StGB sei das strafbar und führe zu einer Geldstrafe oder bis zu zwei Jahren Haft. Für ihn sei das berechtigt, „denn wer befiehlt, wie zu sprechen ist, der wird bald auch befehlen, was zu sagen ist“. Immerhin gibt es im Schwedischen neben dem „han“ (er) und „hon“ (sie) das Pronomen „hen“ für Personen, deren Geschlecht nicht festgelegt ist. Im Englischen experimentiert man noch mit dem geschlechtsneutralen Mx, ausgesprochen „Miks“, neben Mr und Ms/Mrs klingt fast schon witzig.

Auch die ausgleichende Verbindung von männlich und weiblich bringt uns nicht weiter, wenn von Bürgern und Bürgermeisterinnen die Rede ist, schon gar nicht, wenn irgendwann den BürgerInnen die BürgerAußen zur Seite gestellt werden. Nicht einmal die Vorständinnen werden das richten können. In Österreich bleibt man bei den Wiener Philharmonikern, auch wenn der Streit um den weiblichen Zugang zum Orchester inzwischen beigelegt ist.

Der Einsatz von Sternchen, Unterstrichen, Binnen-Is oder Querstrichen ist nicht die Lösung des Problems, wenn in der Praxis mit den Geschlechtern nicht souverän umgegangen wird, wie auch Thomas Steinfeld (2019) argumentiert. Es spricht daher viel dafür, die männliche Ausdrucksweise beizubehalten, um die Sprache nicht zu verkomplizieren. Die männliche Variante ist die Grundform, auch die Gruppenbezeichnung, die die Frauen inkludiert, während die weibliche Endung hinzukommt. Innerhalb der Zwei- oder Dreigeschlechtlichkeit wird es immer Veränderungen geben, sei es in Bezug auf die Geschlechterrollen, wie die Menschen aussehen sollen, oder ihre Sexualität (Hornscheidt 2018).

So streitet man z. Zt. in Spanien, ob man noch „amigos y amigas“, also Freunde und Freundinnen, sagen könne, oder zur sprachlichen Neuschöpfung „amigues“ übergehen solle. Die Endungen -os und -as schlössen nämlich die Trans- und Intersexuellen aus, während das -es das Problem lösen könne. Wie in den deutschsprachigen Ländern stellt sich auch hier die Frage, ob man solche Eingriffe in die gesprochene Sprache akzeptieren könne (Urban 2020). Dann kann man nur hoffen, dass das Wetter doch noch „herrlich“ bleiben und nicht „fraulich“ werden wird.

Weil Sprache die gesellschaftliche Wirklichkeit abbildet, haben Wörter auch ihre Zeit. Mit sprachlichen Konventionen

wird gleichsam Sinn transportiert und die Welt interpretiert, wie auch die Alternativen für „Flüchtlinge“ illustrieren: Geflüchtete, Schutzsuchende, Vertriebene. Wörter seien Informationsspeicher, deren Medium zur eigentlichen Botschaft geworden sei, wie Marshall McLuhan (2009) schon in den 1960er Jahren klarstellte.

Wörter sind nicht nur Informationsspeicher, sie prägen auch unsere Erinnerung und machen unser Leben zur Lebensgeschichte. Sie stehen unserem Bewusstsein zur Verfügung. „Das Denken legt mit seinem Sagen unscheinbare Furchen in die Sprache“, wie Martin Heidegger (1991: 54) argumentierte. Wie tief diese Furchen gehen können, illustriert Samuel Salzborn (2020) mit Bezug auf den Holocaust: Aus der „Tätergemeinschaft des Nationalsozialismus“ seien verbrecherische Einzelfälle und eine „kollektive Unschuld“ geworden, befeuert durch einen Opfermythos und eine „Erinnerungsabwehrgemeinschaft“. Heute ist dieser Informationsspeicher dem Kommando der medialen Aufmerksamkeitsmaschinerie unterworfen – mit der Gefahr, dass nicht das Wort und seine Bedeutung, sondern das Medium entscheidend ist. Längst ist Aufmerksamkeit neben Geld, Bildung, Beziehungen und Geschmack zur entscheidenden Aufstiegshilfe geworden.

Weil auf den medialen Gemeinplätzen regelmäßig Agitatoren und Demagogen auftreten, versammeln sich mitunter massenhaft Zuhörer vor den Rednertribünen – selten zur Aufklärung, öfter zur Verwirrung, meistens zur Genugtuung. Da werden Bücher und Hexen verbrannt, Kunst als entartet diskriminiert, die fundamentalistischen Schwerter der Intoleranz ausgefahren und normative Grenzzäune errichtet. Die Macht der Sprache bestehe auch darin, das „zu behaupten, was nicht ist“, wie Umberto Eco (2016) einmal sagte und hinzufügte: „Man bleibt nicht an der Macht, indem man Liebe predigt, sondern indem

man Hass schürt.“ Auch mit der Wahrsagerei und den Prophezeiungen läuft es ähnlich ab: Wer an die Prophezeiung glaubt, glaubt an die Macht der Worte, auch wenn sie vergeblich ist.

Alle Regime der Wörter-Welt besitzen diesen Schatz betörender Töne und Inhalte und verstehen ihn zu nutzen. Das beweisen auch die Sprachputzkolonne der *political correctness* und das von der „Gesellschaft für deutsche Sprache“ in Wiesbaden gekürte „Unwort des Jahres“. Die herrschende Sprache war schon immer die Sprache der Herrschenden, in der es nicht um die Bedeutung der Begriffe, sondern um deren Funktion geht. Dass Sprache immer auch Handeln ist, lässt sich nicht zuletzt am Wort „sozial“ ablesen, dessen Bedeutung sich über Jahrhunderte verändert hat, wie Falko Schmieder und Georg Toepfer (2017) in ihrer *Begriffsgeschichte als Übersetzungsgeschichte* zeigen. So sei mit dem neoliberalen Umbau des Wohlfahrtsstaates auch sein ausgleichender Bedeutungskern in den Hintergrund getreten. Claudia Brunner (2020) schlägt daher auch einen Bogen vom Wissen über Herrschaft zur „epistemischen Gewalt“.

Manchmal ändern Wörter ihre Bedeutung nach Lust und Laune der Menschen, wie das Wort „launisch“ beweist. In dem Gedicht „Die Forelle“ von Christian Friedrich Daniel Schubart heißt es noch im 18. Jahrhundert: „In einem Bächlein helle, da schoss in froher Eil’ die launische Forelle vorüber wie ein Pfeil.“ Da stand launisch allerdings für gut gelaunt. Heute ist dagegen launisch, wer schlecht gelaunt ist. Sprache ändert sich, weil sie immer „die Mutter, nicht die Magd des Gedankens“ sei, wie Karl Kraus uns nahebrachte (Zips 2019).

In der politischen Kommunikation werden immer Botschaften zum Klingen gebracht und Signale ausgesendet, um das Volk, den Wähler, zu beruhigen. Vor allem soll der Eindruck erweckt werden, dass man die Ängste der Menschen ernst

nimmt, egal ob es um Maßnahmen zur Bekämpfung des Terrorismus oder der Jugendkriminalität geht. Dabei geht es nicht mehr nur um abschreckende Strafen, sondern auch um Technologie wie die Fußfessel oder die Videoüberwachung. Auch wenn die Bedrohung zugenommen hat, heißt das noch lange nicht, dass die Steigerung der Überwachung sie reduziert. Journalisten wie Wolfgang Janisch (2017) sehen bereits die Stimmungsdemokratie im Anmarsch, um gefühlte Sicherheit zu vermitteln, auch wenn Symbole keine Lösungen ersetzten.

So zerbricht auch die Syntax der Sprache, wenn sich ein totalitäres System verändert. Wie überhaupt Sprache nicht selten sich selbst verrät: Wir sprechen heute kaum mehr von etwas „durchdenken“, sondern davon, dass es „angedacht“ sei; auch „Sinn stiften“ kommt kaum mehr vor, dafür aber „Sinn machen“. Bei den Jungen ist von „rummachen“ und nicht mehr von „schäkern“ die Rede, auch wenn es noch vor Jahren im *Stern* hieß: „Prinz William shakert mit Claudia Schiffer.“ „Shakern“, das eigentlich für „schütteln“ steht, zeigt, dass es mit dem Eindeutschen nicht immer einfach ist. So verwundert es auch nicht, dass kaum mehr von „Sprache“ selbst die Rede ist, sondern von „Kommunikation“. Heute wird nicht selten vor der „Erwachsenensprache“ gewarnt; zugleich erleben wir aber eine „eklatante Brutalisierung der gesellschaftlichen Verhältnisse“. Man fragt sich, wie das zusammenpasst, dass man etwas „korrekt“ benennen und das aggressive Verhalten um einen herum, nicht nur in den sozialen Medien, duldet, wie der Kulturtheoretiker Robert Pfaller (2017) beklagt. Sind wir schon so isoliert, zu keiner Ironie mehr fähig und zu permanent abwesenden Anwesenden im digitalen Zeitalter geworden?

Dazu kommt die Inflationierung der gegenwärtigen Wortwelt, an die uns nicht nur Worthülsen wie „alternativlos“, „Gutmensch“, „marktkonforme Demokratie“, „New-Wave-Frisur“ oder „Sexy-Lecker-Geil-Mensch“ erinnern. Das tun auch die unzähligen, nichtssagenden, aber Aufmerksamkeit erregenden Talkshows, wo die Form, das Gespräch, zur Show wird. Überall dort, wo aber die Form zur Show wird, geht ihr Sinn verloren und bleibt der Geist, der Geschmack und die Sprache beim öffentlichen Ringen um Worte auf der Strecke.

So glaubt der kritische Geist Max Goldt (2012), diese Inflationierung sogar auf der Klangebene zu entdecken, vor allem bei Frauen: Viele Frauen hätten heute „eine gepresste, ja gequetschte, auf jeden Fall unwarm klingende Stimme“, die den Autor an eine Knäkente erinnert. Er meint sogar, dass „der Knäkentensound“ ein „richtig ‚effizienter‘ Karrierehemmer“ sein könne, außer natürlich bei der Frau, die schon Chefin sei.

Inzwischen scheint auch das Vorurteil vom Tisch, dass Frauen mehr redeten als Männer. Eine Studie von Psychologen kam zu dem Ergebnis, dass Frauen im Durchschnitt knapp über 16.000 Wörter in 24 Stunden sprächen, während Männer knapp unter 16.000 Wörter blieben (Blawat 2016b). Der entscheidende Unterschied zwischen den redenden Geschlechtern kommt zum Vorschein, wenn man die Macht berücksichtigt. Denn je mächtiger Männer seien, desto mehr und länger redeten sie, wie eine Studie der Yale University herausfand (Schenz 2019). Sie reden mehr und länger, weil sie es sich offenbar leisten können. Das traditionelle Rollenbild lässt sich nur korrigieren, wenn klar wird, dass Reden, dass Worte Wahrnehmung bedeuten. Was nicht einfach sein dürfte, wie Viola Schenz zur zitierten Studie anmerkt: „Die Yale-Forscher kommen zu dem Ergebnis, dass Zuhörer wie Zuhörerinnen eine Frau mit hohem Redeanteil als aggressiv empfinden. Mit

anderen Worten: Männer werden für ihr Monologisieren belohnt, Frauen bestraft."

Allerdings haben Männer den Vorteil, dass ihre Stimme oft besser klingt. Der tiefe und sonore Klang wird als angenehmer empfunden und überzeugender wahrgenommen (Schenz 2019). Die Stimme des Menschen sei etwas Einzigartiges, heißt es beim italienischen Schriftsteller Antonio Tabucchi (2013). Denn keine menschliche Stimme sei der anderen gleich. Ganz abgesehen davon, kommt dem rauen Schrei und der darauffolgenden hochsensiblen Reaktion in der menschlichen Evolution eine überlebenswichtige Bedeutung zu. Je rauer der Ton, desto rascher nehmen wir ihn auf, wie Neurowissenschaftler herausgefunden haben. Auch Tiere nehmen Menschenstimmen unterschiedlich auf. Jedenfalls zeigen Experimente mit Lautsprechern in kalifornischen Wäldern, dass die menschliche Stimme sogar bei Raubkatzen Angst erzeugt und den Menschen zum gefährlichsten Tier auf der Erde macht (Charisius 2019a).

Apropos Aggression. In so manchen Begegnungen steht eine verbale Aggression, eine Beleidigung am Anfang, wie sie der französische Soziologe Didier Eribon (2019) in der Schwulenfrage beschreibt. Die Beschimpfung mit „Schwuchtel" oder „Dreckslesbe" schreibe sich nicht nur ins Gedächtnis ein, sondern präge auch die Beziehungen zur Lebenswelt und den Mitmenschen. Auch wenn sich die Einstellungen mit der Gleichstellung von Schwulen und Lesben in den letzten zwei Jahrzehnten verändert haben, ist die Stigmatisierung, immer auch verbal unterfüttert, noch lange nicht abhandengekommen.

Damit soll freilich nicht der andere Talk, der *Small Talk*, abgewertet werden. Ihn mit Geschwätz gleichzusetzen, hieße nicht nur, Organisationen wie Rotary und die Lions, aber auch den Stammtisch, das Betriebsfest, den Flurfunk in Unis und so

manche Tagung abzuschaffen, sondern auch seine wichtige kommunikative Funktion zu unterschätzen. Der Small Talk ist längst zum *Soft Skill* geworden, denn er schafft Nähe zwischen den Gesprächspartnern und verhindert peinliches Schweigen. Der Small Talk ist ein Türöffner, durch den man eben nicht mit der Tür ins Haus fällt. Auf diese Weise bricht er auch so manches Eis. Schon Oscar Wilde hofierte den Small Talk, indem er die Kunst des Gesprächs so definierte: „alles zu berühren und nichts zu vertiefen".

Die Deutschen haben eher einen Hang zur Ernsthaftigkeit, zur Agenda, zum Machbaren und vergessen dabei oft das Leichte, das erst das Eis brechen muss. Es ist das, was Kommunikationsprofis „aktives Zuhören" nennen. Kommunikation bestand schon immer aus Sprechen und Zuhören, d. h. Verstehen. Sprechen tun viele gern, aber das Zuhören ist der Schlüssel zur Inklusion. Aber nicht nur das Zuhören, auch das Hören war schon immer wichtig. In monarchischen Zeiten sagte man, was der Herrscher hört, bestimmt sein Bild von der Welt. So wurde der Zugang zum Ohr des Herrschers der Schlüssel zur Macht am Hofe und ist noch heute der Schlüssel für den Einfluss der Lobbyisten.

Neben dem Small Talk hat auch die Bedeutung des *Body Talk* zugenommen, über den wir noch mehr im nächsten Kapitel lesen werden. Körperhaltung, Gestik und Mimik lassen nicht nur unsere Gefühle erkennen, sondern auch unsere Gedanken und Absichten. So war für den Schauspieler Anthony Quinn die italienische Sprache „eine Gebärdensprache, deren Verständlichkeit durch Worte erschwert wird".

Mit Worten mag der Mensch die Unwahrheit sagen, auch wenn man an der Körpersprache oft genauso erkennen kann, was Wahrheit und was Lüge ist. Sprache ist nie nur Information, sondern drückt immer auch Gefühle aus. So z. B., wenn

uns jemand den Vorwurf macht, die Nerven zu verlieren, oder wenn wir der Nachbarin wörtlich klarmachen, dass sie Haare auf den Zähnen habe. Da sind nicht nur bei Kindern Gefühle im Spiel, wenn sie diese Sätze hören. Wenn ein Vorschulkind davon hört, dass sein Vater einen Schlaganfall erlitten hat, dann ist nicht Papas Gehirn in Mitleidenschaft gezogen worden, sondern er war in eine Schlägerei verwickelt. Kinder sind ohnehin „Sprachakrobaten", indem sie Dinge miss- oder anders verstehen, umbenennen und aussprechen und so den Geburtstag zum „Burtsgetag" und den Kindermund zur „heimischen Wortschatztruhe" machen (Scharnigg 2020). Nur Kinder können das Rätsel dieses Witzes lösen: Wieviel wiegen ein Pferd und ein Hund zusammen? Natürlich ein Pfund! Mein zehnjähriger Enkelsohn Adrian löste es mit Bravour.

Vor allem dort, wo Menschen immer wieder miteinander zu tun haben, bei den Dienstleistungen, werden nonverbale Signale häufig eingesetzt. So lässt sich an der Körpersprache von Frau Merkel, Herrn Steinmeier oder Herrn Seehofer ebenso einiges ablesen wie bei Bewerbern um eine Stelle, bei Schülern in der Klasse, die gerade etwas angestellt haben, beim Angeklagten im Gerichtssaal und beim Bundespräsidenten, bevor und wenn er zum Worte greift. Jedenfalls wird deutlich, dass der bewusste Umgang mit Körpersprache ein bestimmtes Vorhaben positiv unterstützen kann. Das hat freilich Rainer Brüderle auch tun wollen, aber den Unterschied zwischen Flirt und Anmache nicht so richtig hinbekommen (Strasser 2013). Oder war es doch sein Gegenüber? Denn in allen Gesprächen läuft eine nonverbale Kommunikation mit, so dass in der Kommunikation und im Handeln immer eine Verbindung, ein Wechselspiel zwischen Verstand und Affekten entsteht.

So werden auch Schreckrufe zur Gestik, wenn gerade etwas Dummes passiert ist. Mit „Ups!", „Scheiße!" oder „Mist!" will

man andere Menschen beruhigen, wenn man in der Küche ein Stück Fleisch fallen ließ oder beim Autofahren einen Fehler machte.

3.5 Im Delirium der Worte

Die Spuren des wörtlichen Deliriums reichen weit zurück, denn Worte erzeugen Bilder und übertragen deren Bedeutung in die Gedankenwelt, in der der Mensch bequem seine ideologischen Paläste bewohnt. In vielen Volksliedern spiegelt sich die Moral vergangener Zeiten wider, in denen nicht nur Mädchen und Frauen rechtlos erscheinen und Vergewaltigungen verharmlost werden, sondern auch die Rechte der höheren Stände zum Ausdruck kommen. Das kann man im „Donaulied" mit „Ich mache mich über die Schlafende her ..." ebenso mithören wie im Lied „Der Jäger aus Kurpfalz", in dem es heißt: „Er traf ein Mägdlein an, und das war achtzehn Jahr". So sicherten Jahrhunderte lang auch kirchliche Dogmen die Festungen der Mächtigen, und schier unüberwindbare Mauern beschützten und beengten den Geist der Eingeschlossenen. Jesus von Nazareth, die Ketzer und Martin Luther sind dafür ebenso Beispiele wie Galileo Galilei mit seinem heliozentrischen Weltbild oder die Frauen, die auf die Selbstbestimmung über ihren Körper pochen.

Erst die gesellschaftliche Anerkennung erlöste sie aus der Hölle der normativen Verdammnis. So wurden wortgewaltige Tabubrecher zu Querdenkern, die Achtundsechziger zur historischen Notwendigkeit, Deutschland und Österreich zu Einwanderungsländern und in Österreichs Nationalhymne „Heimat bist du großer Söhne" zur „Heimat großer Töchter und Söhne". Dennoch werden die Österreicher statt in „Bruderchören" in Zukunft in „Jubelchören" noch immer ihrem „Vaterland" die Treue schwören.

Apropos Österreich. Auch wenn die Anglizismen in Österreich ebenso auf dem Vormarsch sind, scheinen sich die Österreicher vor ihnen besser schützen zu können als die Deutschen. Nämlich durch ihre „erste Muttersprache“, den Dialekt, der fröhliche Urständ feiert. Natürlich gilt das auch für Bayern und so manche andere Regionalsprachler. Im Dialekt kommt zudem das Bedürfnis nach Zuwendung und Nähe, nach Grundvertrauen in einer Welt zum Ausdruck, die uns fremd zu werden droht.

Wie schon Hugo von Hofmannsthal (Heinz 2009: 298 f.) feststellte und der Duisburger Sprachforscher Ulrich Ammon (1995) bestätigt, hat sich in Österreich eine mittlere Sprache zwischen Mundart und Hochsprache entwickelt. In ihr spiegelt sich das Gesicht der Nation wider, in dem die Rede beständig zwischen Sichgehenlassen und Sichzusammennehmen hin und her pendelt. Die Seele eines Landes offenbart sich nicht zuletzt darin, wofür man Worte findet und worüber man sie verliert.

Es ist *Mund-Art,* in der das Menschliche Zuflucht findet, vielleicht auch, weil im Dialekt die Gedanken erst beim Reden verfertigt werden. Nach Goethe schöpft die Seele geradezu ihren Atem aus dem Dialekt. Die Mundart ist, wie der Mundartdichter Franz Haitzmann aus meinem Heimatort sagt, „eine bildhafte Sprache, deren Bedeutung aus dem praktischen Leben hergeleitet werden kann“. So bedeutet der ennspongauerische Ausdruck „nit z’ Veschpan kemma“, dass der Redner nicht zum Ende kommt; oder „Du, Dat, da Tee tat“ heißt übersetzt: „Du, Vater, der Tee ist jetzt bereit, getrunken zu werden.“ Der Dialekt lässt mehr Spielraum, wie auch der Ruf nach dem Kellner beweist: „I tat gern zoän“ (Haitzmann/Steger 2010: 100, 112). Und so werden im Dialekt manchmal böse Botschaften transportiert, die aber heiter rüberkommen. Der

Dialekt hat eine Melodie, die den Text zugänglicher macht. Oder wie es Hugo von Hofmannsthal (1989: 296) ausdrückte: „Der Dialekt erlaubt keine eigene Sprache, aber eine eigene Stimme."

Weil die Muttersprache dem Menschen einen stolzen Gang erlaubt, plädiert der Kärntner Verleger Lojze Wieser (2018) für die Gleichberechtigung aller Sprachen ohne Rücksicht darauf, von wie vielen Menschen sie gesprochen würden. Die Muttersprache sprechen zu können, sei daher als Menschenrecht zu betrachten. Durch die Vielfalt der Sprachen und Kulturen lasse sich eine nachhaltige Wirkung erzielen, nämlich das Trennende aufzulösen, gegenseitiges Verständnis zu fördern und langfristig Konflikte zwischen Volksgruppen zu vermeiden.

Wie für Lojze Wieser die Sprache „das Rückgrat des Menschen" darstellt, ist sie, wissenssoziologisch betrachtet, das Fundament der sozialen Konstruktion der Wirklichkeit – und das von Anfang an, denn das Kind lernt seine Sprache, vor allem die Muttersprache, als eine objektive Realität. Mit der Folge, dass das Individuum sich in der Welt „findet", in der sozialen Welt ebenso wie in der Natur, wie der Wissenssoziologe Peter L. Berger (2014: 118 f.) argumentiert.

Auch der menschliche Hang zum Aberglauben hat mit der Muttersprache zu tun. Der Aberglaube lebt regelrecht in ihr und wird von den Institutionen der Gesellschaft nicht selten befeuert. Das zeigte eine Studie in Großbritannien zum Freitag, den 13., an dem der Verkehr auf den Straßen weniger wird, es aber mehr Unfälle gibt. Die Muttersprachler konsumierten die Botschaft automatisch, während das für Fremdsprachler nicht gelte. Deren Geist müsse sich anstrengen, den dahinterstehenden Sinn oder Unsinn zu erkennen (Hadjichristidis et al. 2018).

Wörter beeinflussen unser Verhalten, weil sie Sinn transportieren, d. h. das Individuum in einem *frame*, in einem Bedeutungsrahmen denken lassen, wie die Sprachwissenschaftlerin Elisabeth Wehling (2016) argumentiert. Das lasse sich allein schon an der Wiederholung von sprachlichen Ausdrücken wie „Wir schaffen das" von Angela Merkel oder „Asyltourismus" von Markus Söder ablesen, die sich dann in den Köpfen festsetzten. Auch wenn „globale Erderwärmung" wissenschaftlich dasselbe bedeutet wie „Erdüberhitzung", ist es im gesellschaftspolitischen Diskurs nicht dasselbe. Ähnliches gilt auch für die Me-Too-Debatte, in der Opfer- und Täterrolle unterschieden werden. In den konkreten Fällen z. B. von Belästigung sind sie nicht immer zu trennen, ganz abgesehen davon, dass ein und dieselbe Situation unterschiedlich wahrgenommen und zum Ausdruck gebracht wird, wie auch Erin Kelly (2017) im Roman *He said, she said* illustriert.

Begriffe sind Denkrichter, weil sie Denkrichtungen über einen Bedeutungsrahmen vorgeben. Beim „Framing" im gesellschaftlichen und politischen Alltag kommt es immer auf den Zusammenhang, die „richtigen Worte" an, ob die Bewertung positiv oder negativ ausfällt. Verhaltensökonomen erklären damit nicht-rationale Entscheidungen und Verhaltensweisen von Akteuren. Dieses Verhalten lässt sich nicht nur in wirtschaftlichen Situationen, sondern auch in vielen gesellschaftlichen Szenarien erkennen. Es hat vor allem mit der Sozialisation und der Verankerung der Individuen in sozialen Strukturen zu tun. So veränderte für Detlef Pollack (2020) die Massenauswanderung aus der DDR den Interpretationsrahmen, indem individuelle Entscheidungen als kollektives Ereignis kommuniziert wurden. Die fragmentierten Wirklichkeitskonstruktionen seien durch einen einheitlichen Interpretationsrahmen abgelöst worden. In den Sozial- und Wirtschaftswissenschaften umfasst dieser Bedeutungsrahmen auch Annahmen,

Theorien und Forschungsmethoden, die zu Handlungsregeln der jeweiligen Wissenschaftsgemeinschaft werden.

Das gelte nicht minder für Werbung und Propaganda, die am effektivsten „im Gewand des Entertainments“ erschienen, wie Nicholas O’Shaughnessy in der Ausstellung „After the fact – Propaganda im 21. Jahrhundert“ im Münchner Lenbachhaus 2017 anmerkte. Schon die Marke einer Organisation gilt als „positives Vorurteil“. In der Werbung verkommen Wörter zur Ware und nicht selten zur Lüge. Da Berater die Phänomene des Zeitgeistes verbalisierten, wie der Filmemacher Harun Farocki (2017) argumentiert, würden Berater zu Lobbyisten. Donald Trump wäre nicht an die Macht gekommen, hätte er nicht ständig ideologisch gefärbte Geschichten erzählt, die zu einer bestimmten Anschauung der amerikanischen Welt passten – und waren sie noch so lügnerisch: Wettbewerb, Größe, Sozialdarwinismus, nicht zuletzt Fürsorge als Verweichlichung. Ideologisch gesehen, sind die Gläser immer halb leer oder halb voll, je nach Metapher.

Nicht erst seit Trump erleben wir einen Krieg der Worte. Das postfaktische Zeitalter scheint sich den Stereotypen verschrieben zu haben, die differenzierten Meinungen keinen Raum mehr geben. Der amerikanische Schauspieler Bill Murray spricht sogar von einem Bürgerkrieg, in dem das Mitmenschsein immer schwieriger wird. Mit Sprache wird Krieg geführt, aber auch Frieden geschlossen und werden Brücken gebaut. Auch in autoritären und totalitären Regimen lässt sich durch subversive Strategien der Wortergreifung, der Rede in Andeutungen, die die Mächtigen nicht verstehen, und des gezielten Schweigens ein Maß an Freiheit bewahren. Das lässt sich auch im Sammelband von Sarhan Dhouib (2018) über den Zusammenhang von Sprache und Diktatur an vielen, insbesondere arabischen Beispielen ablesen.

Wir werden wieder einmal mit einer Lehre fürs Leben konfrontiert: Freiheit ist so wenig gegeben wie Macht, man muss sie sich nehmen und darf sich nicht auf den demokratischen Errungenschaften ausruhen. Ich meine hier nicht die Redefreiheit, die sich heute viele Autokraten nehmen, um die Freiheit ihrer Widersacher einzuschränken und ihr Leben zu bedrohen. So wird Freiheit zu einem Instrument der Unfreiheit degradiert. Ich meine die Rede- und Meinungsfreiheit, die immer auch die Freiheit des Andersdenkenden ist. „Die Freiheit des Wortes ist nur ganz zu haben oder nicht", wie der Schriftsteller Gerd Heidenreich (2018) formuliert.

3.6 Der Mensch, ein fehlbares Sprachwesen

Schließlich lässt sich die Gewalt des Wortes an der Funktion des Witzes ablesen. Denn Grundlage jedes Witzes ist ein Paradox, eine Überraschung, eine Gegenwelt, die mehr oder weniger geschickt aufgebaut wird. Zu Recht sagt man daher: „Humor ist, wenn man trotzdem lacht" – trotz dieser Unmöglichkeit, Ungereimtheit, Überraschung. Humor entsteht also immer dann, wenn ein Bruch in der Rolle deutlich wird, die wir selbst oder andere in unserer Umgebung spielen. Je nach Situation kann in diesem Rollenspiel auch etwas schiefgehen. Die Fähigkeit zum Humor ist entstanden, um dem Lachen der Anderen die Spitze zu nehmen. Diese Fähigkeit hat mit der Sprache zu tun, die eigentlich Überlebensprobleme über Kommunikation lösen sollte.

Es kommt darauf an, wer was zu wem sagt. Über eine Frau, die mit einem T-Shirt mit der Aufschrift „Zicke" daherkommt, kann man sich zwar wundern. Es wäre aber etwas völlig anderes, wenn man sie als „Zicke" bezeichnete. Der Humor der Minderheiten nimmt gerne die Vorurteile der Mehrheit auf die Schippe. Wenn aber die Mehrheit dieselben Vorurteile aufgreift, geht der Humor den moralischen Bach runter.

Die Sprache schafft so neue Probleme, indem sie die Welt ein zweites Mal erschafft. Deshalb verstehen Nicht-Muttersprachler Witze erst verspätet. Und wenn die Sprache durch Auswanderung oder Vertreibung verschwindet, gibt es zunächst keine Witze mehr, weil der kulturbedingte Sinnzusammenhang verloren geht. Neben der schweigenden Materie gibt es ein Abbild dieser Welt durch sprachliche Zeichen und mündliche Äußerungen. Jedes Ding und alles, was um uns herum geschieht, ist ein sprachlich zu deutendes Phänomen.

Humor entpuppt sich so als der Versuch, damit fertig zu werden, dass wir fehlbare Sprachwesen sind, wie das folgende Beispiel aus unserem Alltag beweist: Geht eine Frau zum Arzt. „Ich mache mir große Sorgen um meinen Mann; er spricht neuerdings nachts ununterbrochen. Was kann ich nur tun, ich habe schon alles versucht. Herr Doktor, können Sie mir helfen?“ „Gewiss“, antwortet der Arzt, „haben Sie denn schon einmal versucht, ihn tagsüber zu Wort kommen zu lassen?“ Die „sprechende Medizin“, das sprechende Miteinander im Ärztezimmer, kann viel bewirken und viel Geld sparen. Leider verdienen die Ärzte am wenigsten, die die meiste Zeit, jedenfalls mehr Zeit mit dem Patienten verbringen.

Die Psyche des Menschen muss manchmal viel Energie aufwenden, um die kulturell vorgegebenen Hemmungen zu erhalten. Deshalb ist der Lustgewinn, den uns der tendenziöse Witz ermöglicht, so groß oder so gering, wie unser Aufwand, diese psychische Hemmung zu erhalten. Trifft nämlich der tendenziöse Witz auf diese innere Hemmung, indem er uns die Energie erspart, die wir für die Unterdrückung und Verdrängung benötigen, dann wird dieser Witz zum „Schenkelklopfer“; wir „brüllen vor Lachen“ und fühlen uns plötzlich befreit.

Dadurch, dass dieses „Unbehagen in der Kultur“ ausgespro-

chen wird und die unterdrückten Triebe Ausdruck finden, führen Witze zur Entspannung. Für den Witzeforscher Lutz Röhrich (1977: 291) haben Witze eine Ventilfunktion. Sie sorgen dafür, dass Aggressionen sich nur verbal abspielen. Da sie Spannungen konkretisieren, entspannen sie auch gesellschaftliche Verhältnisse. Mit anderen Worten: Lachen befreit.

Das ist auch der Grund, warum Witze mit menschlichem Leid, mit Unglücken und Katastrophen so unangemessen umzugehen scheinen: „Weil das genau ihre Funktion ist“, meint der Journalist Alexander Schuller. „Das Große, das zu groß, das Schreckliche, das zu schrecklich ist, als dass man es ertragen könnte – der Witz schnitzt es klein. (...) Was wir nicht auszusprechen, nicht einmal zu fühlen wagen – der Witz macht es uns möglich“ (Kleiner/Strasser 2001). Witze können auf diese Weise latente Konflikte in kulturelle Leistungen umleiten und dadurch ungefährlich machen.

Sogar der Nazi-Propagandaminister Goebbels hatte keine Bedenken gegen politischen Humor, wie er einmal bemerkte, da er ein harmloses Ventil für Aggressivität gegenüber dem NS-Regime darstelle. So wurde über das „Neue Deutschland“, die Parteizeitung der DDR, behauptet, sie veranstalte ein Preisausschreiben für den besten politischen Witz. Erster Preis: Zehn Jahre Zwangsarbeit. Dieser Witz wurde schon über das nationalsozialistische Parteiblatt *Das Reich* erzählt und auch über die Moskauer *Prawda*. In der Enge einer Diktatur treffen politische Witze. Dennoch sind Witz, Humor und Kabarett nirgends gefürchteter als in totalitären Staaten, wo über andere Kanäle nicht Dampf abgelassen werden kann. Im 20. Jahrhundert, dem Jahrhundert der Diktaturen, hätten Staaten und ihre Machtapparate die Sprache als Mätresse benutzt und die Sprache der Diktatur zur tödlichen, endlosen Stille werden lassen,

wie der ungarische Schriftsteller Péter Esterházy in seiner Tübinger Poetik-Vorlesung 2006 anmerkte.

In Diktaturen sei es immerhin noch möglich gewesen, wie der Journalist Adrian Lobe die Sprachmacht der Tech-Konzerne anprangert, mit Wortspielen und Witzen zu kritisieren und der Zensur zeitweilig zu entkommen. „In der künstlichen Umgebungsintelligenz kann man … keine Systemkritik mehr formulieren, weil jede Spracheingabe a priori systemkonform ist" (Lobe 2018). Neue, fast schon diktatorische Gefahren gehen dagegen von den *Social Bots* aus. Sie verbreiten automatisierte Botschaften durch Computerprogramme, indem sie in sozialen Netzwerken wie echte Nutzer agieren. Sie können Themen in den Vordergrund rücken oder Debatten verfälschen und auf diese Weise auch politische Wirkung erzeugen, indem sie Stimmungslagen manipulieren.

Weil Sprache Realität ist, können Worte das menschliche Bewusstsein klären und verklären, so wie Religionen auch Sprachen sind. In unserer Welt des Eindrucksmanagements ist der Wahrheitsgehalt der Worte oft unbedeutend, denn gleich einem Mythos sind rhetorische Konstrukte nicht so sehr wahr oder falsch, sondern wirksam oder unwirksam im Hinblick auf den gewünschten Eindruck. Das gilt im digitalen Zeitalter der Selbstbespiegelung noch viel mehr, dessen Geschäftsmodell Authentizität vermitteln soll, aber in Wahrheit Schauspielerei präsentiert und nach Aufmerksamkeit heischt.

So lassen sich auch Lügen wirksam in Worte kleiden, selbst wenn die Wortwahl verräterisch sein kann und den lügnerischen Chef oder Schüler, Ehemann oder Prominenten nicht selten entlarvt. Neben den Bausteinen der Ehre und der Konvention ist es nach Ansicht des Schriftstellers Hans Kasper die Lüge selbst, die den gesellschaftlichen Kitt darstellt. Und so verwundert es nicht, dass der, der mehr spricht, auch mehr

lügt, auch wenn Studien das immer erst im Nachhinein feststellen können. So zeigt eine Studie des Max-Planck-Instituts für Bildungsforschung in Berlin, dass Männer mehr lügen als Frauen und jüngere Menschen mehr als ältere. Der Schriftsteller Thomas Bernhard (1988: 23) geht sogar so weit und sagt: „Es ist alles Lüge, was gesagt wird, das ist die Wahrheit, geehrter Herr, die Phrase ist unser lebenslänglicher Kerker."

Vielleicht hat er da auch an die Redewendung seiner österreichischen Heimat gedacht: „Passt scho(n)". Damit beantwortet man gerne die Frage „Wie geht's?" positiv. Man meint aber, dass es nicht gut, jedenfalls nur eingeschränkt gut gehe, man eben zufrieden sein müsse oder ohnehin nichts dagegen tun könne. Also, lieber die Lage gut darstellen und auf ein anderes Thema übergehen. Oder wie man in Deutschland gerne sagt: „Alles gut!" Politiker üben oft ein Leben lang, die schlechten Dinge schön zu reden, bis wir uns an sie gewöhnen. Da wird, so geschehen unlängst durch das österreichische Bildungsministerium, plötzlich aus der „Prüfung" eine „Potenzialmessung". So wurde in Deutschland seit 1969 aus dem Lehrling ein Auszubildender und seine Rechte gestärkt. Weil das Wort aber nicht leicht über die Lippen ging, wurde er zum Azubi. Klingt doch aufwertender! Wir haben es mit einer codierten Kommunikation zu tun, wie auch die Engländer demonstrieren, wenn sie die Bemerkung „That's interesting" abgeben: Damit meinen sie eher, dass das nicht interessant, sondern ziemlich bescheuert sei.

Dazu passte auch der Titel einer Unterhaltungsserie im Bayerischen Fernsehen mit Ottfried Fischer, die den mäandernden Titel „Irgendwie und Sowieso" trug, auch wenn damit das Power-Flower-Leben der wilden 68er gemeint war. Wilhelm von Humboldt hatte schon Recht, wenn er feststellte: „Die wahre Heimat ist eigentlich die Sprache." Wie überhaupt der

Dialekt ein Stück Heimat ist. So ist für die Literaturnobelpreisträgerin Herta Müller nicht Sprache allein Heimat, sondern Heimat sei das, *was* gesprochen werde. Manchmal sind Stimmen, Töne aussagekräftiger als Bilder, wie schon Denis Diderot bemerkte: „Der Tonfall ist das Bild der Seele.“ So legt der Philologe Werner Hamacher (2019) nahe, dass Sprache immer auch mit Getrenntsein zu tun habe, auch wenn sie das verbindende Element der Sprechenden sei. Nicht ohne Grund sagte der österreichische Kabarettist Karl Farkas, dass nichts so sehr die Deutschen von den Österreichern trenne wie die gemeinsame Sprache.

Worte sind normselige Waffen, deren Wirkung in der medialen Gesellschaft durch Aufmerksamkeit nicht selten vervielfacht wird. Sie können Wahnvorstellungen auslösen und treiben die Gläubigen unbarmherzig an, für ihre Überzeugungen auch in den Tod zu gehen und dem Wahnsinn der Normalität zu huldigen. So hat der Kommunikationswissenschaftler Florian Arendt (2018) aufgezeigt, wie Medien dazu beitragen können, durch die richtige Wortwahl Suizide zu vermeiden. Als möglichst neutrale Wortwahl gelte „Suizid“ und nicht „Selbstmord“ oder „Freitod“. Insofern kann man auch dem Spruch einiges abgewinnen: „Worte sind schneller gezückt als Waffen. Bei gleicher Wirkung.“

Wie sehr es auf die richtigen Worte auch in der politischen Kommunikation ankommt, haben in jüngster Zeit Angela Merkel und Donald Trump gezeigt. Die Bundeskanzlerin fand in ihrer TV-Ansprache im März 2020 die richtigen Worte fürs Gemüt, denn Covid-19 befalle nicht nur die Atemwege, sondern könne auch die Psyche ins Wanken bringen (Teufel et al. 2020). Trump dagegen heizte die Stimmung weiter auf, als er sich gegen die Demonstranten wandte, die gegen die Rassendiskriminierung nach dem Tod von Floyd durch Polizeigewalt

protestierten und sich selbst als „follower“ der Bibel inszenierte. Auch so mancher Dichter wird zum „Herrn der Worte“, wie Peter Sprengel (2015) in seiner Biografie von Rudolf Borchardt zeigt, der in seinen Werken eine „schöpferische Restauration“ im Umgang mit der Vergangenheit pflege.

Wie sehr Worte Waffen sein können, erfahren Frauen meist mehr als Männer. Weil Frauen untereinander engere Beziehungen pflegen als Männer, sind sie emotional auch abhängiger. Obwohl Frauen weniger physische Aggressivität an den Tag legen als Männer, wird ihnen leichter und mehr Schmerz zugefügt, wenn sie erfahren, dass über sie abschätzige Bemerkungen kursierten und sie dann abwertenden Blicken ausgesetzt seien. Das hat der finnische Psychologe Kaj Björkqvist herausgefunden und diese Strategie „maximale Schädigung der Konkurrentin bei minimalem Risiko für die eigene Person“ genannt (Blawat 2016a).

Worte können gewaltig sein. Denken wir nur an „Halt die Schnauze!“ oder wenn jemand erstaunt und zugleich verärgert bemerkt: „Was glotzt du mich so an?“ Welche Gewalt in Worten steckt, zeigten auch Sprachtests, bei denen das Wort „zusammenstoßen“ gegen das Wort „zusammenkrachen“ vertauscht wurde. Das führte dazu, dass Testpersonen, die das Wort „zusammenkrachen“ hörten, Autos mit viel höherer Geschwindigkeit zusammenkrachen sahen als Erstere.

Ganz allgemein lässt sich sagen, dass Worte wie Namen vor allem dann einen emotionalen Wert haben, wenn sie in einer Freundschafts- oder Liebesbeziehung auftreten, während derselbe Name eines Fremden keinen emotionalen Bezug herstellt. Namensgeber haben, wie die Bibel zeigt, eine gewisse Kontrolle über den Namensempfänger. Gott gab Jakob nach einem nächtlichen Kampf den Namen Israel im Sinne von „Gott möge herrschen“ (1. Mose 32,29). So bekam auch Mose

seinen Namen, denn er war „der Herausgezogene“, und zwar von der Tochter des Pharao, die ihn aus dem Schilfkorb im Wasser zog (2. Mose 2,10). Eltern, die einen Namen für ihr Kind neu erfinden, verkünden die Botschaft, dass ihr Kind einzigartig sei.

Andere Länder, andere Sitten, das beweist auch die Anwendung der Sprache der Chinesen, bei denen man sich schnell einen Gesichtsverlust einhandelt, wenn man z. B. bei einer Ablehnung ein simples Nein zum Ausdruck bringt. Wenn einem in diesem Land Bier angeboten wird und man Bier nicht mag, dann sollte man es nicht einfach zurückweisen, sondern eher sagen: „Ich denke darüber nach“, was für Chinesen so viel bedeutet wie „Vergiss es!“ Andererseits wissen viele Geschäftsleute, dass sie mit ein paar Worten Chinesisch eher Türen und Herzen der Chinesen öffnen können als mit dem Qualitätsbeweis für deutsche Produkte, denn den setzt man in China ohnehin voraus.

Deshalb sind abschließend auch Zweifel angebracht, ob wir gegen diesen Rausch der Worte in der digitalen Hochgeschwindigkeitsgesellschaft von heute gewappnet sind. Sie tauscht in raschem Tempo ihre Selbstbeschreibungen aus und tritt abwechselnd als Medien-, Informations-, Netzwerk- und Spaßgesellschaft, aber auch als individualisierte Kommunikationsgesellschaft und multikulturelle Gesellschaft auf. Die Informationsflut ist eines der zentralen Eigenschaften dieser Gesellschaft.

Das Gehirn kann aber nur eine begrenzte Menge von Wörtern pro Sekunde verarbeiten, z. B. nicht mehr als neun gesprochene englische Silben. So besteht in den meisten Sprachen eine enge Verbindung zwischen Sprechgeschwindigkeit und Informationsdichte. Also, seien wir behutsam, auch die Sprache kommt nicht ohne Tempolimit aus (vgl. Charisius 2019b).

3.7 Die Einsicht: Sprache ist Gesellschaft

In diesem Delirium, das oft den Sinn entleert, reden wir uns nicht selten die Welt schön und wissen zugleich, wie es um sie steht. Der Kranke hofft zu gesunden, der Arme träumt vom Wohlstand und der Gläubige vom Paradies. Blickten wir der Wahrheit ins Auge, würden wir erkennen: Die Welt will betrogen sein.

Und nicht nur von Brüderlein und Schwesterlein, auch vom Brüderle, der ins Himmelreich kommt. Die seit Jahren andauernde Sexismus-Debatte in Deutschland demonstriert nicht zuletzt, wie entscheidend die enge Verbindung von Blick, Wort und Geste für das Auslösen dieser Debatte war. Es geht nicht darum, ob beim Sexualakt Ja oder Nein gesagt werden muss, sondern darum, den Willen des Anderen wahrzunehmen, der nicht nur in Worten, sondern auch in Blicken und Gesten zum Ausdruck kommt. Ganz abgesehen davon, beschränkt sich sexuelle Gewalt nicht auf ein Geschlecht.

Die Kommunikation ist im digitalen Zeitalter anders geworden; immer öfter findet sie zwischen abwesenden Anwesenden statt. Da auch die schriftliche Kommunikation immer öfter digital über E-mails, SMS, Whatsapp und soziale Netzwerke erfolgt, müssen wir uns fragen, was abgekürzte Schreibweisen, Sprechblasen und angehängte Smileys und Emojis unserer Sprache antun. Nicht zuletzt bestimmt die Bilderflut der Medien und des Internet so manche Vorstellung von der Welt. So verändert auch die pornografische Bilderflut die Vorstellung vom Sex, wie Sozialwissenschaftler herausgefunden haben (Dabrock/Henning 2015). Sie sprechen sogar von einem Skript, das im Kopf mitläuft. Erleben wir die Welt noch mit unseren fünf Sinnen oder doch nur mehr über Fotos und Videos, die wir interpretieren sollen?

Das gilt nicht minder für die zunehmenden Videokonferenzen, nicht nur in Zeiten von Home-Office, wenn Face-to-Face-Kommunikation nicht möglich ist. Besonders dann können Unterschiede in den Organisations- und Führungsstrukturen in Unternehmen, aber auch in der sprachlichen Symbolik je nach Kultur leicht zu Missverständnissen und zu Beziehungsproblemen führen. So wird in Deutschland ein Nein eher als klare Aussage gewertet. In Großbritannien dagegen wird ein direktes Nein als unhöflich, in den meisten Ländern Asiens als grobe Unhöflichkeit empfunden (Scheller 2007). Andererseits können emotionale Befindlichkeiten wie Kühle und Erregung leichter kanalisiert und Irritationsgefühle durch Stimmlage und Mimik eher auf Technik als auf die Person geschoben werden (Schütz 2020).

Sprache und ihre Wortbausteine erscheinen wie eine ewige Stadt, eine Baustelle, die niemals ihre Vollendung findet. Denn Sprache ist Gesellschaft, so wie Gesellschaft Kommunikation ist und die kommunikativen Grenzen die Grenzen der Gesellschaft aufzeigen. Immerhin verbringt der Mensch mehr als 10 % des Tages mit Gesprächen.

Die Sprache fungiert auch als Bedeutungsmaske, wie wir durch die Verwendung des Wortes „Wir“ tagtäglich erfahren. In der Liebe wird „Wir“ nicht selten zu einer Floskel der Gemeinsamkeit. Diese Floskel führt einerseits zu einer Privat-Utopie, die das Paar erschafft, andererseits zu einer Täuschung, indem vermeintliche Gemeinsamkeit vorgetäuscht wird. Wenn Deutschland Weltmeister wird, ist es plötzlich „Wir“. Nachdem die Regierungen der EU auf die Regierungsbeteiligung der von Jörg Haider geführten FPÖ Anfang des Jahres 2000 mit Sanktionen reagierten, hieß es in Österreich: „Wir sind wieder wer in der EU. Alle reden über uns.“ Externer Druck eint und schafft ein Wir-Gefühl.

So kann „Wir“ nicht nur etwas vortäuschen, sondern auch Unterschiede verwischen oder gar ausklammern. In jedem Falle macht es klar, dass es immer auf den Zusammenhang, auf den Sprecher und die Sprechsituation, ankommt. Bedeutungen nehmen erst beim Verstehen Gestalt an, wenn klar ist, wer was in welchem Zusammenhang sagt. Auch hier wird deutlich, dass die Macht der Kommunikation nicht darin besteht, wie, sondern warum Menschen einander verstehen. Jedenfalls sind Worte allein nicht ausreichend (vgl. Reichertz 2009). Diese Macht der Kommunikation beweisen auch Ärzte, wenn sie einem Patienten eine schlechte Nachricht überbringen müssen. Schaffen sie das nicht, ohne den Patienten zu verletzen, kommt es zu einer Fehleinschätzung ihrer beruflichen Aufgabe. Sie begehen einen Behandlungsfehler.

So reifte im Menschen die Erkenntnis, dass es ohne Gesellschaft kein abweichendes Verhalten und ohne das Abweichen von der Norm auch keine lebenswerte Gesellschaft gebe. Denn wir sind nicht normal, schon gar nicht perfekt, sondern außergewöhnlich. So wird auch aus dem Fremden Eigenes durch Identifikation, und unsere Bilder von dieser Welt, auch die der Künstler, hängen davon ab, wie wir die Welt anschauen, welche Sehwege wir beschreiten.

Aber Sprache ist nicht nur ein kommunikatives Instrument, wie wir gesehen haben. Es ist auch ein Instrument, das Erkenntnisse möglich macht, also Ansichten der Welt, nicht nur eine Weltanschauung ermöglicht. Die verschiedenen Sprachen, letztlich was uns sprachlich unterscheidet, wecken in uns die Sehnsucht, wie der weitgereiste Wilhelm von Humboldt das einmal formulierte, „die das Kind verspürt, über die Hügel der Heimat hinauszuziehen“. Diese Sehnsucht bewahrt uns „vor dem selbstzufriedenen Versinken im ‚Augenblick'“ (Speicher 2013).

Der Schriftsteller, der zu Hause bleibt und den Schreibtisch beackert, tröstet sich mit dem Spruch von Lord Byron: „Worte sind Dinge. Ein kleiner Tropfen Tinte, der wie Tau auf einen Gedanken fällt, schafft das, was dann Tausende, ja Millionen denken.“ Reiner Kunze (2018) lässt das Wort in einem Grabspruch für die junge Dichterin Selma Meerbaum-Eisinger, die 1942 in einem Arbeitslager der Nazis ums Leben kam, über den Tod stehen:

Dem tod war es gegeben,/
sie zu holen aus dem leben,/
doch nicht /
aus dem gedicht.

Literaturhinweise

Ulrich Ammon, *Die deutsche Sprache in Deutschland, Österreich und der Schweiz: Das Problem der nationalen Varietäten.* Berlin: de Gruyter, 1995.

Florian Arendt, „Framing Suicide – Investigating the News Media and Public's Use of the Problematic Suicide Referents: *Freitod* and *Selbstmord* in German-Speaking Countries.“ In: *Crisis* 39 (2018): 70-73. https://doi.org/10.1027/0227-5910/a000467.

Peter L. Berger, „Identity as a Problem in the Sociology of Knowledge.“ In: Michaela Pfadenhauer, *The New Sociology of Knowledge: The Life and Work of Peter L. Berger. With Selected Essays of Peter L. Berger.* New Brunswick, N. J., und London: Transaction Publishers, 2014: 115-126.

Thomas Bernhard, *Watten: Ein Nachlaß.* Frankfurt/M.: Suhrkamp Verlag, 1988.

Katrin Blawat, „Biester.“ In: *Süddeutsche Zeitung* vom 20./21. Februar 2016a.

Katrin Blawat, „Der Tanz der Wörter.“ In: *Süddeutsche Zeitung* vom 5./6. November 2016b.

Carsten Brosda, *Die Zerstörung: Warum wir für den gesellschaftlichen Zusammenhalt streiten müssen.* Hamburg: Verlag Hoffmann und Campe, 2019.

Claudia Brunner, *Epistemische Gewalt: Wissen und Herrschaft in der kolonialen Moderne.* Bielefeld: transcript Verlag, 2020.

Karl Bühler, *Sprachtheorie. Die Darstellungsfunktion der Sprache.* Ungekürzter Nachdruck der Ausgabe von 1934.

Stuttgart: UTB, 1982.

Georg Cagegganini und Dirk von Gehlen, „Zeichen der Zeit.“ In: *Süddeutsche Zeitung* vom 14./15. Juli 2018.

Hanno Charisius, „Das gefährlichste Tier.“ In: *Süddeutsche Zeitung* vom 20./21. Juli 2019a.

Hanno Charisius, „Worte mit Tempolimit.“ In: *Süddeutsche Zeitung* vom 6. September 2019b.

Peter Dabrock und Ann-Marlene Henning, „Viel geiler als in echt.“ Interview mit Ursula Ott und Mareike Fallet in *chrismon-Das evangelisches Magazin* (August 2015).

Robert Darnton, *Literaten im Untergrund: Lesen, Schreiben und Publizieren im vorrevolutionären Frankreich.* München: Carl Hanser Verlag, 1985.

Sarhan Dhouib, Hrsg., *Formen des Sprechens, Modi des Schweigens. Sprache und Diktatur.* Weilerswist: Velbrück Wissenschaft, 2018.

Christa Dürscheid und Karina Frick, *Schreiben digital: Wie das Internet unsere Alltagskommunikation verändert.* Stuttgart: Alfred Kröner Verlag, 2016.

Robin Dunbar, *Grooming, Gossip and the Evolution.* Leipzig: Faber & Faber Verlag, 2011.

Manfred Durzak, „Der Roman des abstrakten Idealismus als satirischer Roman. Elias Canettis ‚Die Blendung‘.“ In: Manfred Durzak, *Gespräch über den Roman.* Frankfurt/M.: Suhrkamp Verlag, 1976: 103-127.

Umberto Eco, „Mein Leben.“ *ARTE* Dokumentation vom 29. Februar 2016.

Nora Ederer, „Tooo-maaa-te!“ In: *Süddeutsche Zeitung* vom 3. März 2020.

Wolfram Eilenberger, *Zeit der Zauberer. Das große Jahrzehnt der Philosophie 1919-1929*. Stuttgart: Klett-Cotta, 2018.

Rolf Elberfeld, *Sprache und Sprachen: Eine philosophische Grundorientierung.* Freiburg i. Brsg.: Verlag Karl Alber, 2012.

Didier Eribon, *Betrachtungen zur Schwulenfrage.* Berlin: Suhrkamp Verlag, 2019.

Harun Farocki, *Zehn, zwanzig, dreißig, vierzig. Fragmente einer Autobiografie.* Schriften Band 1. Hrsg. von Marius Babias, Antje Ehmann et al. n.b.k. Diskurs/Neuer Berliner Kunstverein. Köln: Walther König, 2017.

Max Fellmann, „Schön, dich kennenzulernen.“ In: *Süddeutsche Zeitung Magazin* Nr. 22 vom 29. Mai 2020: 20-21.

Alexander Filipović, „Und zum Schluss die Gehirne.“ In: *Süddeutsche Zeitung* vom 20. August 2019.

Claudia Fromme, „Ja, bitte?“ In: *Süddeutsche Zeitung* vom 3./4. März 2018.

Elisabeth Gamperl, „Zeichen setzen!“ In: *Süddeutsche Zeitung* vom 10./11. August 2019.

Susanne Gaschke, „Mehrheit der Deutschen lehnt ‚Gender‘-Sprache ab.“ In: *Welt am Sonntag* von Pfingsten 2020.

Karl-Markus Gauss, „Globalesisch.“ In: *Süddeutsche Zeitung* vom 18./19. November 2017.

Erving Goffman, *Wir alle spielen Theater: Die Selbstdarstellung im Alltag.* 3. Aufl. München: Piper, 1976.

Max Goldt, *Die Chefin verzichtet. Texte 2009-2012.* Berlin: Rowohlt Verlag, 2012.

Bernd Graf, „Die große Schwester.“ In: *Süddeutsche Zeitung* vom 13. Juni 2017.

Nicole Grün, „Die akustische Visitenkarte.“ In: *Süddeutsche Zeitung* vom 30./31. Mai/1. Juni 2020.

Kübra Gümüşay, *Sprache und Sein.* Berlin: Hanser Verlag, 2020.

Jürgen Habermas, *Theorie des kommunikativen Handelns.* 8. Aufl. Berlin: Suhrkamp Verlag, 2011.

Jürgen Habermas, *Die Moderne – ein unvollendetes Projekt.* Leipzig: Reclam, 1994.

Constantinos Hadjichristidis, Janet Geipel und Luca Surian, „Breaking magic: Foreign language suppresses superstition.“ In: *The Quarterly Journal of Experimental Psychology* 72, 1 (2018): 18-28.

Franz Haitzmann und Josef Steger, *Ins Schaoutztruchn: Redn, wia ins da Schnawe gwaxn is. Altenmarkter Mundartwörterbuch. Wortschatz aus dem Enns-Pongau.* 2., erweiterte Aufl. Altenmarkt im Pongau: Schneider, 2010.

Werner Hamacher, *Was zu sagen bleibt.* Basel: Urs Engeler Verlag, 2019.

Martin Heidegger, *Über den Humanismus.* 9. Aufl. Frankfurt/M.: Klostermann, 1991.

Gerd Heidenreich, „Freies Wort.“ In: *Süddeutsche Zeitung* vom 24./25./26. Dezember 2018.

Tobias Heinz, *Hofmannsthals Sprachgeschichte: Linguistisch-literarische Studien zur lyrischen Stimme.* Tübingen: Max Niemeyer Verlag, 2009.

Siegfried Helm, „Der Tratsch ist der Vater aller Sprachen.“ In: *Die Welt* vom 23. April 1996.

Sebastian Herrmann, „Im Fremdwörter-Trommelfeuer.“ In: *Süddeutsche Zeitung* vom 7./8. September 2019.

Adolf Hitler, *Mein Kampf: Eine Abrechnung.* 1. Band. München: Verlag Franz Eher, 1925.

Silvia Höller, „Carl Spitzweg.“ In: Silvia Höller, Hrsg., *Der Blick, das Wort, die Geste.* Sammlung Kunstmuseum Liechtenstein. Innsbruck: RLB Kunstbrücke, 2012: 66-67.

Lann Hornscheidt und Lio Oppenländer, *Exit Gender. Gender loslassen und Genderismus benennen.* Berlin: Verlag worten & meer, 2019.

Lann Hornscheidt, „Warum überhaupt Geschlechter?“ In: *Süddeutsche Zeitung* vom 21. Dezember 2018.

Matthias Jahn und Charlotte Schmitt-Leonardy, „Und jetzt noch mal mit Integrität.“ In: *Süddeutsche Zeitung* vom 27. April 2020.

Wolfgang Janisch, „Gefühlte Sicherheit.“ In: *Süddeutsche Zeitung* vom 7. August 2017.

Wolfgang Joop, „Wolfgang Joop Likes.“ In: *Icon,* Oktober 2019: 14.

Hans Kasper, *Expedition nach innen.* Düsseldorf: Econ Verlag, 1965.

Erin Kelly, *He Said, She Said. A Novel.* New York: Minotaur Books, 2017.

Rudyard Kipling, *Das Dschungelbuch.* Münster: Coppenrath Verlag, (1895) 2017.

Marcus S. Kleiner und Hermann Strasser, „Postskriptum zur Spaßgesellschaft: Worüber man lacht, wenn es nichts mehr zu lachen gibt." In: *Neue Zürcher Zeitung* vom 3./4. November 2001.

Damaris Nübling und Helga Kotthoff, *Genderlinguistik: Eine Einführung in Sprache, Gespräch und Geschlecht.* Tübingen: Narr Verlag, 2018.

Reiner Kunze, *die stunde mit dir selbst. Gedichte.* Frankfurt/M.: S. Fischer Verlag, 2018.

Adrian Lobe, „Die Konzerne formatieren die Wirklichkeit." In: *Süddeutsche Zeitung* vom 18. Dezember 2018.

Adrian Lobe, „'Lass uns Rohre verlegen, mein Schöner!'" In: *Frankfurter Allgemeine Sonntagszeitung* vom 23. Juni 2019a.

Adrian Lobe, „Blinde Flecken im Internet: Wo sind die Grenzen des Wissens für Google?" In: *Süddeutsche Zeitung* vom 1. März 2019b.

Henning Lobin und Damaris Nübling, „Genus, Sexus, Nexus." In: *Süddeutsche Zeitung* vom 7. Juni 2018.

Niklas Luhmann, „Haltlose Komplexität." In. Niklas Luhmann, *Soziologische Aufklärung.* Band 5: *Konstruktivistische Perspektiven.* Opladen: Westdeutscher Verlag, 1990: 59-76.

Michael Patrick Lynch, *The Internet of Us: Knowing More and Understanding Less in the Age of Big Data.* New York: Liveright Norton, 2016.

Gretchen McCulluch, *Because Internet: Understanding the New Rules of Language.* New York: Riverhead Books, 2019.

Marshall McLuhan, *Das Medium ist die Botschaft.* Berlin: Philo-Verlag, 2009.

Ludwig D. Morenz, *Performative Superglyphen als eine graphisch inszenierte Göttersprache: Solare Patäken mit dem machtgeladenen Namen des Sonnengottes*. Hans-Bonnet-Studien zur Ägyptischen Religion. Band 3. Berlin: EB-Verlag, 2019.

Albrecht Müllerschön, „Sprechen und verstehen.“ In: *Modern Office*, Juni 2017: 4-5.

Hans-Josef Ortheil, *Die Erfindung des Lebens. Roman.* 10. Aufl. München: btb, 2011.

George Orwell, *1984.* Berlin: Ullstein Verlag, 1994.

Judea Pearl, „Grenzen undurchsichtigen Lernens.“ In: *Süddeutsche Zeitung* vom 16. Mai 2019.

Robert Pfaller, *Erwachsenensprache. Über ihr Verschwinden aus Politik und Kultur.* Frankfurt/M.: S. Fischer, 2017.

Giovanni Pico della Mirandola, *Neunhundert Thesen.* Lateinisch-Deutsch. Übersetzt, eingeleitet, mit Anmerkungen hrsg. von Nikolaus Egel. Hamburg: Felix-Meiner-Verlag, 2018.

Sebastian Pertsch und Udo Stiehl, *Ihr Anliegen ist uns wichtig. So lügt man mit Sprache. Von den Machern der Floskalwolke.* München: Piper Verlag, 2016.

Jean Piaget, *Psychologie der Intelligenz.* Stuttgart: Klett-Cotta, 2000.

Detlef Pollack, *Das unzufriedene Volk.* Bielefeld: transcript, 2020.

Birger Priddat, „Wer mit Automaten unhöflich umgeht, den bedienen sie nicht." In: *soziologie heute* Heft 53 (Juni 2017): 20-21.

Jo Reichertz, *Kommunikationsmacht. Was ist Kommunikation und was vermag sie? Und weshalb vermag sie das?* Wiesbaden: VS Verlag, 2009.

Lutz Röhrich, *Der Witz: Figuren, Formen, Funktionen.* Stuttgart: Metzler Verlag, 1977.

Rüdiger Safranski, *Hölderlin. Komm! Ins Offene, Freund! Biografie.* München: Carl Hanser Verlag, 2019.

Samuel Salzborn, *Kollektive Unschuld. Die Abwehr der Shoah im deutschen Erinnern.* Leipzig: Hentrich & Hentrich, 2020.

Jean-Paul Sartre, *Das Sein und das Nichts.* Hamburg: Rowohlt, 1991.

Max Scharnigg, „Das ist ja total verbaskert!" In: *Süddeutsche Zeitung* vom 18./19. April 2020.

Yvonne Scheller, „Führen aus der Distanz." In: *Die Welt* vom 30. Juni 2007.

Viola Schenz, „Reden ist Macht." In: *Süddeutsche Zeitung* vom 2./3. Februar 2019.

Jürgen Schiewe, *Die Macht der Sprache: Eine Geschichte der Sprachkritik von der Antike bis zur Gegenwart.* München: C. H. Beck, 1998.

Arno Schmidt: *Ausgewählte Erzählungen.* Frankfurt/M.: Fischer Taschenbuch Verlag, 1998.

Marie Schmidt, „‘Wir hatten etwas gemeinsam‘.“ In: *Süddeutsche Zeitung* vom 28. Mai 2019.

Falko Schmieder und Georg Toepfer, Hrsg., *Wörter aus der Fremde: Begriffsgeschichte als Übersetzungsgeschichte.* Berlin: Kulturverlag Kadmos, 2017.

Anne Schüssler, „Die Sprachen der Welt.“ In: *Süddeutsche Zeitung* vom 26./27. Juli 2015 (Blog www.anneschuessler.com).

Marcel Schütz, „Anwachsende Zoom-Müdigkeit – die zwangsweise Digitalisierung unter Corona löst nicht nur Frühlingsgefühle aus.“ In: *Neue Zürcher Zeitung Online* vom 9. Mai 2020.

Astrid Séville, *Der Sound der Macht: Eine Kritik der dissonanten Herrschaft.* München: C. H. Beck, 2018.

Stephan Speicher, „Portionen des Denkens.“ In: *Süddeutsche Zeitung* vom 11. Februar 2013.

Peter Sprengel, *Der Herr der Worte. Rudolf Borchardt: Eine Biografie.* München: C. H. Beck, 2015.

Thomas Steinfeld, „Von Bäckern, Lehrerinnen und Flüchtlingen.“ In: *Süddeutsche Zeitung* vom 14. März 2019.

Hermann Strasser, „Frauen sind auch nur Menschen: Wider den heuchlerischen Sexismus.“ In: *soziologie heute* 28 (April 2013): 28-30.

Hermann Strasser und Maximilian Bilitza, „Der Mensch ist nicht normal.“ In: *soziologie heute* 18 (August 2011): 12-15.

Antonio Tabucchi, *Die Autobiographien der anderen. Über die Bücher und das Leben.* München: Hanser Verlag, 2013.

Martin Teufel et al., „Not all world leaders use Twitter in response to the COVID-19 pandemic: Impact of the way of Angela Merkel on psychological distress, behaviour and risk perception.“ *Journal of Public Health* (Mai 2020). DOI: 10.1093/pubmed/fdaa060.

Clive Thompson, *Coders: The Making of a New Tribe and the Remaking of the World.* New York: Penguin Press, 2019.

David Tripolina, *Einzigartige Wörter. 333 Begriffe, die es nur in einer Sprache gibt – und was sie bedeuten.* München: riva Verlag, 2017.

Thomas Urban, „Geschlechtergerechte Sprache sorgt für Streit.“ In: *Süddeutsche Zeitung* vom 22. Januar 2020.

Hugo von Hofmannsthal, *Buch der Freunde.* Frankfurt/M.: Suhrkamp Verlag, 1989.

Jens Voss, „Was übrig bleibt vom Christentum.“ In: *Rheinische Post* vom 25. März 2000.

Paul Watzlawick, Janet H. Beavin und Don D. Jackson, *Menschliche Kommunikation – Formen, Störungen, Paradoxien.* Bern: Huber, 1969.

Elisabeth Wehling, *Politisches Framing: Wie eine Nation sich ihr Denken einredet – und daraus Politik macht.* Köln: Herbert von Halem Verlag, 2016.

Burkhard Weitz, „Wort, Schrift, Buch, was ist die Bibel eigentlich?“ In: *chrismon* 9 (2019): 24-25.

Lojze Wieser, „Die Sprache ist das Rückgrat des Menschen." In: *ORF 1 Radio* vom 19. August 2018.

Ludwig Wittgenstein, *Tractatus logico-philosophicus.* London: Routledge & Kegan Paul 1922 (in: Werkausgabe, Band 1: *Tractatus logico-philosophicus / Tagebücher 1914-1916 / Philosophische Untersuchungen.* Frankfurt/M.: Suhrkamp Verlag, 1984).

Martin Zips, „Vom Untergang des Meuchelpuffers." In: *Süddeutsche Zeitung* vom 7./8. September 2019.

Paul Zulehner, „'Das ist schon interessant mit der Versuchung'." Interview mit Martin Zips in *Süddeutsche Zeitung* vom 31. Januar 2020.

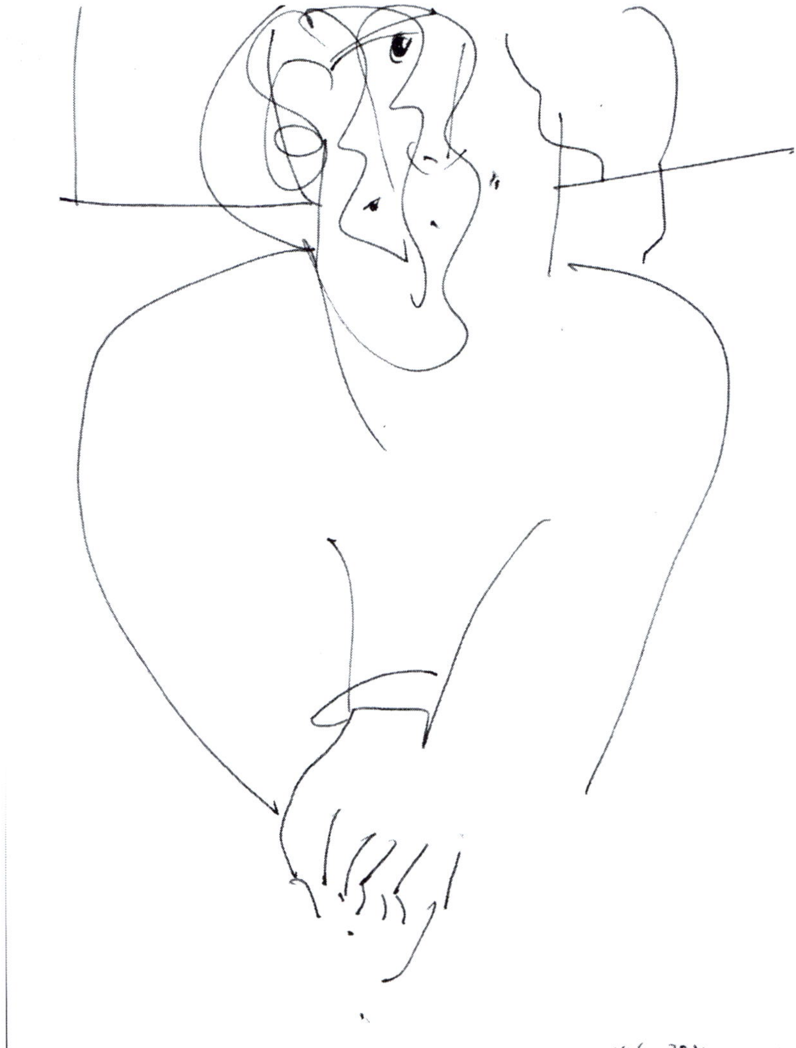
mG 2011

4. Die Geste: Der Mensch als Eindrucksmanager

4.1 Gesten: Deutende Brücken zwischen Blicken und Worten

4.2 Gesten im Wandel, Wandel der Gesellschaft

4.3 Der janusköpfige Mensch zwischen Ordnung und Wandel

4.4 Die Einsicht: Der Konstrukteur der Gesellschaft macht Eindruck

Literaturhinweise

4. Die Geste: Der Mensch als Eindrucksmanager

4.1 Gesten: Deutende Brücken zwischen Blicken und Worten

Der Mensch kommuniziert immer, auch wenn er, wie der Handyaner, abwesend anwesend ist und mit den Anwesenden angeblich nicht kommuniziert. So wie der Mensch auch nicht nicht handeln kann. Er orientiert sich am Anderen, an den Mitmenschen und an der Situation, in der er sich befindet. Um sich zu orientieren, bedarf es der Kommunikation.

In der Kommunikation kommt neben Blick und Wort auch der Geste eine entscheidende Rolle zu, auch weil sie die verbale Sprache unterstützt: Manchmal ersetzt sie sie sogar. Sie ergänzt die Sprache, denn etwa 90 % der gesprochenen Äußerungen werden von Gesten begleitet. Wie überhaupt nonverbale Kommunikation den Umgang mit Menschen bestimmt, auch wenn Mitteilungen über die Sprache erfolgen. Kommunikation besteht darin, Informationen mit Hilfe von Verhaltensweisen wie Gesten und Blicke in Mitteilungen und Mitteilungen in Verstehen zu verwandeln.

Gesten sind auch eng mit der Evolution des Menschen verbunden. Reptilien konnten Dinge noch nicht greifen und als Werkzeuge nutzen. Erst Primaten waren dazu in der Lage. Sie konnten zeigen, auf etwas hinweisen, wenn sie das haben wollten. Den Primaten ging es aber nicht um den gemeinschaftlichen Hintergrund des Teilens. Diese Kooperation, das Zusammenarbeiten und miteinander Teilen führte beim Menschen zur sprachlichen Kommunikation. Darauf deutet auch das Zeigen von Kleinkindern hin, das immer in einem gemeinsamen Rahmen der Aufmerksamkeit erfolgt (Tomasello 2011). Mensch-

liche Handbewegungen waren Teil traditioneller Arbeitsvorgänge wie Spinnen, Töpfern oder Hämmern, so wie wir heute verschiedene Möglichkeiten einer gestengesteuerten Bedienung von Maschinen in der Fabrik, am Computer oder auf dem Smartphone erleben.

Der Begriff Geste kommt vom lateinischen *gestus*, was so viel wie „Gebärdenspiel des Schauspielers, Schaustellers oder Redners“ bedeutet. *Gestus* wiederum hat mit *gerere,* mit „zur Schau tragen oder sich benehmen“ zu tun. Unter Geste als Körpersprache, als nonverbale Kommunikation, wird heute eine Bewegung, vor allem des Kopfes, der Arme und der Hände verstanden. So wird das Nein- oder Ja-Sagen mit dem Zeigefinger oder eine Drohung mit dem bewegten Zeigefinger und verbal mit „du, du!“ kommuniziert. In der einen Kultur bedeuten die Hände in der Hosentasche Unverkrampftheit, in der anderen Unhöflichkeit. Auch die Beine können sprechen, wenn wir z. B. an den letzten Rundgang im Hafen denken, eine Pause machen und dabei das Bein auf die 30 cm hohe Mauer stellen und in die Ferne blicken. Da wird ein Moment der Ruhe, des Innehaltens im öffentlichen Raum demonstriert. Der Fuß von Christoph Kolumbus auf dem Strand Amerikas oder des Polizisten auf einem Poller symbolisiert dagegen, dass ihm die Welt untertan sei.

Die Liste der Gesten ist lang. Sie reicht von den Fingern, Händen, Armen und Schultern über den Kopf, die Nase und Augen bis zum Rumpf, den Beinen und Füßen (https://de.wikipedia.org/wiki/Liste_von_Gesten). Viele Gesten entstehen auch mit Teilen des Körpers in Verbindung mit anderen Personen wie dem Mund und der Lippen beim Küssen oder wenn man ausspuckt oder jemand anspuckt.

Die Körpersprache wird nicht selten durch die Mode anschau-

lich gemacht. In der Körpersprache steckt viel Kunst der Andeutung, aber auch der Protzerei, wie die Rolex, die demonstrativ aus dem Hemdsärmel hervorschaut. So wird die Geste zum „Fenster des Geistes", wie sie der Gestenforscher David McNeill (2015) bezeichnet. Sie macht die Botschaft verständlich und deutlich, auf die es auch dem Sprecher ankommt. Insofern ist es nicht überraschend, dass so manche Geste einstudiert wird, nicht nur von Donald Trump. Sein Zeigefingerstoß und sein Faustschwung sind längst zu einer Politik der Gesten geworden. Das gilt auch für den Redner am Pult, dessen Authentizität nicht nur von seiner Nachricht, sondern auch von seiner Körperhaltung und seiner Stimme abhängt.

Auch der Hitlergruß war eine Grußform, die Geste und sprachliche Äußerung miteinander verband. Zu Zeiten des Nationalsozialismus war der Hitlergruß, der „Deutsche Gruß", wie er auch genannt wurde, eine verpflichtende Grußform, in der der nationalsozialistische Personenkult um Adolf Hitler zum Ausdruck kam. Zunächst galt er nur für die NSDAP-Mitglieder, nach der Machtübernahme 1933 wurde er zum offiziellen Gruß aller „Volksgenossen". Man streckte dabei den rechten Arm mit flacher Hand auf Höhe der Augen nach oben und ergänzte die Geste meistens mit den Worten „Heil Hitler" oder „Sieg Heil". Grüßte man Adolf Hitler persönlich, dann lautete die Grußformel „Heil, mein Führer".

Wie der „Deutsche Gruß" zeigt, kann diese Konstruktion des gesellschaftlichen Lebens durch Blicke, Worte und Gesten auch in einer Perversion enden. So stand auf Türschildern vieler Nazis folgender Satz: „Volksgenosse, trittst Du ein, soll Dein Gruß ‚Heil Hitler' sein!" Der Hitler-Gruß ging weit über eine politische Sprach- und Gestensteuerung hinaus, wie auch Tilman Allert in *Der deutsche Gruß* überzeugend nachweist. Mit dem Hitler-Gruß drang die Politik nicht nur ins Private

ein. Durch den Schwur auf den Führer wurde der Grüßende auch in die Volksgemeinschaft eingebunden. Das wiederum führte zu einer „veralltäglichten Huldigung Hitlers“ und damit zu einer „Gegenwartsblindheit“. Allert (2017) sieht darin sogar eine „Kultur der Teilnahmslosigkeit“, die zur „zivilisatorischen Regression“ und in Folge zu den Massenverbrechen im Dritten Reich führte.

Manche Gesten sind auch kulturübergreifend wie die frühere Wählscheibe und der Hörer beim Telefonieren, was mit ausgestrecktem Daumen und kleinem Zeigefinger angezeigt wurde. An deren Stelle ist längst das „Wischen“ auf dem Display des Smartphone getreten. Und da ist schon so manchem Manager oder Staatsmann ein peinlicher Fehler unterlaufen. So zeigte George W. Bush, also Vater Bush, 1992 beim Staatsbesuch in Australien den doppelten Stinkefinger mit dem Handrücken nach vorne (Blawat 2017). In Australien bedeutet das verkehrte *Victory*-Zeichen so viel wie eine saftige Beschimpfung. In Amerika und Europa ist der gespreizte Zeige- und Mittelfinger mit den Fingerflächen nach vorne gerichtet die *Victory*-Geste, das Siegeszeichen, oft auch mit der Bedeutung von *Peace*. Zeigt man dagegen die beiden Finger mit der Rückseite, dann meint man damit in Deutschland und Österreich „zwei“, auf der britischen Insel, nicht nur in Australien, wäre das dagegen der „Stinkefinger“. In ostasiatischen Ländern wiederum soll diese Geste „glücklich“ signalisieren und damit Lächeln verbinden. In vielen islamischen Ländern gelten auch überkreuzte Beine als Beleidigung (Zittlau 2008).

Die zu einem Ring zusammengeführten Daumen und Zeigefinger werden übrigens in Deutschland, Österreich und der Schweiz als Lob, in Italien aber als Arschloch verstanden. In der Tat gelten nur wenige Gesten universell, z. B. die Drohgebärde mit der erhobenen Faust und die Bettelgeste, in der die

geöffnete Hand nach oben ausgestreckt wird. Schon das Verneinen mit Kopfschütteln oder das Bejahen mit Kopfnicken hat nicht überall dieselbe Bedeutung. In Griechenland ist das bestätigende Nicken eine Kopfbewegung nach vorne. Die verneinende Kopfbewegung erfolgt, indem man kurz den Kopf in den Nacken wirft, während Kopfschütteln nicht Verneinung meint, sondern dass man nicht verstanden hat. Diese Verbindung von Blick, Wort und Geste bringt nicht nur eine Meinung, sondern auch eine Haltung zum Ausdruck.

Wie sehr der Blick, das Wort und die Geste miteinander verbunden sind, beweist auch die Gebärdensprache der Tauben und Taubstummen. Sie entbergen die Wirklichkeit mit Hilfe von Gesten, Gebärden. Und das beginnt schon damit, wenn das taube Kind seine Mutter mit einem Kissen bewirft, weil es ihr mitteilen will: „Pass‘ auf, ich will dir etwas zeigen.“ Die Bewegung des Körpers ist in der Gebärdensprache ebenso wichtig wie die der Hände und der Ausdruck des Gesichts. In dieser Sprache gibt es auch ein Alphabet, aber mehr noch: für fast jedes Wort ein Zeichen. Jedes Land hat nicht nur seine eigene Gebärdensprache und Grammatik, auch regionale Unterschiede gibt es.

Kein Wunder, dass der „Sonntag“ in Berlin mit einem Streichen der flachen Hand über die Brust zum Ausdruck gebracht wird; in Bayern dagegen faltet man für „Sonntag“ die Hände, weil man in die Kirche geht. Und so verwandelt sich bei den Tauben die Klingel an der Haustür in blitzendes Licht im Wohnzimmer, und die Filme im Fernsehen kommen mit Untertiteln daher. Auch taubblinde Menschen demonstrieren, dass die Welt mehr ist als das, was wir hören oder sehen können. Sie benutzen z. B. taktile Zeichen wie das Bewegen von Zehen oder Fingern, um in der Welt dabei zu sein (Hellner 2020).

Taube Menschen meinen manchmal, die Welt nicht mehr zu verstehen, wenn sie feststellen, dass sich taube Amerikaner und taube Briten in ihrer Gebärdensprache kaum verstehen. Das hat damit zu tun, dass die „American Sign Language“ (ASL) im 18. Jahrhundert von Frankreich nach Amerika gekommen ist. Die britische Gebärdensprache ist dagegen eine regionale Sprache geblieben. Wenn Gesprächspartner keine gemeinsame Gebärdensprache haben, entsteht oft eine Kommunikationsform, die „International Sign“, die weiterentwickelt wird und dazu führt, dass ein tauber Deutscher in kürzester Zeit sich mit einem tauben Chinesen verständigen kann – und das auch zu komplexen Themen wie Politik, Gefühle und Humor. Kein Wunder, dass taube Menschen so reisefreudig sind.

Auch unser früherer Hausarzt hat Gesten auf zunächst sehr erfolgreiche Weise eingesetzt, aber deren mögliche Folgen nicht richtig eingeschätzt. Er wurde 2013 auf der indonesischen Insel Bali Weltmeister im Bridge-Spiel. Kurze Zeit später wurde der Verdacht laut, dass er sich mit seinem deutschen Partner – beide bekannt als die „German Doctors“ – über verschiedene Gesten bei den weltmeisterlichen Bridge-Spielen auf unerlaubte Weise verständigt haben soll, und zwar durch Hustensignale. Dem Paar wurde daraufhin der Titel aberkannt, und sie wurden vom internationalen Bridge-Verband für Bridge-Turniere lebenslang gesperrt. Das Oberlandesgericht Düsseldorf hob zwar die Strafen auf, aber den Titel bekamen sie nicht zurück. Das Beispiel zeigt wieder einmal, wie nahe der Mensch dem Tier ist, denn auch Wildhunde verabreden sich zur Jagd, indem sie niesen, wie man unlängst den Mitteilungen der *Royal Society* entnehmen konnte.

Indem Gesten Bedeutungen übertragen, schlagen sie eine Brü-

cke zwischen Blicken und Worten. Gesten sind Wissensspeicher, in die unsere Art und Weise des Objektgebrauchs eingeht, bilden wir doch mit Hilfe unserer Hände auch räumliche Verhältnisse ab, visualisieren Gegenstände und ahmen Handlungen nach. Auch Gesten sind Teil des Menschen zweiter Natur, der Kultur, und versetzen ihn in die Lage, seine selbstsüchtigen Neigungen durch erzieherische Anstrengungen, die zu Gewohnheiten werden, zu steuern. Da Kultur alle Hervorbringungen des Menschen, die seine Lebensweise ausmachen, umfasst, spricht viel dafür, dass der Ursprung der menschlichen Kommunikation eng mit den Zeigegesten verbunden ist. So argumentiert auch der Anthropologe Michael Tomasello (2011), dass sich erst aus dieser Nahform der Kommunikation die Lautsprache entwickelt habe.

4.2 Gesten im Wandel, Wandel der Gesellschaft

Die Werthaltungen und Verhaltensregeln, Ideen und Symbole, aus denen die Kultur besteht, kommen nicht zuletzt in Gesten, vor allem in Ritualen, Bräuchen und Sitten zum Ausdruck. Sie äußern sich nicht selten in „seltsamen Verhaltensweisen“ wie Gähnen, Husten, Niesen, Weinen, Lachen, Rülpsen, Schluckauf, Kratzen, Schreien oder Erbrechen. Gesten, wie überhaupt menschliche Ausdrucksweisen, gehen über menschliches Schaffen und Denken, Arbeiten und Produzieren in alle Lebensbereiche von der Werkbank und dem Restaurant bis zur Schule, die Architektur und die Technik ein. Sie werden in der Kommunikation tagtäglich Wirklichkeit. Das trifft auch auf die fast untrennbare Verbindung zwischen Gestik und Sprache zu, nicht nur wenn man an Blinde, Taube und Stotterer oder an den Redner am Pult, den Prüfling in der Prüfung oder den Angeklagten vor dem Richter denkt (vgl. Müller 1998).

Von den Gesten, und was man unter ihnen versteht, lässt sich

auch der gesellschaftliche Wandel ablesen: Wenn ich heute einer jungen Frau aus dem Mantel helfe, kann das als höfliche Zuwendung, aber auch als Ausdruck opahafter Bevormundung oder gar als Anmache gedeutet werden. Auch die Geste des Platzfreimachens für Ältere oder Frauen in der U- oder S-Bahn lässt sich inzwischen in diese Richtung auslegen. Manche Jung-Alte empfinden es sogar als Diskriminierung.

Schon seit den siebziger Jahren ist von der zunehmenden Eintönigkeit der Bewegungen die Rede, also des Ein- und Ausschaltens, des Abstellens und Aufdrehens. Der Schritt vom Tippen zum Schieben, von der Fernbedienung zum Wischen dauerte doch eine Weile. Die Handbewegungen, die aus der Zeit der Industrialisierung und Mechanisierung der Handarbeit stammten und den Kraftaufwand reduzierten, gehören heute der Geschichte an.

Jetzt hat sogar Google Apple & Co den Kampf angesagt und will Schluss machen mit den Gesten. Mensch und Maschine sollen eins werden, ermöglicht durch die moderne Hirnscan-Technologie. Sie soll die Sprache als Verbindungsglied zwischen Gedanken und digitalen Medien einfach überspringen. Andererseits trifft zu, dass die menschliche Kommunikation ohnehin zu einem großen Teil nicht aus Wörtern besteht, sondern aus nonverbalen Ausdrücken des Gesichts, der Gesten, also der Körpersprache. Nicht ohne Grund spricht der Pantomime und Regisseur Samy Molcho von der Körpersprache als unserer „Primärsprache“, weil der Körper „der Handschuh der Seele“, „der Ausdruck innerer Bewegungen“ sei (Molcho 1983: 9, 21). Das bedeutet wiederum nicht, dass sich durch *affective computing*, also Gefühlserkennung durch Computer, auf der Grundlage eines umfassenden Archivs von Gesichtsausdrücken unser Inneres jedem Anderen über App & Co erschließen ließe (Hacke 2019).

Bei VW übernimmt in einem neuen Golf-Modell die reine Geste die Aufgaben des Touchscreen des Fahrers wie das Öffnen und Schließen des Schiebedachs oder das Verstellen der Sitze. Die Fingerkuppe, die die Daumenkuppe berührt, sollte die Lautstärke des Radios regulieren, also den Knopfdruck ersetzen. In der digitalen Welt ist ohnehin der Touch schon längst zur Geste geworden. Der Mensch entpuppt sich wieder einmal als findiger Anpasser, der zugleich wischt, schaut und telefoniert. In der zunehmend technisierten Welt schaltet er nicht mehr über Hebel und Schalter, sondern über Gesten ein und aus. Gesten werden zu Handlungen, die sich wie die Sprache der Taubstummen ausnehmen. Wie schon erwähnt, haben sich zweifellos die Gesten, die Handhabung von Werkzeugen und Maschinen sowie die Bearbeitung von Materialien verändert. So erscheinen die Hände, die Gesten und ihre Beziehungen zu den Dingen immer wieder in einem neuen Licht.

Robert Lembke forderte in seiner Quiz-Sendung „Was bin ich?“ den Beweis ein, mit einer Handbewegung einen bestimmten Beruf zu symbolisieren. Ob das heute noch gelingen kann? Natürlich gibt es neue Hand-, Fuß- und Körperbewegungen, die von den Jubelposen der Fußballer über die Handybedienung der Handyaner bis zu den High-Heels-Bewegungen von Paris Hilton und Melania Trump reichen. Beim Fußball gibt es zwar immer noch die „Schwalben“, die vorgetäuschten Fouls, nur sie sind in der wehleidig-aufmerksamen Show-Gesellschaft ohnehin zahlreicher geworden.

In einer offenen Gesellschaft müssen wir diesen Preis des Wandels immer wieder zahlen. Er ist für die meisten verkraftbar, auch wenn er für manche dem Untergang des Abendlandes gleichkommt. Widerstand oder Zivilcourage wird deshalb auch als „moralische Geste“ verstanden.

Kultur ist immer Menschen gemachte Lebensweise, ein System von Bedeutungen und Ideen, Zeichen und Gesten. Sie verschafft uns Zugang zur Wirklichkeit, indem wir unsere Wirklichkeit durch diese deutenden Symbole erfahren, erzählen und reproduzieren. Deshalb besteht auch die fundamentale Aufgabe der Kultur darin, für eine sichere, weil Sinn gebende Orientierung im menschlichen Leben zu sorgen. Der Mensch ist eigentlich nicht für den Wandel geschaffen; er braucht Ordnung, weil Ordnung Sinn stiftet. Nur so kommt er zurecht. Gerade Krisen, wie die von Corona, demonstrieren, wie leicht Ohnmachtsgefühle, verbunden mit Unsicherheiten und Ungewissheiten, entstehen können und dem Menschen Sinn und Kontrolle seiner Lebensordnung rauben. Soziale Konflikte und psychische Belastungen werden dann oft in die Außenwelt verlagert, wo sowohl Sünder als auch Verursacher und neue soziale, politische und psychische Leitplanken in der Gestalt einer politischen Partei oder religiösen Sekte gefunden werden (vgl. Krüger 2019).

Der Wandel ist für den Menschen nicht nur eine Herausforderung, sondern auch eine Folge seines Wesens, nämlich ein ebenso rühriger wie cleverer Anpasser zu sein. Wie schon mehrfach erwähnt, schafft er sich seine Welt durch Werte, Normen und Symbole. Sie ermöglichen ihm, sich den Herausforderungen der Natur und der Kultur, der Umwelt und der Gesellschaft zu stellen und sich auch in einer ver-rückten Welt wie der in Corona-Zeiten zurecht zu finden – und das manchmal sogar anstandslos abstandslos. In dieser Welt heißt es plötzlich, Solidarität zu üben, indem man auf Distanz geht, Freiheit zu ermöglichen, indem unsere Bewegungen auf Schritt und Tritt digital erfasst werden, und Kinder zu erleben, die lieber zur Schule gehen als zu Hause bleiben. Nicht zuletzt habe der Mensch die Institution der Demokratie geschaffen, die, wie auch in diesem Fall, „alle Macht auf ein spezifisches

Gemeinwohlinteresse“ hin bündeln könne, wie der Politikwissenschaftler Rainer Forst (2020) argumentiert.

In der Hoch- und Populärkultur spielt sich ein ständiger Kampf um Bedeutungen ab, in dem Gesten, die Bedeutungen übertragen und mit der Sprache synchron gehen, eine wichtige Rolle spielen. Denken wir nur an die Gestik des Grußes, der Ergebenheit, des Kopfschüttelns, des Winkens, der gekreuzten Finger oder daran, wenn wir jemand den Vogel oder Stinkefinger zeigen – Gesten, die keineswegs überall auf der Welt dieselbe Bedeutung haben und von blinden wie sehenden Menschen eingesetzt werden.

Kultur offenbart sich immer als eine Waffe, egal ob sie vom Künstler als Provokateur oder als Wahrheitssucher eingesetzt wird oder von Politikern im Namen der Kultur – von Be-Deutungen, von Sinn – Kriege geführt werden. Auf diese Weise kann ein Mensch zum Terroristen des einen und zum Freiheitskämpfer des anderen werden, wie der amerikanische Politiker Pat Buchanan es einmal ausdrückte.

So steht auch die Hand seit Menschen Gedenken für Schöpfung und Zerstörung. Heute ist der Händedruck ein Ritual der Höflichkeit. Dem ging in alten Zeiten das Winken voraus, um mit der leeren Hand zu signalisieren, dass man unbewaffnet sei und in Frieden komme. Allerdings kommt durch den festen Händedruck nur in westlichen Kulturen einerseits Respekt, andererseits Selbstbewusstsein und Willensstärke zum Ausdruck. Als aber Donald Trump beim Empfang des japanischen Ministerpräsidenten Shinzo Abe die Hand des Gastes für 18 Sekunden nicht losließ, wurde es peinlich, zumal Abe vergeblich versuchte, seine Hand zurückzuziehen. In Japan ist das Händeschütteln bei der Begrüßung und zum Abschied ohnehin nicht beliebt. Vielmehr gilt in Japan der Code der Verbeugung (Matzig 2017).

Vielleicht hatte Trump den G-8-Gipfel von 2006 vor Augen, als der damalige US-Präsident George W. Bush auf Angela Merkel zuging, die an einem Tisch saß, ihr beide Arme auf die Schulter legte und sie zu massieren begann. Auch wenn es nur ein missglücktes Bemühen war, Nähe herzustellen, vermittelte er den Eindruck, Macht zu demonstrieren. An diesem Beispiel kann man erkennen, wann die Körpergrenze überschritten wird. Unter Freunden ist die Bush'sche Geste unter Umständen akzeptabel. Liegt allerdings, wie beim Chef und Mitarbeitern, ein Machtgefälle vor, überschreitet eine Berührung jenseits von Hand und Arm, die Grenzen. Mit dem Chef auf Tuchfühlung zu gehen, ist nicht einfach, oft unmöglich, auch nicht ratsam, wie Personaltrainer immer wieder empfehlen. Natürlich sollten deshalb erlaubte Kommunikationskanäle wie das Händeschütteln nicht aufgegeben werden, wie der Haptik-Forscher Martin Grunwald argumentiert (Grunwald 2017; Wilke/Wulf 2018). Jedenfalls hat Trump das Gestische des Händeschüttelns digitalisiert, während er an der analogen Kultur des Handgebens gescheitert ist.

Rituale, in denen Gesten und Symbole eine wichtige Rolle spielen, haben mit Regelhaftigkeit und dem Gefühl der Selbstkontrolle ebenso zu tun wie mit dem der Gemeinschaft und des Vertrauens. Sie geben dem Sozialen eine Form, erleichtern den Alltag, indem sie ihm Sinn und damit Ordnung verleihen. Das Leben muss nicht neu erfunden werden, wie das z. B. in der Corona-Zeit in einigen Lebensbereichen der Fall war und zu viel Unsicherheit und Ärger führte. Rituale unterscheiden sich auch nach Land und Kultur, wie man an den Lebensweisen und den sie begleitenden Ritualen ablesen kann. So reiche man auf der britischen Insel, wie Michael Stürmer (2006) berichtet, „einmal die Hand und dann möglichst nie wieder. Wer sich nach dem Wohlbefinden erkundigt, erwartet keine Leidensgeschichte… Die Deutschen kommen gleich zur Sache.“

Oder wie schon Goethe erkannte: „Man lügt im Deutschen, wenn man höflich ist.“

Rituale gab es schon bei den Steinzeitmenschen, die Feinde nach ihrer Niederlage feierlich verspeisten und deren Schädel als Gefäße benutzten. Später standen Rituale in einem engen Zusammenhang mit dem christlichen Jahresverlauf und dem Leben auf den Fürstenhöfen. Der Wandel lockerte die soziale Verankerung der Rituale. Dazu haben die Aufklärung, das Aufkommen des Bürgertums, der Bedeutungsverlust der Kirchen, die Abschaffung der Monarchie und die Weltkriege ebenso beigetragen wie der Übergang von der Industrie- zur Dienstleistungsgesellschaft, beschleunigt durch Mobilisierung, Individualisierung, Globalisierung und Digitalisierung. Allerdings gab es immer wieder Phasen ihrer Wiederentdeckung, so auch bei den Nationalsozialisten, die Rituale vor allem für ihre politischen Zwecke nutzten.

Wie sehr Geste, Symbol und Ritual verwoben sind, beweist auch die ärztliche Berufskleidung des Kittels in Weiß. Wie Studien zeigen, schafft er beim Patienten nicht nur Vertrauen, sondern beeinflusst sogar den Behandlungserfolg. Ärzte sollten daher auch ein Stethoskop um den Hals tragen – und das nicht nur, wie ein Witz nahelegt, um sich vom Friseur zu unterscheiden (Bartens 2019). Ähnliches demonstrieren auch religiöse Rituale wie der Ramadan, der zwar Essen und Trinken während des Tages nicht erlaubt, aber mit einem großen Fest und vielen Geschenken endet und muslimische Kinder oft an Weihnachten erinnert. In Indien werden besonders viele religiöse und Familienfeste gefeiert, was die Menschen ständig auf Trab hält.

Nach wie vor nimmt das gemeinsame Essen und Trinken einen zentralen Stellenwert in den Alltagsritualen ein, unabhängig

davon, ob Geburts-, Hochzeits- oder andere Gedenktage gemeinsam am Essenstisch begangen werden. Dort nimmt man einunddieselbe Substanz zu sich, was zu einer „stofflichen Verbrüderung“ führt und über das Anstoßen auch zelebriert wird. Viele sehen im gemeinsamen Mahl, des Teilens von Nahrung, sogar den Ursprung der Moral. Schon die Jäger und Sammler machten daraus eine Kooperation durch nachbarschaftliche Hilfe, die die Chancen des Überlebens erhöhte (Erlinger 2016).

Kulturen sind Lebensräume, die Sinn erzeugen und Identität stiften. An Kulturen glaubt man, für Kulturen kämpft man, wie der Karikaturenstreit und andere Gegenwartskonflikte demonstrieren. So hat auch das berühmte Bild von Joseph Beuys mit der „Schwurhand“ mit dem Eid zu tun, der beim Künstler vor allem die Selbstbefreiung von Schuld durch den aufgezwungenen Schwur als Soldat im Zweiten Weltkrieg demonstrieren soll und eine andere Welt beschwört.

4.3 Der januskĂ¶pfige Mensch zwischen Ordnung und Wandel

Die Corona-Krise machte vielen Menschen erst bewusst, was der Gruß und die körperliche Begrüßung bedeuten, wenn physische Distanz und soziale Nähe gleichermaßen praktiziert werden sollen. Auch hier haben wir es mit einer kulturellen Verfeinerung der natürlichen Triebe durch Werte, Normen, Gesten und Symbole zu tun. Sie machen deutlich, was in bestimmten Situationen getan oder nicht getan werden darf und soll. So entfacht auch die Verwendung nationaler Symbole immer wieder Streit – und das nicht erst seit der Feier der Fußballweltmeisterschaft 1954 in Bern, als die deutschen Fans die erste Strophe der Nationalhymne anstimmten und daraufhin der Schweizer Rundfunk die Übertragung abbrach.

Zu Recht sagte der damalige US-Hochkommissar John McCloy zum Liederstreit Anfang der 1950er Jahre in der Bundesrepublik, dass es nicht ausschlaggebend sei, „was die Völker singen, sondern wie sie handeln“ (Sofsky 2012). Erst seit 1991 ist nicht mehr die erste Strophe des Deutschlandliedes („Deutschland, Deutschland über alles“), sondern die dritte Strophe („Einigkeit und Recht und Freiheit“) offiziell die deutsche Nationalhymne. Deutschland musste in gut einem Jahrhundert fünf verschiedene politische Systeme ausprobieren und verschleißen, aber dafür einen hohen Preis bezahlen: Revolutionen, Weltkriege, Gewaltverbrechen, Besatzungsherrschaft und Teilung (Reichel 2012). Auch Frankreich ist nicht gerade ein Vorbild mit seinem historischen Abbild der Marseillaise, in der es in einer Passage noch immer heißt: „unreines Blut tränke unserer Äcker Furchen“. Andererseits betreiben alle Regierungen Symbolpolitik, um Signale an Freunde und Feinde diesseits und jenseits der Grenzen zu senden. So sind die russischen Morde an Dissidenten nicht nur Verbrechen, sondern auch politische Kommunikation (Emcke 2020).

Nicht erst seit dem Beginn der Globalisierung wissen wir von der „Gleichzeitigkeit des Ungleichzeitigen“, von den unterschiedlichen Entwicklungsstufen von Gesellschaften, die wir als historische Strukturen der Welt wahrnehmen (Strasser 2019: 10). Dagegen waren wir mit Corona plötzlich, von heute auf morgen, mit dem Schock der „Gleichzeitigkeit des Unvereinbaren“ konfrontiert, und alles war gleichzeitig sichtbar (Pörksen 2020: 38). Beides hat mit unterschiedlichen Szenarien und Mobilisierungskräften des gesellschaftlichen Wandels zu tun, aber immer auch mit persönlichen Handlungsmöglichkeiten und sozialem Handeln. Kein Wunder, dass auch schon von einem neuen Kulturkampf die Rede war, der sich aus den Ansprüchen der Wirtschaft einerseits und den täglichen Erfahrungen im gesellschaftlichen Leben andererseits

ergab.

In der Großstadt ist man zwar gewohnt, mit dem Gegenteil von physischer Nähe und sozialer Distanz umzugehen. Deshalb kommt die soziale Nähe nicht abhanden, denn in ihr manifestiert sich nicht nur ein menschliches Bedürfnis, vor allem in Europa und Amerika. Schon seit Jahrhunderten macht das Händereichen die friedvolle Absicht der Grüßenden deutlich. Ob die Süd- und Mitteleuropäer das Küssen auf die Wange wegen des Corona-Virus aufgeben, ist eher unwahrscheinlich. Die hygienische Alternative, sich mit den Füßen zu grüßen, wie es die Deutsche Fußball-Liga (DFL) den Spielern empfiehlt, wird uns da nicht weiterbringen, sondern eher öfter stolpern lassen. Ebenso wenig werden der Klatschgruß, der First Bump oder der niesträchtige Ellbogen-Check diese soziale Lücke ausfüllen können. Es war ja schon einmal von der „Ellbogengesellschaft“ die Rede, die sich der Verantwortungsgemeinschaft von Bürger und Staat entziehe (Fellmann 2019; Glück et al. 2006). Das wird der Namaste-Gruß der Hinduisten – Hände mit den Innenflächen vor der Brust zusammengeführt – bestenfalls beim Yoga-Kurs schaffen, denn man muss dazu beide Hände frei haben (Pfeifer 2020).

Im Home-Office kann die körperliche Abwesenheit auch nicht durch eine digitale Wort-Bild-Präsenz ersetzt werden, wie gestreamte Veranstaltungen zeigen, in denen nonverbale Informationen verloren gehen. Der digitale Hörsaal zu Hause verlangt mehr Konzentration, um alles auf dem Bildschirm zu verfolgen. Hochschullehrer haben deshalb Manuskripte vorher versandt, damit den Vorlesungsaufwand verringert und die Erledigung von Arbeitsaufgaben im Selbststudium mit einer verkürzten Kommunikationsphase kombiniert. Regelmäßige Meetings mit Kollegen und Kolleginnen können dagegen leichter durch Telefonkonferenzen (Telkos) ersetzt werden,

weil man sich kennt, daher auch auf mimische und gestische Informationen leichter verzichten kann. Die Telkos werden allerdings nur zeitlich begrenzt kommunikativen Ersatz liefern. Nicht ohne Grund wurden das Internet und die darin versammelten sozialen Medien als „Asyl aller sozialen Veranstaltungen“ bezeichnet, wenn, wie in Corona-Zeiten, auf physische Nähe verzichtet werden und das Internet als „Relaisstation von Distanzkommunikation“ herhalten muss (Müller 2020). Dazu passte auch der Schriftzug vor dem Haus der Kulturen der Welt in Berlin: „Haltet zusammen – mit ein bisschen Abstand“.

Der Schriftsteller Daniel Kehlmann (2020) sieht in der Corona-Krise sogar die traurigste Krise der Menschheit, denn ihr Heilmittel liege darin, einander fernzubleiben: „Aus einem Wesen des Geistes und der Freiheit, der Schönheit und der Erotik wird ein Wesen, das Krankheiten in sich trägt und Viren spuckt.“ Er sieht daher auch einer Welt mit mehr Risiko ins Auge und befürchtet sogar, dass die dystopischen Einschränkungen uns weiter begleiten würden: Soziale Zusammenkünfte werden verboten, öffentliches Leben wird auf den Bildschirm verlegt, der Mensch zum Bildschirmwesen, die getrennte Heimarbeit übernimmt das Arbeitsruder, und wir werden auf Schritt und Tritt von der Tracking-App begleitet. Schafft sich damit der soziabile Mensch selbst ab?

Dabei ist offiziell nicht von physischer Distanz, sondern von „social distance“ die Rede, obwohl das Virus auf den ersten Blick die Bindungskraft gestärkt haben soll. Die Regel lautete aber, Kontakte zu vermeiden und die Maske als Passierschein zu betrachten. Regeln sind nicht vorbehaltslos, sie sind veränderbar, auch von heute auf morgen (vgl. Klute 2020). Corona brachte sogar manche, vor allem zu Hause, wieder gemeinsam an den Tisch. Das Bedürfnis nach sozialen Kontakten wird

aber nicht durch „distant socializing“ mit Hilfe der technischen Möglichkeiten der virtuellen Kontaktaufnahme ersetzt werden können. Allerdings machen nicht erst seit der Corona-Krise auf Wald- und Spazierwegen die Ohrstöpsler im Jogging-Modus die „spacial distance“ zur „social distance“, denn ihre Buchstaben und Töne sind aus einer anderen Welt. Das ist im öffentlichen Nah- und Fernverkehr nicht viel anders. Gesellschaftlich eigentlich eine Zumutung! Auch hier sind Gesten zu einem Ritual geworden, ähnlich wie am Strand, am Pool, im Restaurant oder am Campingplatz das Reservieren von Plätzen, vor allem von deutschen Gästen, ein Ritual ist. Die Deutsche Bahn macht aus dem Reservierungsbedürfnis auch noch ein Geschäft, indem, nicht wie z. B. in Frankreich, im Ticketpreis der Sitzplatz nicht inbegriffen ist. Auch Menschen, nicht nur Hunde, wollen offenbar ihr Revier verteidigen (Hampel 2017).

Wie schon an den Beispielen des gemeinsamen Essens und Feierns von Übergängen in der Schule und Hochschule, in der Familie und im Beruf abzulesen ist, wird das Soziale immer wieder zum Ritual. Versteht man das Soziale als Ritual, erkennt man auch die Bedeutung von sozialen Zusammenkünften und sozialen Beziehungen für die „performative Bedeutung von Gemeinschaften“ (Wulf et al. 2001; Wulf 2005). Denn Rituale erzeugen nicht nur Differenzen, sondern ermächtigen die Gemeinschaft, mit ihnen zurechtzukommen, d. h. auch Krisen zu bewältigen und Veränderungen durch neue Strukturen auszuhalten und zu akzeptieren, weil man sich an ihnen orientieren kann.

Der Mensch ist aber auch in der Lage, sich gegen seine Natur zu wenden. Er herrscht nicht nur über die äußere Natur. Er hat auch gelernt, seine innere Natur – seine Triebe – zu beherr-

schen, freilich nicht ohne Widerstand. Diese Spannung zwischen dem Ich und der Gesellschaft, zwischen Natur und Kultur hat schon Sigmund Freud (2010) als Unbehagen an und in der Kultur beschrieben.

In früheren Zeiten ist dieses Unbehagen an der Kultur aus der Sicherheit entstanden, die zu wenig Freiheit ließ. Das Unbehagen unserer Tage jenseits von Corona scheint aus dem Übermaß an Freiheit hervorzugehen, die in zu wenig Sicherheit und Bindung mündet. Allerdings wirft das Unbehagen unserer Tage diesseits von Corona ein neues Licht auf unsere Welt. Es resultiert aus dem Kontaktverbot, das dem Bedürfnis entgegensteht, in Krisenzeiten zusammenzurücken, und der menschlichen Natur widerspricht.

Der Streit über die Frage, ob soziales, auf den anderen hin orientiertes Verhalten nur aus der menschlichen Stammesgeschichte zu verstehen ist, ist längst entschieden. Lächeln und Weinen als Gesten sind für den Umgang der Menschen miteinander unentbehrlich. Das Lächeln als Ausdruck einer authentischen, weil unverstellten Individualität und sozialer Neigung verbreitete sich erst mit der Aufklärung. Inzwischen zeigen auch Studien, dass ehrlich lächelnde Menschen nicht nur vertrauenswürdiger, sondern im Berufsleben auch erfolgreicher sind. Tränen machen den Menschen menschlicher, indem sie Empathie und Sorge, ein Angebot der Hilfe oder eine Bitte um Hilfe zum Ausdruck bringen (Hanske 2019).

Der Mensch ist ein janusköpfiges Wesen. Wie der römische Gott Janus, hat auch der Mensch viele Gesichter, kann zugleich vorwärts und rückwärts sehen, auch wenn er nur zwei Augen hat. Er muss sich seine eigene Welt schaffen, Ordnung und Orientierung finden. Zugleich muss er sich den Herausforderungen seiner Welt stellen und nach seinen Möglichkeiten Neues in die Welt setzen. So wie Janus, muss auch er mit

Anfang und Ende fertig werden, kann aber zugleich Türen und Tore öffnen. Wie gesagt, das Tier in uns wird durch kulturelle Gebote gezähmt und gesteuert. Erst durch Triebreduktion wird der Mensch gemeinschaftsfähig und durch positive Anreize zu Leistungen angespornt.

4.4 Die Einsicht: Der Konstrukteur der Gesellschaft macht Eindruck

Die entscheidende Voraussetzung, um mit anderen Menschen in Beziehung treten zu können, ist die Sprache. Mit verbaler und nonverbaler Kommunikation verleihen wir den Dingen Bedeutung, die über die unmittelbare Erfahrung hinausreicht.

Das tun auch Unternehmensberater wie Albrecht Müllerschön (2016) mit dem Vier-Ohren-Modell, das auf die verschiedenen Ebenen der Kommunikation z. B. zwischen Führungskräften und Mitarbeitern verweist. So informieren die Gesprächspartner über einen Sachverhalt auf der Sachebene, was auf eine verständliche Art und Weise geschehen muss. Auf der Beziehungsebene wird diesen Aussagen eine unterschiedliche Bedeutung zugemessen – je nachdem, ob der Chef oder ein Untergebener die Wichtigkeit einer Information betont. In dieser Kommunikation kommen auch Gestik und Mimik ins Spiel, die die Körpersprache und den Gesichtsausdruck zur Botschaft, ja zu Botschaftern auf der so genannten Selbstaussageebene machen. Da man mit Kommunikation auch immer etwas erreichen will, sei es Zustimmung zu bekommen oder ein Ziel zu erreichen, betritt man schließlich die Appellebene.

Das tun inzwischen auch die Marketingabteilungen der Verlage, für die eine vielsagende Gestik auf den Autorenfotos immer wichtiger geworden ist, um dem Leser zu vermitteln, was und wer hinter dem verlegten Buch steckt. Das gilt für Michelle Obama und Sebastian Kurz nicht weniger als für Sarah

Wagenknecht und Wolfgang Joop, um nur ein paar Beispiele von den biografischen Buchdeckeln der letzten Zeit zu nennen. Nicht zuletzt kommt in der Haltung der Hände das Temperament der Porträtierten zum Ausdruck. Das kann die Zigarette rauchende Hannah Arendt ebenso sein wie der betende Stephen King (Mayer 2019). Jedenfalls zeigen heute alle Normalfotos lächelnde Personen, die durch bleckende Zähne einen ebenso freudigen wie einnehmenden Eindruck erwecken wollen.

Der Mensch ist ständig gefordert, sein Leben durch Sinn zu ordnen, es aber gleichzeitig für den Wandel offen zu gestalten. Dazu baut er in den Ablauf seines Alltags kulturelle Sicherheitsventile ein, die ein Dampfablassen unter zeitweiliger Aufhebung der Disziplin ermöglichen. Verschiedene Kombinationen von Blicken, Worten und Gesten kommen auch zum Einsatz, um überraschende Lösungen von Problemen zu finden und sich den Herausforderungen unterschiedlicher Situationen sowohl in privaten als auch beruflichen Bereichen zu stellen.

Man muss nur an die Herausforderung denken, der wir uns immer wieder stellen müssen: unser Gesicht zu wahren. Der Mensch ist im Umgang mit anderen bemüht, sein Gesicht zu wahren, seinen sozialen Stellenwert zu erhalten. Schon Adolph Freiherr von Knigge setzte in seinen Empfehlungen *Über den Umgang mit Menschen* an erste Stelle: „Jeder Mensch gilt in dieser Welt nur so viel als wozu er sich selbst macht." Und fügt wenig später hinzu: „Zeige Vernunft und Kenntnisse, wo du Veranlassung dazu hast! Nicht so viel, um Neid zu erregen …, und nicht so wenig, um übersehen und überschrien zu werden!" (von Knigge 1962: 34, 36). Lange vor von Knigge scheint der anglikanische Theologe und Bischof George Berkeley die Bedeutung der Kommunikation in der heutigen Gesellschaft, in der sich kaum jemand dem

Zwang öffentlicher Aufmerksamkeit entziehen kann, vorhergesehen zu haben, indem er dekretierte: „Sein ist wahrgenommen werden“ (Berkeley 1979: 429; vgl. auch Berkeley 2004). Mit anderen Worten, Ausdruck macht Eindruck.

Um das zu bewerkstelligen, bedient sich der Mensch vor allem der Höflichkeit, die wiederum aus Blicken, Worten und Gesten besteht. Dazu hätte er *Facebook* nicht gebraucht. Das führen uns schon die Kinder vor Augen, denn Mimik und Gestik müssen zur Sprache passen. Das kann aber kaum gelingen, wenn Eltern ständig durch das Smartphone abgelenkt werden. Werden Gespräche abgebrochen, weil das Handy klingelt, ziehen sich Kinder und Jugendliche in die Katakomben der sozialen Netzwerke zurück. So werden Handyaner zu abwesenden Anwesenden und lösen Stress aus, weil Kinder wie Erwachsene sich missachtet fühlen. Die abwesenden Anwesenden werden die Analphabeten der Zukunft sein, die die Sprache des Sozialen nicht lesen können.

Wenn die Digitalisierung die menschliche Kommunikation zerstört, wird auch die Rolle des Menschen als Architekt der Gesellschaft in Frage gestellt. Dennoch bleibt die Hoffnung, dass er als findiger Anpasser auch diese Herausforderung meistern wird. Wobei die größte Herausforderung darin bestehen könnte, mit anderen Zivilisationen im Kosmos zu kommunizieren, falls es sie geben sollte. Aber sind wir überhaupt in der Lage, mit diesen Zivilisationen umzugehen? Eine Frage, die sich auch der chinesische Autor Liu Cixin (2019) stellt – und die Hoffnung aufgibt.

Aber noch einmal zurück zur analogen Welt: Will man vermeiden, als leicht ausrastender oder emotional behinderter Mensch abgestempelt zu werden, dann bitte nicht rot anlaufen, nicht die Fäuste ballen und nicht Sätze laut mit vorgeschobenem Kinn in die Runde brüllen. Oder denken Sie an den Flirt,

der meistens drei Bestandteile hat: Augenkontakt, Gespräch und Geste, die aus mehr oder weniger zufälligen Berührungen, im Weggehen von der Gruppe und im Austausch von Intimitäten bestehen. Der Ausgang ist ungewiss, aber es werden Grenzen erprobt. So auch im Auto, wo es bald Sensoren für den eingebauten Beifahrer geben wird: Blickerkennung durch eine hochauflösende Kamera, Sprachsteuerung über Bedienungsbefehle und weiterführende Fragen sowie Gestenerkennung durch eine Infrarotkamera, die die Richtung von Hand- und Fingerbewegungen erfasst. In der digitalen Welt, wie auch beim Online-Dating von heute, geht allerdings das Situative verloren. Die Optik am Bildschirm ist alles.

Körperkontakte transportieren immer Botschaften. Das ist beim Handschlag ebenso der Fall wie beim Überschreiten der Körpergrenze, wenn z. B. die Chefin ihren Mitarbeiter oder der Chef seine Mitarbeiterin wider Willen berührt. So „pumpen“ die Amerikaner beim Handschlag öfter, die Engländer schütteln dreimal, die Deutschen nur zweimal. Deshalb steht in der Me-Too-Debatte auch die Frage im Mittelpunkt, wann jemand einer ungewollten Berührung ausgesetzt ist. Die Antidiskriminierungsstelle des Bundes macht daher klar: „Ob eine Person in ihrer Würde verletzt wird, bestimmt nicht der Täter.“ Deshalb unterscheiden z. B. Personalberater auch zwischen einer intimen Distanzzone von 45 cm und einer persönlichen Distanzzone von einem halben bis einem ganzen Meter. Deren Überschreitung wird als Aggressionsgeste wahrgenommen.

Allein, wenn ein Kollege in der Arbeitspause einer Kollegin mit traurigem Blick gesteht, dass er sich vor Katzen fürchte, ist sie beeindruckt und sagt sich: Oh, ist der süß und, nicht ausgeschlossen, verliert sich sogar ein wenig in ihm. Auch für einen Schauspieler, der wir ja alle sind, ist z. B. die Stimme nicht unabhängig von seinem Blick und seinen Gesten: wie er

z. B. den Kopf hält, wie er blickt, welche Kleidung er trägt oder wie die Frau den Lippenstift aufträgt und wie er oder sie dreinschaut. Manche Menschen schämen sich wegen ihrer Pickel auf der Haut und hüllen sich trotz Hitze in wallenden Stoff, so wie mein amerikanischer Kollege und Freund Robert W. Hodge, dessen Körper in den 1980er Jahren vom Hals bis zu den Zehen tätowiert war. Ja, auch Wissenschaft kann unter die Haut gehen. Nur heute würde das kaum jemand stören. Sie sind echte Hingucker, für viele zum Vorzeigeobjekt und für manche zur Brandmarke fürs Leben geworden (Strasser 2012; Johannson 2001). Manchmal sagt eben ein Bild doch mehr als tausend Worte.

Wir begegnen ständig Menschen, an denen wir interessiert sind, welches Gesicht sie machen, worüber und wie sie sprechen, sich bewegen, gekleidet sind. Sie verhalten sich manchmal ängstlich, unsicher, dann wieder überzeugend. Äußerlichkeiten, angetrieben durch innere Kräfte, werden zum Porträt eines Menschen. Immer gehen Mimik, Stimme und Geste eine Allianz des Ausdrucks ein, der einen Eindruck hinterlässt – so oder so. Denn „der Körper schweigt nie“ (Schiekiera 2008). Er betreibt Body Talk. Lebens- und Verhaltensweisen mit Blicken, Worten und Gesten werden für uns Menschen zum Sinn-Spiegel, der uns begreifen lässt, was es heißt, Mensch zu sein.

So kann man nur jedem Menschen wünschen, einnehmende *Blicke* zu werfen, die ihn auf seinen Sehwegen navigieren, die richtigen *Worte* zur richtigen Zeit und am richtigen Ort zu finden, und *Gesten* zu zeigen, die keiner klärenden Worte mehr bedürfen. Blick, Wort und Geste machen das aus, was wir sind, nämlich *Kommunikatoren*. Die Eigenschaft als kommunizierende Menschen macht uns zu *Architekten*, ja zu genialen Architekten der Gesellschaft und nicht nur zu soziologischen Denkspielern.

So erweist sich der Mensch auch als Beziehungsweiser in einem doppelten Sinne, weil die Beziehungen ihm nützen und er mit ihnen die Gesellschaft dauerhaft mitgestaltet. Der Mensch sei zwar einzigartig, wie die französische Schriftstellerin Christine Angot (2017) in einem Interview anmerkt, aber „die Gedanken und Gefühle, die er hat, sind es nicht. Die gehen alle etwas an."

Und doch stellen wir uns alle immer die Frage, wer wir sind, der wir zu sein glauben oder für wen andere uns halten. Auch der österreichische Schriftsteller Thomas Glavinic (2016) stellte sich diese Frage: „Wer wir sind, wissen wir nicht. Beim letzten Durchzählen kam ich mindestens auf drei Personen, die jeder von uns ist. Erstens die, die er ist, zweitens die, die er zu sein glaubt, und drittens die, für die ihn die anderen halten sollen." Immerhin tröstet er sich selbst, dass nicht einmal Reichtum dieses Rätsel auflöst, denn: „Wenn man alles kann und alles darf, hört die Freiheit auf und man wird Gefangener seiner Möglichkeiten." Nur das sind wir alle, die Armen wie die Reichen, die Mächtigen wie die Machtlosen, immer und überall Gefangene unserer Möglichkeiten. Wir sind auch „genetisch eher viele als einer", denn „die Welt läuft durch uns durch", wie die Neurowissenschaftlerin und Schriftstellerin Siri Hustvedt (2020: 26) den Menschen beschreibt.

Wir sind auch die, die im Karneval oder im Fasching mit Bastrock, Federschmuck oder Kimono unterwegs sind. Die damit verbundenen Blicke, Worte und Gesten werfen in letzter Zeit immer wieder die Frage auf, wie rassistisch der Karneval sei. Natürlich gehen da die Meinungen auseinander, ob exotische Kostüme und rot, gelb oder schwarz geschminkte Gesichter, das Auftreten als Indianer, Cowboy oder Schwarzer tabu sei, weil das „people of colour" verletzen und postkolonialen Rassismus bedienen könnte. Früher traten viele Karnevalisten als

Mongolen auf, heute sind es vor allem Chinesen und Muslime. In jeder Satire schlüpft man in andere Rollen und spielt mit Klischees.

Schauen wir uns einfach diese Möglichkeiten genauer an und was uns dazu gebracht hat, sie zu realisieren oder auch nicht. Das ist das Leben und unsere Lebensgeschichte.

Literaturhinweise

Tilman Allert, *Der deutsche Gruß. Geschichte einer unheilvollen Geste.* Frankfurt/M.: S. Fischer Verlag, 2017.

Christine Angot, „Die Wespe." Interview mit Hilmar Klute in: *Süddeutsche Zeitung* vom 9. Oktober 2017.

Werner Bartens, „Ein Traum in Weiß." In: *Süddeutsche Zeitung* vom 6. August 2019.

George Berkeley, *Eine Abhandlung über die Prinzipien der menschlichen Erkenntnis.* Hamburg: Felix Meiner Verlag, 2004.

George Berkeley, *Philosophisches Tagebuch.* Hamburg: Felix Meiner Verlag, 1979.

Katrin Blawat, „Mehr als Worte." In: *Süddeutsche Zeitung* vom 12./13. August 2017.

Liu Cixin, *Jenseits der Zeit. Roman.* München: Heyne Verlag, 2019.

Carolin Emcke, „Weil man ihn lässt." In: *Süddeutsche Zeitung* vom 28. August 2020.

Rainer Erlinger, „Von Mahl zu Mahl." In: *Süddeutsche Zeitung* vom 24./25./26. Dezember 2016.

Max Fellmann, „Ausgeschüttelt." In: *Süddeutsche Zeitung Magazin* Nr. 29 vom 17. Juli 2020: 14.

Rainer Forst, „Das antidemokratische Virus." In: *Süddeutsche Zeitung* vom 4. Mai 2020.

Sigmund Freud, *Das Unbehagen in der Kultur.* 2. Aufl. Frankfurt/M.: S. Fischer Taschenbuch Verlag, 2010.

Thomas Glavinic, *Der Jonas-Komplex. Roman.* Frankfurt/M.: S. Fischer Taschenbuch Verlag, 2016.

Alois Glück, Bernhard Vogel und Hans Zehetmair, Hrsg., *Solidarische Leistungsgesellschaft: Eine Alternative zu Wohlfahrtsstaat und Ellbogengesellschaft.* Freiburg i. Brsg.: Herder Verlag, 2006.

Irving Goffman, *Wir alle spielen Theater: Die Selbstdarstellung im Alltag.* 3. Aufl. München: Piper, 1976.

Martin Grunwald, *Homo hapticus: Warum wir ohne Tastsinn nicht leben können.* München: Droemer hc, 2017.

Axel Hacke, „Das Beste aus aller Welt: Wie Computer uns zu verstehen lernen, ohne uns je zu verstehen." In: *Süddeutsche Zeitung Magazin* Nr. 52 vom 27. Dezember 2019, S. 34.

Lea Hampel, „Mein Revier." In: *Süddeutsche Zeitung* vom 24./25. Juni 2017.

Paul-Philipp Hanske, „Heul doch!" In: *Süddeutsche Zeitung Magazin* Nr. 42 vom 17. Oktober 2019: 10-14.

Clara Hellner, „Die Welt, wie sie ist." In: *Süddeutsche Zeitung* vom 8./9. August 2020.

Siri Hustvedt, „‘Ein Virus ist ein biologischer Zombie‘." Interview mit Gabriela Herpell und Lars Reichardt in *Süddeutsche Zeitung Magazin* Nr. 24 vom 12. Juni 2020: 22-26.

Margarethe Johannson, „Wenn die Rose welkt." In: *Rheinische Post* vom 4. August 2001.

Daniel Kehlmann, „‘Große Bereitschaft zum Gehorsam‘." Interview mit Patrick Bauer in *Süddeutsche Zeitung* vom 6. Mai 2020.

Hilmar Klute, „Die Maßlosen.“ In: *Süddeutsche Zeitung* vom 12./13. September 2020.

Uwe Krüger, *Meinungsmacht: Der Einfluss von Eliten auf Leitmedien und Alpha-Journalisten – eine kritische Netzwerkanalyse.* 2. Aufl. Köln: Herbert von Halem Verlag, 2019.

Gerhard Matzig, „Es schüttelt sich.“ In: *Süddeutsche Zeitung* vom 15. Februar 2017.

Christian Mayer, „Liegt doch auf der Hand.“ In: *Süddeutsche Zeitung* vom 12./13. Oktober 2019.

David McNeill, *Why We Gesture*. Cambridge, UK: Cambridge University Press, 2015.Samy Molcho, *Körpersprache.* München: Mosaik Verlag, 1983.

Cornelia Müller, *Redebegleitende Gesten: Kulturgeschichte – Theorie – Sprachvergleich.* Berlin: Arno Spitz Verlag, 1998.

Lothar Müller, „Mit Abstandshalter.“ In: *Süddeutsche Zeitung* vom 25. März 2020.

Albrecht Müllerschön, „Kommunizieren ist mehr als informieren.“ In: *Swiss IT Magazin* 12 (Dezember 2016): 71-72.

David Pfeifer, „Namaste , alle zusammen.“ In: *Süddeutsche Zeitung* vom 8. Oktober 2020.

Bernhard Pörksen, „Die verletzliche Zivilisation.“ In: *Der Spiegel* Nr. 14 vom 28. März 2020: 38-39.

Peter Reichel, *Glanz und Elend deutscher Selbstdarstellung: Nationalsymbole in Reich und Republik.* Göttingen: Wallstein Verlag, 2012.

Kirsten Schiekiera, „Der Körper schweigt nie.“ In: *Die Welt* vom 26. Juli 2008.

Wolfgang Sofsky, „Wo Worte fehlen.“ In: *Die Welt* vom 27. Oktober 2012.

Hermann Strasser, „Wissenschaft geht unter die Haut: Die zwei Leben des Bill Hodge.“ In: Hermann Strasser, *Gestatten, bestatten! Siebzehn nicht nur abwegige Kurzgeschichten.* Duisburg: Verlag Gilles & Francke, 2012: 97-105.

Hermann Strasser, „‘Cultural Lag‘ als gesellschaftliche und soziologische Herausforderung.“ In: *soziologie heute* 68 (Dezember 2019): 6-10.

Hermann Strasser und Marc Hippler, „Kultur als Lebensweise: Kultur der Region, der Stadtteile, des Alltags und der Arbeit.“ In: Konrad Schilling, Hrsg., *Kulturmetropole Ruhr. Perspektivplan II.* Essen: Hypothekenbank in Essen AG, 2007: 103-120.

Michael Stürmer, „Lob des Rituals.“ In: *Die Welt* vom 23. Dezember 2006.

Michael Tomasello, *Die Ursprünge der menschlichen Kommunikation.* 4. Aufl. Berlin: Suhrkamp Verlag, 2011.

Felicitas Wilke und Veronika Wulf, „Bloß keine Massage.“ In: *Süddeutsche Zeitung* vom 8./9. Dezember 2018.

Adolph Freiherr von Knigge, *Über den Umgang mit Menschen.* Ausgewählt und eingeleitet von Iring Fetscher. Frankfurt/M.: Fischer Bücherei KG, 1962.

Paul Watzlawick, Janet H. Beavin und Don D. Jackson, *Menschliche Kommunikation – Formen, Störungen, Paradoxien.* Bern: Huber, 1969.

Christoph Wulf et al., Hrsg., *Das Soziale als Ritual: Zur performativen Bildung von Gemeinschaften.* Opladen: Leske & Budrich, 2001.

Christoph Wulf, *Zur Genese des Sozialen: Mimesis, Performativität, Ritual.* Bielefeld: transcript Verlag, 2005.

Jörg Zittlau, „Die Victory-Geste kann auch Stinkefinger bedeuten." In: *Die Welt* vom 1. Juli 2008.

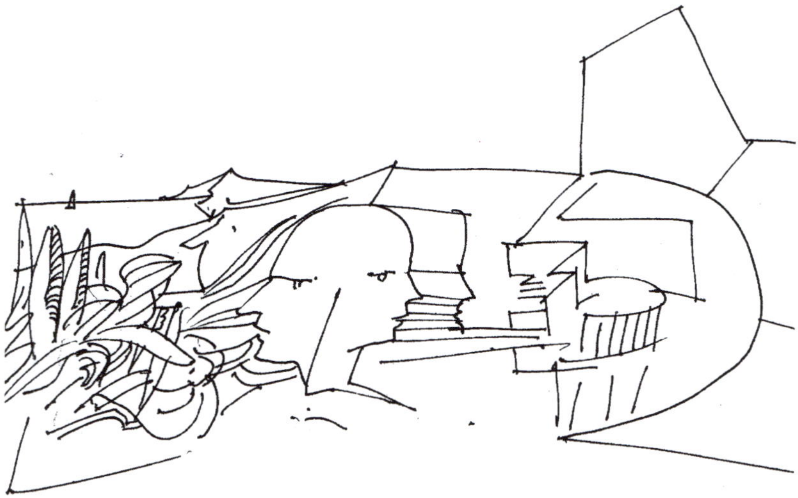

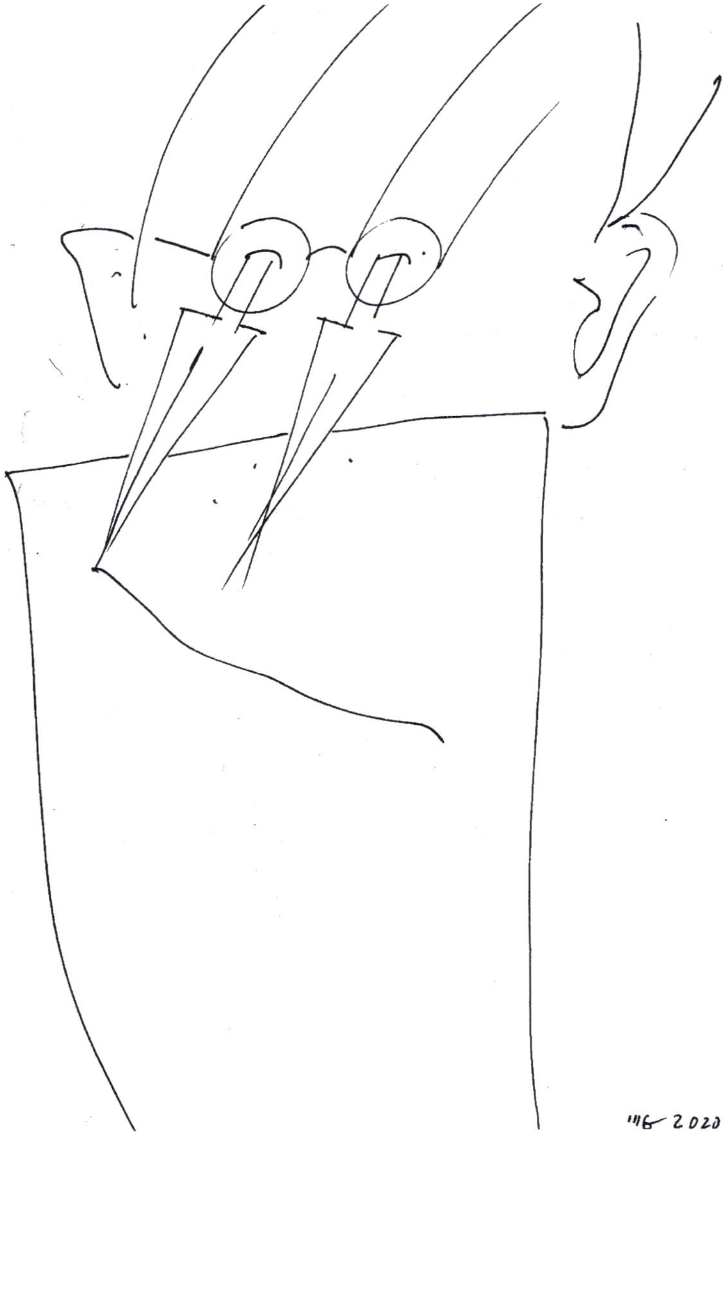
MG 2020

5. Schlussfolgerung: Vom Kommunikator zum Beziehungsweisen

5.1 Das soziale Band: Die Kultur als gesellschaftlicher Code

5.2 Wie kann das soziale Band gesichert werden?

5.3 Wann und wo ist das soziale Band gefährdet?

5.3.1 Die Herausforderungen von Globalisierung und Corona

5.3.2 Soziale Kontrolle und Disziplin jenseits von Corona

5.4 Die Einsicht: Ich und der Andere – die genialen Architekten der Gesellschaft

Literaturhinweise

5. Schlussfolgerung: Vom Kommunikator zum Beziehungsweisen

5.1 Das soziale Band: Die Kultur als gesellschaftlicher Code

Kultur hat Konjunktur. Angesichts der Kommerzialisierung und Banalisierung von Kultur kann man sogar den Eindruck gewinnen, dass die Kultur regelrecht durchs Dorf getrieben wird. Alles scheint plötzlich Kultur zu sein – von Leitkultur und Multikultur über Streitkultur und Unternehmenskultur, Viagrakultur und Esskultur bis hin zu Trennungskultur, Körperkultur und Digitalkultur. Im Ruhrgebiet hieß es schon vor Jahrzehnten, die alte Revierkultur werde dem neuen Kulturrevier Platz machen.

Hinter dem Kulturbegriff steckt viel mehr. Allein deshalb sollte sich schon die Lektüre der vorgegangenen Kapitel gelohnt haben. Schließlich müsse der Mensch all das erst erlernen, wofür er geschaffen sei, um noch einmal Paul Valéry zu Wort kommen zu lassen. Auch die einschlägige Literatur von Desmond Morris (1994) über Werner Stark (1976; 1978) bis Friedrich H. Tenbruck (1989) und Michael Tomasello (2006, 2020) sollte uns die Bedeutung von Kultur für das individuelle Handeln und das Funktionieren des Gesellschaftsapparats nahegebracht haben. Wir sprechen daher von der Kultur der Gesellschaft, um ihre Bedeutung für die gesellschaftliche Architektur zu verdeutlichen.

Die entscheidende Voraussetzung für die Entstehung des sozialen Bandes, also mit anderen Menschen in Beziehung treten zu können, ist die *Sprache*. Mit sprachlichen Mitteln verleihen wir den Dingen Bedeutung, die über die unmittelbare Erfahrung hinausreicht. Diese Sinngebung ist das Werk der Gesellschaft. Die Sprache zu sprechen, heißt, dass Menschen sich

verständigen, Worte und andere Symbole verwenden, über deren Sinngehalt man sich durch Gepflogenheit oder Recht geeinigt hat. Kultur bedeutet vor allem Verstehen, Austausch, Verständigung, was wiederum Zeit braucht, um Sinn zu stiften. So wird Wissen zur Kultur und Kultur zum gesellschaftlichen Code (vgl. Tenbruck 1989: 7). Das demonstriert auch der Luhmann'sche Dreischritt der Kommunikation von der Information über die Mitteilung zum Verstehen. Also, *was* beinhaltet die *Information*? Beispielsweise den Gruß „Guten Tag!“ *Wie* erfolgt die *Mitteilung*? Also, Ausdruck macht Eindruck. Im dritten und letzten Schritt rückt die Frage nach dem *Warum* in den Vordergrund, also das *Verstehen* der sich orientierenden Akteure in der jeweiligen Situation (Luhmann 1990: 25).

Wie schon in Kap. 3 ausgeführt, ermöglicht uns die Sprache, nicht nur unserer unmittelbaren Erfahrung im Hier und Jetzt Ausdruck zu verleihen, sondern auch über Nichtanwesende(s) zu reden. Einerseits dämpft der Sprachbesitz das menschliche Temperament, andererseits ist Sprache als Bedeutungscode ein wirksames Instrument der sozialen Kontrolle. So wurde schon zu Beginn die Frage gestellt, wie es möglich sei, dass Menschen, die von Natur aus selbstsüchtig sind, es zustande brächten, in Gesellschaften friedlich zusammenzuleben. Die Sitten und Bräuche, also die Kultur, die auf Werten, Normen und Symbolen basiert und durch Sprache vermittelt wird, gibt dem Individuum Sinn. Sie erlegt ihm zugleich ein Maß an Disziplin auf, das ihm ermöglicht, mit seinen Mitmenschen auszukommen. Aber worin bestehen diese sicheren Fäden des sozialen Bandes?

5.2 Wie kann das soziale Band gesichert werden?

Sitten und Bräuche entwickelten sich zuallererst, um den Nahrungs- und den Sexualtrieb des Menschen zu regulieren. Allerdings sind die kulturellen Techniken, die für die Reduktion

dieser Triebe entwickelt wurden, von recht unterschiedlicher Art. So wurde der Nahrungstrieb weitgehend sozialisiert, der Sexualtrieb dagegen privatisiert. Das gemeinsame Essen wurde schon früh in der Menschheitsgeschichte gleichbedeutend für gute Gemeinschaft. Je mehr an einem Mahl teilnehmen, desto fröhlicher die Party.

Das Frönen des Sexualtriebs scheut hingegen das Licht des Tages, auch wenn die Nacktheit bereits die verborgensten Nischen der Gesellschaft erreicht hat. Während im Fall des Nahrungstriebs das hell erleuchtete Bankett die kulturelle Technik symbolisiert, macht die Phantasie im Fall des Sexualtriebs beim Dämmerschein des Schlafzimmers Halt – allerdings nicht immer und überall. Natürlich erschöpfen sich die Sitten und Bräuche um Nahrung und Sex nicht in Essens- und Schlafzimmergewohnheiten oder Regeln der Körperhygiene (vgl. Stark 1980: 63 ff.; Elias 1976; Lèvi-Strauss 1997; Vigarello 1992). Haushalt und Wirtschaft, Geschlechterbeziehungen, Familien- und Rechtsformen sind genauso wichtig; wie überhaupt mit dem Aufkommen des Staates kollektive Gewohnheiten zunehmend durch Gesetze geregelt worden sind. Der neuzeitliche Staat ist auch als Zivilisationsagentur zu begreifen, weil durch dessen Gewaltmonopol der Mensch pazifiziert wurde.

Sitten, Bräuche und Gesetze sind aber nicht stark genug, um ein erträgliches Leben in der Gemeinschaft zu garantieren. Sie sind Gepflogenheiten, die den Umgang unter Menschen regeln. Sie müssen ergänzt werden durch eine gesellschaftliche Moral. Der lebenslange Prozess der Erziehung ist zuallererst ein Prozess der Moralisierung, der Verinnerlichung von Werten und Normen. Woher nehmen aber die Erziehungsagenturen der Gesellschaft – vor allem die Familie, die Schule, die

Kirche und die Medien – die moralischen Maßstäbe für das menschliche Handeln?

Die meisten Menschen empfangen Ansätze einer gesellschaftlichen Moral zuerst in der Märchenstunde. Das Kind, dem ein Märchen erzählt wird, wird in die Geheimnisse der menschlichen Gesellschaft eingeführt. Märchen helfen den Kindern, das Gute und das Böse vor dem geistigen Auge sichtbar werden zu lassen. Durch Übertreibung und Personalisierung des Guten und Bösen werden Normen und Werte exemplarisch vorgeführt. Märchen sind meist keine Erfindung ihrer Autoren, sondern erwachsen aus den gemeinsamen Erfahrungen, Ängsten und Hoffnungen einer Gemeinschaft und werden von Menschen in Geschichten erzählt, nicht selten von den Eltern und Großeltern den Kindern deutend vorgelesen (vgl. Stark 1983: 1-57; Bettelheim 1990).

Aber nicht nur Märchen, auch Fabeln und Sagen, Legenden und Dramen, Novellen und religiöse Glaubensbekenntnisse weben den Stoff, aus dem die gesellschaftliche Moral gemacht ist. Wie das Märchen, sind auch Fabeln und Sagen Geschichten, die ein moralisches Prinzip vermitteln wollen. Noch stärker als das Märchen benutzt die Fabel Tiere als Charaktere, um menschliche Eigenschaften darzustellen. Im Gegensatz zum Märchen ist die moralische Botschaft in der Fabel eindeutig, wie die vom „Wolf im Schafspelz“ demonstriert. Im Gegensatz zu den Märchen sind Sagen wiederum für Erwachsene bestimmt. Ihr Grundthema ist Verbrechen und Strafe sowie die Kontrolle von Lust und Habgier als die Urfeinde gesellschaftlicher Integration. Daher sind Sagen eher pessimistisch wie die Sage vom „Rattenfänger von Hameln“, Märchen, wie das vom „Schneewittchen“, dagegen optimistisch (Röhrich 1979; 1966; Fetcher 1974).

Während Sagen Geschichten von Schuld und Sühne sind, erzählen Legenden wiederum von außerordentlichen Leistungen. Als Geschichten der Erlösung zeigen Legenden nicht den Sündenfall des Menschen, sondern seine Fähigkeit, sich über das Tierische und die Selbstsucht zu erheben. Sie sind zur Nachahmung bestimmt, wenn wir an Jesus von Nazareth oder Franz von Assisi, John F. Kennedy, Fritz Walter oder Max Schmeling denken.

Die klassischen Dramen der Literaturgeschichte wiederum lehren uns, dass der Konflikt ein ständiger Begleiter des menschlichen Zusammenlebens ist. In der Novelle, im Roman, ist wiederum die Liebe der Angelpunkt. Sie wird als Voraussetzung für die Heirat thematisiert. Vielleicht ist es das, warum der Roman – und mit ihm Autoren wie Heinz G. Konsalik und Johannes Mario Simmel, Joanne K. Rowling und Margaret Atwood – so sehr den bürgerlichen Mittelschichten ans Herz gewachsen ist.

Gesetz und Brauch sanktionieren die tatsächlichen, äußerlichen Verhaltensweisen. Religion bietet Maßstäbe zur inneren Orientierung. Diese sind konservativ, insofern die Religion die bestehenden Formen und Institutionen des gesellschaftlichen Lebens stützt und dem Staat ihren Segen gibt. Religion kann auch progressiv, ja revolutionär sein, wenn sie die Gläubigen aufruft, sich über die bestehenden Einrichtungen der Gesellschaft zu erheben und an einer Gemeinschaft mitzubauen, in der Nächstenliebe das Gesetz ersetzt (vgl. Berger 1973: 3-51; Stark 1974; Höllinger 1996). Oder frei nach dem Hl. Augustinus: „Liebet einander und tut, was ihr wollt!“

Liebe als moralisches Prinzip entstammt bekanntlich der Idealisierung der Erfahrung des Sippenlebens. Der Glaube, von einem gemeinsamen Vorfahren abzustammen, hat Menschen seit alters her dazu bewogen, einander wie Brüder und

Schwestern zu behandeln. Nicht ohne Grund bezeichnen z. B. die Palästinenser Jassir Arafat als den Vater ihrer Nation – wie überhaupt die Stammesidee in den arabischen Gesellschaften (noch) viel stärker verankert ist als bei uns.

Nicht nur die großen Religionen, alle Menschen und Organisationen, die sich in den Dienst eines Ethos stellen, liefern wichtige Bestandteile zur Sicherung des sozialen Bandes. Der Beitrag von Hilfsorganisationen wie UNICEF, Caritas, Rotes Kreuz und Diakonie, Service-Clubs wie die Lions und Rotary sowie Vereine von der Freiwilligen Feuerwehr bis zur Bergrettung kann in dieser Hinsicht nicht hoch genug geschätzt werden. Hilfsbereitschaft und Freundschaft, internationale Verständigung und das gemeinsame Erleben von Sport und Spiel, Musik und Kunst, Lernen und Helfen sind moralischer Zement für eine zivile Gesellschaft.

5.3 Wann und wo ist das soziale Band gefährdet?

Die vom Menschen geschaffenen Strukturen können niemals jene Stabilität erreichen, die für die tierische Welt typisch ist. Die kulturellen Vorgaben von Werthaltungen und Normen legen das konkrete Verhalten der Menschen nicht bis ins kleinste Detail fest. Dass man sich morgens wäscht, frisiert und die Zähne putzt, heißt nicht, wie, wann und wo das genau zu geschehen hat. Wir unterscheiden daher auch zwischen Muss-, Soll- und Kann-Regeln, je nachdem, welche Sanktionen das Abweichen von der Norm nach sich zieht. Wir haben viele Möglichkeiten, Mensch zu sein. Schon für das moralisch-pragmatische Volk der Azteken war vor einem halben Jahrtausend die Erde dieser Welt glitschig, was für sie bedeutete, dass auch ein guter Mensch zeitweise ins Böse abrutschen konnte. Daher sei die wichtige Frage nicht, ob gut oder böse, sondern wie du mit den Konsequenzen umgehst.

Nicht zuletzt in einer individualisierten und globalisierten Kommunikationsgesellschaft gilt es, wie der Kultursoziologe Dirk Baecker (2000) betont, „den Blick für eine Gegenwart zu schärfen, die wir aus den Augen verloren haben, weil wir in der Vergangenheit jene Absicherung und in der Zukunft jene Möglichkeiten suchen, die uns die Gegenwart vorenthält". Vor allem Verhaltensregeln haben die Aufgabe, die unendliche Komplexität der Möglichkeiten auf ein menschlich handhabbares Maß zu reduzieren (Luhmann 1971). Kinder wie Erwachsene testen ständig die Grenzen dieser Normen. Der Wandel einer Gesellschaft und seiner Institutionen ist deshalb auch als kulturelle Anpassungsleistung des Menschen an die Herausforderungen seiner sozialen Umgebung und natürlichen Umwelt zu verstehen. Wie anders könnten wir das Entstehen z. B. des modernen Staates, von internationalen Organisationen wie den Vereinten Nationen oder die Trennung von privater und öffentlicher Sphäre durch Familie und Beruf, aber auch von Wissenschaft und Kunst, Politik und Religion begreifen?

Der Mensch ist eigensinnig und lässt sich immer etwas Neues einfallen, auch wenn er, was seinen Körperbau anbelangt, noch immer ein Steinzeitmensch in moderner Verkleidung ist. Auch in diesem Falle gilt, was der amerikanische Schriftsteller James Baldwin in dem Dokumentarfilm „I Am Not Your Negro" sagte: „Geschichte ist nicht Vergangenheit, sondern unsere Gegenwart."

5.3.1 Die Herausforderungen von Globalisierung und Corona

Auch das Phänomen der Globalisierung lässt sich aus diesem Blickwinkel besser nachvollziehen. Der 11. September 2001 markiert so etwas wie das Ende der „Globalisierung von oben", dass freie Märkte alle Probleme lösen könnten. Man

hatte begonnen, sich darauf zu besinnen, dass globaler Handel auch gesellschaftliches Vertrauen in Konventionen voraussetzt – ein Vertrauen, das nur durch gemeinsame Werte, Normen und Symbole sowie durch Verstehen und Verständigung hergestellt werden kann, ganz im Sinne der Devise „Global denken, lokal handeln". Wie schwer es ist, einen Krieg nur mit militärischer Technik zu gewinnen, zeigt nicht zuletzt das Irak-Abenteuer der U.S.A.

So wurde auch in den letzten zwei Jahrzehnten immer wieder die Frage gestellt, ob wir Angst haben müssten vor McWorld, der vom amerikanischen Soziologen George Ritzer Mitte der 1990er Jahre prophezeiten „McDonaldisierung der Gesellschaft" (Ritzer 2006). Natürlich sind die Kulturkonsumenten nicht bloß Wachs in der Hand der Marketing-Experten und der „global player". Dennoch hat die amerikanische Populärkultur eine wichtige Rolle im weltweiten Modernisierungsprozess gespielt. Sie ebnete der breiten Masse den Zugang zu kulturellen Innovationen wie Bücher, Musik und Theater, gefolgt von Film, Funk und Fernsehen. In diesem Sinne stieß Hollywood sowohl eine Demokratisierung der Kultur als auch des Protests an (Rutschky 2004; Strasser/Nollmann 2005: 35 f.).

Diese Kulturrevolution ist vor allem auf die multiethnische Zusammensetzung der amerikanischen Gesellschaft zurückzuführen, die den globalen Markt von heute vorweggenommen hat. Als treibende Kraft steht allerdings nicht die angebliche Amerikanisierung der Kultur dahinter, sondern die Individualisierung der modernen Gesellschaft, d. h. die Selbstinszenierung des Menschen sowie die Pluralisierung seiner Lebensstile und Lebenswege durch mehr Mobilität, Einkommen und Bildung in der Folge des Übergangs von der Industrie- zur Dienstleistungsgesellschaft in den letzten Jahrzehnten des 20. Jahrhunderts. Insofern ist Globalisierung nicht gleichzusetzen

mit kultureller Standardisierung. Nicht eine nationale Kultur ist dominant, sondern die rastlose Individualisierung, angetrieben durch die jüngere Generation. Oder wie der Amerikanist Winfried Fluck (1998: 49) es ausdrückte: „Wir werden nicht amerikanisiert. Wir amerikanisieren uns selbst."

Globalisierung bedeutet vor allem eines: Wir müssen uns immer öfter auf neue Situationen einstellen (Kleiner/Strasser 2003). In diesem Sinne leben wir in einer beschleunigten Gesellschaft, auch wenn wir nicht überall mehr Tempo brauchen. Der wirtschaftliche Fortschritt hat immer mehr an Fahrt zugenommen, denn in der Markwirtschaft wird Zeit in Geld verrechnet und die gesellschaftliche Entwicklungsstufe nach Güterwohlstand bemessen. Dazu kommt, dass immer mehr Wirtschaftszweige, Unternehmen und Organisationen – von den Finanzmärkten und internationalen Organisationen bis zu den Handels- und Technologiekonzernen – global vernetzt sind, so dass Veränderungen in diesem Geflecht oft weltweit zu spüren sind. Die größte Herausforderung für die Menschen des 21. Jahrhunderts besteht darin, die nötigen Fertigkeiten zu entwickeln, um sich an die virtuelle Welt anzupassen und sie zum Wohle der Gemeinschaft zu gestalten.

Das lässt sich auch an der Corona-Krise ablesen, in der die Welt angeblich zum Stillstand gekommen sei. Sie ist nicht zum Stillstand gekommen, vielmehr zum Soziallabor geworden, in dem nicht nur Home-Officer an einer neuen Gesellschaft basteln, einen Wertewandel einleiten und auf eine neue Normalität zugehen. Aber die Wirtschaft kennt keinen Stillstand, sie bewegt sich auf einer Kette von Zahlungsversprechen (Steinfeld 2020). Die mobilen Arbeitsnomaden der Globalisierung scheinen sich in flexible Home-Officer zu verwandeln, nicht nur weil durch die Corona-Krise Kongresse, Bera-

ungen von Banken, Versammlungen, ja sogar Treffen der Regierenden ins Netz abwandern. Die Schichtarbeit im Büro nimmt zu, um Ansteckung zu vermeiden, und der Heimwerker zu Hause blüht auf.

Eine Win-win-Situation wird sich daraus aber nicht ergeben. Die Unternehmen sparen zwar bei den Kosten für Arbeitskräfte und Arbeitsplätze, aber die Frauen werden die größten Nachteile im Betrieb und zu Hause einfahren. Zudem wird die nationale Grenzen überschreitende Abhängigkeit der Wirtschaft, z. B. durch Lieferketten, Nahrungsmittel und Hygieneprodukte, auf den Prüfstand gestellt. Die Frage, die schon seit langem im Raum steht, ob der neoliberale Globalisierungsdiskurs von einem globalisierungskritischen Diskurs und von Schritten in Richtung Deglobalisierung, wie „America first" es vormacht, wird die nächsten Jahre ganz oben auf der internationalen Tagesordnung stehen (vgl. Menzel 2020: 38; 2015). Andere Experten haben schon zu einem neuen Aufbruch zu mehr „Gemeinwesen statt Abhängigkeit" aufgerufen, um den großen Fortschritt nach einem Jahrhundert der heißen und kalten Kriege zu bewahren (z. B. Negri 2020; 2019).

Daher ist auch von einer „großen Verhandlung" die Rede, „was online bleibt, … und was zurückverlagert wird an physische Orte", wie der amerikanische Schriftsteller Joshua Aaron Cohen in einem Interview anmerkte (Vollmuth 2020). Auch wenn die Digitalisierung nicht neu ist, müssen wir uns an eine sich rasch verändernde Technik gewöhnen, im Beruf ebenso wie im Alltag. Smartphones, Laptops und Zoom versetzen uns zeitweise in ein Online-Leben und machen das Internet zum Problem-Löser wie in der Corona-Zeit, wenn auch nicht zur neuen Heimat, bestenfalls zu einer „matten Ersatzwelt". Auch in einer hybriden Welt von Online- und Offline-Sphäre, in der die Digitalisierung in Schulen und Universitäten, in Arbeits-

und Konsumorten weiter Einzug halten wird, werden neue Sehnsüchte und Verhaltensweisen entstehen und uns neue Gesichter, Sprachformen und Gesten begleiten.

Natürlich ist es auch ein Gewinn, durch E-Mail, SMS, Whatsapp und Handy ständig und überall erreichbar zu sein. Dank dieser Einrichtungen kommunizieren wir zwar erheblich mehr, aber reden weniger miteinander. Trotz mehr Kommunikation werden wir einsamer. Nachhaltige Kommunikation geht ohne physische Nähe nicht. Das virtuelle Leben ist auf Dauer nicht sozial, stellenweise sogar entmenschlicht. Insofern sollte man gesellschaftlichen Fortschritt auch als Zeitwohlstand begreifen, der in der Pflege von Zeitformen wie Warten, Pausieren, Wiederholen, Beschleunigen und Verlangsamen besteht. Diese Pflege hat wiederum mit Lebensweise zu tun, die von Erziehung und Bildung über das Genießen einer Opernaufführung, einer Exkursion und eines Gesprächs bis zum Schreiben eines Buches reicht, das oft nur an einem Ort tendenzieller Zeitlosigkeit gelingt, weil man dort die erforderliche Konzentration und Kreativität aufbringt. Sinn braucht Zeit.

In Umbruchszeiten wie Corona muss sowohl der Sinn wieder gefunden als auch die Zeit neu gestaltet werden. Vorausschauende Planung, die Orientierung gibt, ist dann oft nicht möglich. Man muss kürzertreten, oft nur Schritt für Schritt vorangehen. Lehrt uns das Virus und seine Auswirkungen nicht auch, dass wir mit dem langen Leben, das wir erfahren, anders umgehen sollten? Und das nicht nur in der Krankenversorgung, denn ein langes Leben ohne Einschnitte in der Gesundheit ist unwahrscheinlich. Der Philosoph Julian Nida-Rümelin sprach in mehreren Interviews sogar von einem neuen Stoizismus, um Selbstkontrolle wiederzugewinnen und zu behalten (vgl. Strasser/Geisler 2019).

Dem könnte auch ein Umbruch auf der Ebene der Kommunikation förderlich sein, wenn das „Virus der Moderne“, die „Ansteckung“ und die Figur des „Krankheits-Verbreiters“, wie die Metaphern in den Notizen von Elias Canetti zu *Masse und Macht* lauteten, eine ganz neue, viel größere Bedeutung bekommen. „Das Weitergegebene, das Menschen so zusammenbringt, dass Massen aus ihnen entstehen könnten“, wie Canetti notierte, also die soziale Interaktion bei physischer Präsenz, könnte an Wirkungskraft verlieren (Canetti 1980; Wachinger 2020). Für die Virologin Ilaria Capua ist das Corona-Virus zwar gefährlich, weil es leicht übertragbar, aber vor allem „eine Krankheit unserer Lebensweise“ sei. Sie denkt dabei vor allem an die Verstädterung und die Mega-Cities, die Globalisierung und den Massentourismus. Es werde zu einem Stresstest für das Gesundheitssystem, die Wirtschaft und die Familien kommen, da ist sie sich sicher. Für den Impfstoffforscher Jerome Kim sind viele Fragen ohnehin noch lange nicht geklärt: Wann kommt der Impfstoff und welche Spätfolgen hat er? Kann er zeitgerecht hergestellt und zu vertretbaren Kosten verteilt werden (Bauer et al. 2020: 14 f., 17)?

Oder wird es dazu kommen, wie schon gemunkelt wird, dass Elon Musk mit seinem Raumfahrtunternehmen SpaceX Reiche auf andere Planeten befördert, damit sie der Corona-Pandemie entfliehen können wie schon zu Zeiten der Spanischen Grippe 1918/19, als viele Reiche die Städte verlassen und den Armen das Sterben überlassen haben?

Also: Haben wir genug Zeit? Denn ein Umbau der Gesellschaft, in der Kommunikation und soziale Beziehungen nicht mehr so „ansteckend“ sind, wird lange dauern. In dieser Zeit der Anpassung wird der Mensch andere Wege finden (müssen), um sich zu orientieren und seiner Rolle als Architekt der Gesellschaft gerecht zu werden. Seine findigen Anpassungen

werden sich sicherlich nicht in einer Verlagerung von Kommunikation auf die digitale Ebene und der Erwerbsarbeit ins Home-Office erschöpfen. Der Mensch muss immer retten, was er zerstört.

So stellte sich in der Corona-Zeit wieder einmal die Frage, ob wir uns in einem Übergangsstadium oder doch schon in einer Zeit befinden, in der wir von *damals* sprechen, als wir noch ohne Vorgaben unter Menschen gehen konnten? Eigentlich sind wir ja krisenerprobt. Allein in den letzten zwei Jahrzehnten haben uns einige Krisen auf die Probe gestellt. Das fing mit der *New Economy* um die Jahrtausendwende an, in der die Probleme der neuen Technologie mit der Informationstechnik, Biotechnik und Telekommunikation zu einer Internet- oder Dotcom-Blase führte. Dann kam die Finanzkrise von 2008-2010 als Folge eines aufgeblähten Immobilienmarktes in den U.S.A., der viele Banken in Schwierigkeiten brachte. Und jetzt die Corona-Krise, die die ganze Welt zur Krise, die neue Unsicherheit zum Alltag, den Umgang mit der Pandemie zur täglichen Herausforderung und die digitale Überwachung zum Zukunftsgespenst macht.

Es ist höchste Zeit, nicht nur auf die Bewältigung der sozialen Folgen, sondern auch gezielt auf die nachhaltige Steuerung der Ursachen zu schauen. So spricht man immer wieder davon, dass die industrielle Landwirtschaft und ihre Produkte Mensch und Umwelt – trotz Gütesiegel – krank machten, um nur ein Beispiel zu erwähnen. Und das nicht erst seit gestern. Außer Betrieb, wie in der Corona-Zeit, heißt nicht, es geht nicht(s) mehr (wie früher). Ursachen und Folgen haben immer mit Wachstum und Globalisierung zu tun, in denen die enge Verbindung von Kommunikation, Mobilität und Wirtschaft eine zentrale Rolle spielt.

Auch hier ist die ganze Pyramide der Gesellschaft am Werk, von unseren Handlungen am Boden bis zum Dach der Gesellschaft, auf dem wir die Konturen der Gesellschaft erkennen, in der wir leben. Auf der Handlungsebene ist inzwischen der „flexible Mensch“ zu Gange, wie Richard Sennett (2000) ihn schon Ende der 1990er Jahre nannte und damit die Kultur des neuen Kapitalismus beschrieb. In dessen Zentrum stünden, so sein Argument, die gesellschaftlichen Folgen einer globalen Ökonomie, deren gesteigerte Mobilität und Internationalität den Menschen in ein ständiges „Dahintreiben“, einen „Drift“, versetzten. Peter Gross (1994) wiederum warnte vor den Folgen der „Multioptionsgesellschaft“, in der es um die Folgen des unendlichen Begehrens nach „Mehr“ gehe. Damit stünde nicht die Zukunft, sondern nur noch die Orientierung an den nächsten Tagen im Vordergrund von Mensch und Gesellschaft. Zur gleichen Zeit warnten Ulrich Beck und Elisabeth Beck-Gernsheim (1994) vor den „riskanten Freiheiten“, die die Individualisierung in vielen Lebensbereichen, vor allem für Kinder, Jugendliche und Frauen, mit sich bringe. Da mit den Berufs- und Alltagswelten auch der Sinn driftet, forderte Sennett daher eine neue Ordnung, die den Menschen vor Orientierungslosigkeit und Isolation bewahre.

Die dem Individuum abverlangte Disziplin kann zu streng, aber auch zu locker sein, wie auch die Bewältigungsstrategien der Corona-Krise gezeigt haben. Beides kann die Sicherungen des sozialen Bandes gefährden. Ist die Disziplin zu locker, werden die selbstsüchtigen Bestrebungen des Menschen in Handlungen zum Ausdruck kommen, die mit der Gemeinschaft in Konflikt geraten oder gar nicht zu vereinbaren sind. Einmal abgesehen von den Herausforderungen durch die täglichen Schutzmaßnahmen, die die Corona-Krise den Menschen abverlangte, wird man die Folgen der Corona- und Klima-Krise auf lange Sicht nur in den Griff bekommen, wenn

die postmoderne Bedürfnis- und Konsumstruktur geändert wird.

Manche Fortschrittsgläubige wie Johan Norberg sehen im Lockdown eine Simulation einer deglobalisierten Welt und warnen daher vor einer globalen Depression: „Mikroben waren immer global." Heute hätte die Menschheit zum ersten Mal eine Chance, sich durch die „natürliche Impfung" über menschliche Mobilität ebenso wie durch erprobte Impfstoffe aus modernen Laboren dagegen zu wehren (Norberg 2020: 50). Sogar Juristen und Schriftsteller wie Ferdinand von Schirachs Gedanken gehen in diese Richtung, wenn er durch die Corona-Erfahrung die Politik in der Lage sieht, dass sie alles ermöglichen könne: „Wir können offenbar alles, wenn Gefahr droht, das haben wir jetzt gelernt" (von Schirach/Kluge 2020).

Was, wenn der Krisen- und Gefährdungsmodus vorbei ist? Wird sich die kapitalistisch organisierte Wirtschaft von dem Weg abbringen lassen, auf den sie uns von den begrenzten Bedürfnissen zu den unstillbaren Wünschen geleitet hat? Als findiger Anpasser hat sich der Mensch zwar den Herausforderungen der Globalisierung und Digitalisierung gestellt, aber sich von den Versprechen eines dauernden Wachstums, von mehr Konsum, mehr Freiheit und einem langen Leben verführen lassen, ohne die langfristigen Folgen zu bedenken. Und so wird wohl weiterhin der Konsum, nicht der Verzicht Spaß machen, auch wenn wir nicht vor der Wahl zwischen der spartanischen Moral der Großeltern und der Moral der im Luxus der Völlerei schwelgenden Sybariten von heute stehen, wie Umberto Eco (1990) das schon vor Jahrzehnten kommen sah. Alle wollen Nachhaltigkeit, aber wer handelt danach, obwohl wir wissen, dass die Erderwärmung menschengemacht ist und

Produktion und Konsum von Fleisch dazu entscheidend beitragen?

Dass Fleisch zu billig ist, hat mit globalem Marktversagen zu tun und lässt uns womöglich in der „nachhaltigen Nicht-Nachhaltigkeit“ (Blühdorn et al. 2020) versinken. Der Mensch ist ein Gewohnheitstier, das immer Zeit – manchmal kostbare und schmerzliche Zeit – braucht, um neuen Sinn zu kreieren und sich von diesem Konstrukt seines Lebens zu verabschieden und ein neues zu schaffen.

5.3.2 Soziale Kontrolle und Disziplin jenseits von Corona

Ist die Disziplin hingegen zu streng, wenn wir an die Zeit jenseits von Corona denken, wird sie zu einem Joch, das man von Zeit zu Zeit abzuschütteln trachtet – und sei es nur für wenige Tage oder Stunden nach dem Motto: Am Aschermittwoch ist alles vorbei. Darin besteht auch das letzte Beweisstück für den kulturellen Ursprung des sozialen Bandes.

Die moderne Gesellschaft ist ein Produkt der großen Revolutionen des späten 18. Jahrhunderts. In diesen Revolutionen ging es um die Menschenrechte, die dem Einzelnen ein Maß an Freiheit beschert haben, das er vorher nicht gekannt hatte. Das weitgehende Verschwinden der strengen Calvinistischen Ethik tat ein Übriges. In der Gegenwart sind z. B. Neurosen nicht so sehr die Folge einer Tyrannei von Konventionen und der gegenseitigen Überwachung der Nachbarn. Sie erwachsen vielmehr aus der Familie – der Achillesferse der modernen Gesellschaft. In einer Gesellschaft, die den Individuen eine private Sphäre und genügend Ellbogenfreiheit gewährt, wird z. B. die Zahl der Neurosen und Geisteskranken gering sein. Die Situation früherer Jahrhunderte war eine völlig andere. Dem Individuum waren buchstäblich Hände und Füße gebunden. Die allen auferlegte Disziplin – besonders in den unteren

Schichten und Ständen – war oft mehr, als Fleisch und Blut ertragen konnten. Die Unterdrückung der natürlichen Triebe des Menschen war manchmal so rigoros, dass eine gewisse Erleichterung einfach gewährt werden musste.

Ein probates Mittel, um dem sozialen Druck zeitweilig zu entfliehen, ist die institutionalisierte Orgie. Orgiastische Elemente sind daher auch in Kulturen enthalten, in denen eine starke Kontrolle den Menschen kaum Freiräume eröffnete. So war der Hexensabbat vor allem in puritanischen Gegenden beheimatet und nichts anderes als eine emotionale Orgie, eine Revolte gegen soziale Kontrolle. Katholische Gegenden hatten es da leichter: Die Katholische Kirche erkannte schon früh, dass die menschliche Natur zeitweilige Unterbrechungen des beschwerlichen Alltags brauchte. Karneval, Fasching und Fastnacht, Kirmes und Veitstanz, die Tanzfeste zur Sonnenwende und zum Erntedank wurden zu offiziellen Gelegenheiten solcher Ausbrüche. Nicht nur bei den Rothäuten und den Eskimos, auch bei uns ist übrigens der Tanz die traditionelle Technik, um vorübergehend die Last und die Sorgen des Alltagslebens abzulegen (vgl. Matheus 1999). Bei diesen Gelegenheiten feiern nicht nur Gesten, die Körpersprache, auch Blicke und Worte fröhliche Urständ'.

Orgien gehen aber nicht nur mit einer zeitweiligen Suspendierung der Disziplin einher, sondern auch mit einer Umkehr bestehender Normen und Werte. Denken wir nur an das uneingeschränkte Essen und Trinken bei Festen, oft verbunden mit der Aufhebung jener Tischmanieren, die uns im Alltag Zurückhaltung auferlegen. Dann spricht man, wenn auch weniger vornehm, aber treffend vom Fressen und Saufen. Darüber hinaus geht mit der Orgie eine Lockerung der Sexualmoral und ein Aufkommen des Transvestitentums einher; Rathäuser, Präsidentenämter und Vorstandsetagen werden erstürmt und

die soziale Hierarchie auf den Kopf gestellt (vgl. Stark 1980: 63 ff.; Morris 1994).

Trotz ihres anarchistischen Elements mit antisozialem bis aggressivem Verhalten gefährden Orgien den gesellschaftlichen Zusammenhalt nicht. In Wirklichkeit stärken sie den Fortbestand der sozialen Kontrolle – nicht zuletzt deshalb, weil das orgiastische Verhalten bald zur Erschöpfung führt, die soziale Kontrolle nur reduziert, aber nicht verschwunden ist, und der Mensch gezwungen ist, sein Verhalten mit den bestehenden Normen und Werten auf Dauer in Einklang zu bringen. Im Karnevalslied „Am Aschermittwoch ist alles vorbei“ kommt auch dreierlei zum Ausdruck: Resignation ob der orgiastischen Grenzen des Menschen; Einsicht, dass aller Trubel ein Ende haben muss; und Wehmut, dass an diesem Tag schon wieder alles vorbei sein wird.

Freilich hat sich der soziale Druck mit der Individualisierung und Liberalisierung der Gesellschaft verringert. Das Bedürfnis nach zeitweiligem Ausbruch ist aber nicht verschwunden, nur seine Form hat sich geändert. Das heißt, es gibt weniger gemeinsame Orgien, jeder sucht sich seinen Bereich, der ihm persönlich Erleichterung verschafft. Nur bei besonderen Anlässen kommt noch das gemeinsame Mahl einer Orgie nahe.

Als Ersatz für orgiastische Ausbrüche greifen wir heute begierig auf das Wochenende oder die Ferien zurück, wie auch einige Exzesse in der Corona-Zeit von Mallorca bis Kroatien demonstrieren. Wir huldigen so mancher Liebhaberei und der Mode, pflegen das Fluchen und die Witze, die Trivialliteratur und das Fernsehen, den Sport und die Musik. Gelegentlich verschaffen uns sogar die Beichte, die Politik und der Protest Erleichterung. Nicht selten spielt dabei – im wahrsten Sinne des Wortes – die Kultur in der Gestalt von Musik, Tanz, Kunst, Theater und Literatur die erste Geige.

Dennoch gibt es neben vermeintlichen auch tatsächliche Bedrohungen des sozialen Bandes durch Konflikte. Einerseits erzeugt das Haus der Gesellschaft viele Widersprüche, die von den Individuen auf allen Ebenen, nicht zuletzt in den Familien, ausgetragen werden müssen (Beck/Beck-Gernsheim 1990). Für den Konflikttheoretiker und Politiker Ralf Dahrendorf zeige die Gesellschaft ohnehin ein Doppelgesicht, das Statik und Dynamik, Integration und Konflikt verbinde. Darunter versteht er „zwei gleich gültige Aspekte jeder denkbaren Gesellschaft, dialektisch aneinander gekettet“ (Dahrendorf 1958: 79). Für ihn konstruierten die „dynamisch variablen Elemente“ die sozialen Strukturen nicht von außen, sondern durch die Strukturen selbst. Deshalb war für ihn auch Herrschaft, im Gegensatz zur Macht, nicht nur legtimiert, sondern auch an Positionen und nicht an Personen gebunden. Insofern komme der Herrschaft nicht nur eine normsichernde und sanktionierende Funktion zu, sondern auch eine konfliktträchtige Eigenschaft, da die Autoritätsstruktur auch Ausgangspunkt von Gegensätzen und Konflikten sein könne. Organisationen sind daher Herrschaftsverbände, deren Akteure unterschiedliche Interessen haben, die sich auch zu Konfliktgruppen formieren.

Für Dahrendorf waren Interessensgruppen ohnehin die tatsächlichen Agenten sozialer Konflikte, gekennzeichnet durch eine „Struktur, eine Organisationsform, ein Programm oder ein Ziel und ein ‚Personal‘ von Mitgliedern“ (Dahrendorf 1957: 171 f.). Für ihn war und ist der konflikthafte und widersprüchliche Charakter der Herrschaft ein Abbild dieses „Doppelgesichts der Sozialstruktur“, das sich in den sozialen Rollen widerspiegelt. Wegen ihrer Widersprüchlichkeit waren für ihn die Rollenverhältnisse eine „ärgerliche Tatsache der Gesellschaft“, die zugleich Ordnung und Wandel in einer Bürgergesellschaft möglich machten. Diesem Gesellschaftsbild setzte er im *Homo Sociologicus* ein wissenschaftliches Denkmal

(Dahrendorf 1977; 1992; Strasser/Randall 1979: 26 ff., 62 ff.; Strasser/Nollmann 2010).

Nach Dahrendorf ist der Konflikt als Problemlöser Teil der Gesellschaftsordnung, z. B. durch Streiks und Schlichtungen, parlamentarische Debatten und Volksabstimmungen, Proteste und Gerichtsverfahren. Dagegen können Unsicherheiten, unüberbrückbare Interessenkonflikte und illegitime, weil nicht an Positionen gebundene Machtverhältnisse zu Krisen, d. h. zu einer destabilisierten Ordnung, einem systemischen Vertrauensverlust und in der Folge auch zu gewaltsamen Auseinandersetzungen führen.

Diese negative Seite von Konflikten zeigt sich auch im modernen Krieg. Auch wenn zwischenstaatliche Kriege von unserem Kontinent praktisch verschwunden seien, sei der Krieg nicht abhandengekommen, wie der Politikwissenschaftler Herfried Münkler (2004) argumentiert. Er habe nur seine Erscheinungsform geändert. In den neuen Kriegen spielen nämlich Terroristen, Söldner und Warlords die entscheidende Rolle, deren Gewalt sich in erster Linie gegen die Zivilbevölkerung richtet. Wie die Konflikte im Nahen Osten, in Afrika und in der Ukraine, aber auch die Verhandlungen und Schlichtungsversuche in Libyen, Jemen und Afghanistan zeigen, verschwinden die Frontlinien ebenso wie die Unterscheidung von Krieg und Frieden immer brüchiger geworden sind. Das verringert auch nicht die Bedrohungslage in europäischen Ländern, wie die Terroranschläge seit 9/11 in Frankreich und Belgien sowie die Amokläufe und Anschläge auf Politiker, Kirchen, Moscheen und Synagogen in vielen Ländern demonstrieren. Vor allem schüren sie Konflikte zwischen sozialen Gruppen und politischen Parteien in den einzelnen Gesellschaften. Für das soziale Band kann das zur Zerreißprobe werden.

5.4 Die Einsicht: Ich und der Andere – die genialen Architekten der Gesellschaft

Der Mensch kann ohne die zähmende und zugleich kreative Kultur nicht Mensch werden und nicht Mensch sein. Da ihm das soziale Band, das durch die Kultur erzeugt und in Blicken, Worten und Gesten praktiziert wird, nicht angeboren ist, kann er die Last der sozialen Kontrolle ohne zeitweilige Entlastung nur schwer ertragen. Wenn von uns Menschen zu viel erwartet wird, kommt es leicht zum Nervenzusammenbruch, zum Ausstieg oder zur Revolte. Da kann man sich sogar die banale Frage erlauben, warum die Mönche früher so dick waren und wir heute immer dicker werden. Des Menschen Lösung dieses Problems scheint zu allen Zeiten, bei allen Völkern und Gruppen darin bestanden zu haben, dass von Zeit zu Zeit die sozialen Kräfte ein Ausleben der animalischen Triebe vorsehen. Das Menschsein folgt nicht einer Logik.

So bringt es der Mensch fertig, sein Leben durch Sinn zu ordnen, es aber gleichzeitig für den Wandel offen zu gestalten. Nur er schafft es, in den Ablauf seines Alltags kulturelle Sicherheitsventile einzubauen, die ein Dampfablassen unter zeitweiliger Aufhebung der Disziplin ermöglichen – und wenn es nur zehn Bierchen vorm Fernseher sind oder das Dschungelcamp im Fernseher ist, um mit Hilfe des Ekels unerwünschte Identitäten abzustreifen, ein Fußballnachmittag im Stadion oder ein rauschendes Wochenende mit Freunden oder Klassenkameraden ist. In der Hand des Menschen verwandelt sich eine Gefahr zu einer Hilfe für die gesellschaftliche Integration, wenn auch nicht immer für das individuelle Wohlergehen.

So könnte auch die Lehre aus der Corona-Krise darin bestehen, durch Begrenzungen sich öfter auf das Mögliche zu konzentrieren und dem lange Zeit als selbstverständlich Hinge-

nommenen – seien es Orte, Beziehungen, Begegnungen, Aktivitäten oder Gegenstände – eine besondere Bedeutung beizumessen. Da wird die kritische Frage nicht ausbleiben, wie viel Eskapismus wir brauchen und wie viel zu viel ist. Aber ist nicht der Eskapismus ein Zeichen dafür, dass es eine andere Welt gibt, in die man nicht nur flüchten, sondern in ihr auch eine neue Heimat finden kann? Das Leben geht nicht immer nur weiter so.

Der Mensch ist nicht nur Konstrukteur, also Baumeister der Gesellschaft, wie wir von Peter L. Berger und Thomas Luckmann (2003) gelernt haben. Er ist obendrein ein genialer Architekt – die zentrale These, zu der unsere bisherigen Überlegungen geführt haben. Die Vorstellung von der Gesellschaft als Pyramide macht schon deutlich, dass der Mensch als Kommunikator das Haus der Gesellschaft nicht nur entwirft. Er erbaut auch das Haus, beginnend im Erdgeschoß, indem er durch Kommunikation handelt. Auf diesen Wegen der Kommunikation, wie im zweiten und dritten Kapitel ausgeführt, werden über den Blick, auch im übertragenen Sinn, seine Sehweisen zu Sichtweisen und seine Worte, die Sprache, zur Gesellschaft, denn nur mit seiner Sprache gibt er der Wirklichkeit ein kommunikatives Gesicht.

Schließlich wird er in Verbindung mit seinem Auftreten und den Eindrücken, die er erweckt, nicht nur zum Baumeister der Gesellschaft. Als findiger Anpasser wird er zum genialen Architekten seines Bauwerks, auch wenn genial nicht immer ideal bedeutet. Dazu verhilft ihm seine Fähigkeit zur kooperativen Kommunikation, durch die er mit Anderen ein „Wir“ erzeugt und die Perspektive des Anderen einnimmt, wie auch Michael Tomasello in seiner neuen Ontogenese der Menschwerdung argumentiert (Tomasello 2020; Hagner 2020).

Auch die Rolle des Bau-Architekten wird heute zwischen individuellem Auftrag und gesellschaftlicher Verantwortung verortet (Ricken 1990: 178 ff.). So sagte Ludwig Mies van der Rohe, einer der bekanntesten Architekten der Moderne, zu Recht: „Man kann nicht jeden Montag eine neue Architektur erfinden."

Der Mensch, wie wir im vierten Kapitel gesehen haben, wird auf diesen Wegen auch zum Manager von Eindrücken. Diese Eindrücke gründen in den Bedeutungen, die wir unseren Gesten, Aufmachungen, Erscheinungen und Worten geben. Diese Eindrücke sind alles, was der Mensch als soziales Wesen ist. Schaffe die Eindrücke weg, höre ich den amerikanischen Soziologen Erving Goffman (1976) noch aus meiner Studienzeit predigen, und du hast den entmenschlichten Menschen. Sogar Albert Speer sagte zu Adolf Hitler auf dessen Frage, was er tun solle, nachdem die Russen vor den Toren Berlins angekommen waren: „Sie müssen auf der Bühne stehen, wenn der Vorhang fällt."

Das heißt aber auch, dass menschlich sein bedeutet, Darstellungen zu geben wie ein Schauspieler vor einem Publikum, das wir dazu bringen wollen, uns so zu akzeptieren, wie wir den Anschein geben zu sein. Jack Nicholson, der die Hauptrolle im Film „Einer flog über das Kuckucksnest" spielte, dessen Skript von Goffman stammen könnte, brachte es auf den Punkt: „Ich habe so viele Personen in mir, dass ich immer mich selbst spielen könnte." Wie schon erwähnt, ist das Wort Person nicht zufällig vom lateinischen *persona* abgeleitet und bedeutet Maske. Aber Maske ist nicht gleich Täuschung oder Selbsttäuschung. Johann Wolfgang von Goethe spricht zu Recht von der „wiederholten Spiegelung" des eigenen Schicksals, wenn man Freunde und Bekannte treffe und sie näher kennen lerne. Denn der Andere ist der Spiegel, in dem sich das

Individuum erkennt und selbst definiert. Der Mensch leibt, lebt und lernt von der Beziehungsweise. Und er ist ein Beziehungsweiser.

Der Mensch als Beziehungsweiser ist ein Sinnsucher, der Sinn stiftet, wenn er Sinn gefunden hat. Das tut er, indem er Beziehungen mit anderen Menschen eingeht, weil sie Sinn machen, ihn auch glücklich machen können, auch wenn er oft nur wahrnimmt, was er will. Das, was er sieht, soll ihm ermöglichen, zu handeln. Beziehungen machen Sinn durch das Erleben von Gemeinschaft. Diese reicht von den Gemeinschaften der Liebe über die der Freunde und Bekannten bis hin zum Erleben der Gesellschaft und ihrer Institutionen. Daraus schöpft er seine Identität, sein Selbstbild. Wiederum sind es die Anderen, die dem Ich durch ihre Reaktionen einen Spiegel vorhalten und ihm deutlich machen, wer und was er ist und dass sein Ausdruck Eindruck macht.

Bereits die „Sitzküche“ – die Gaststube in der Bahnhofsgastwirtschaft meiner Eltern – ließ mich schon als Kind gewahr werden, dass unsere Menschlichkeit das Kostüm ist, das wir tragen, die Bühne, auf der wir spielen, und die Art, wie wir das jeweilige Rollenskript lesen. Schon die Beobachtungen der Gäste und des Wirts legten mir den totalen Rollenverdacht des menschlichen Handelns nahe (Strasser 2012: 33 ff.; 2015: 172-203). Umso besser konnte ich später Ralf Dahrendorf (1976: viii) verstehen, wenn er auf die Grundsatzfrage „Wie ist Gesellschaft möglich?“ die hinterlistigste aller Fragen folgen ließ: „Inwieweit ist Gesellschaft nötig?“

Das Handeln des Menschen in der Gesellschaft, ob wir es zugeben wollen oder nicht, ist auf das Erlangen von Wertschätzung und das Vermeiden von Geringschätzung ausgerichtet. Wertschätzung erfolgt durch Anerkennung, die Rechtfertigung nach sich zieht, somit Vernunft und Gefühle verbindet

und das in den Vordergrund rückt, was in der Gesellschaft sozial erwünscht ist. Dabei geht es nicht nur um „fishing for compliments". Der Mensch geht Beziehungen zu anderen Menschen ein, vor allem, weil sie ihm nützen und weil wir uns zu Menschen hingezogen fühlen, deren Absichten und Gefühlslagen wir verstehen. Kommunikatives Handeln will andere beeinflussen und einbinden. Menschen wollen Teil von etwas sein und sich abgrenzen. Kommunikationsmacht ist Sozialmacht. David Riesman (1964) sprach daher vom „außengeleiteten" Menschen der Moderne.

Daraus ergeben sich mehr oder weniger dauerhafte Beziehungsweisen, die einerseits von persönlichen und beruflichen Beziehungen in den verschiedenen Teilsystemen unserer Gesellschaft von der Verwandtschaft über den Arbeitsgeber bis zu den Vereinen und den politischen Parteien reichen. Andererseits ergeben sich daraus auch „Beziehungen" der anderen Art, die als „Vitamin B" bezeichnet werden. „Beziehungen" entpuppen sich als soziales Kapital, als Schmiermittel der Gesellschaft, wenn auch nicht immer zum Wohl der Gemeinschaft. Jede Gesellschaft braucht soziales Kapital in Form von Vertrauen und Netzwerken – Kapital, das Kooperationen zum gegenseitigen Nutzen von Individuen und Institutionen ermöglicht. Für Individuen ist dieses Kapital eine persönliche Ressource, in Organisationen kommt es in Informationen, Kontakten und Geschäftsbeziehungen zum Ausdruck. Auf der gesellschaftlichen Ebene wird es zum Vertrauensgerüst und moralischen Kitt und beeinflusst das Wohlbefinden der Bürger positiv (vgl. Strasser 1996; Strasser/Stricker 2014).

Soziale Beziehungen machen unsere Lebenswelt zur Mitwelt, wenn Handeln auf Vertrauen gründet und so soziale Bindungen entstehen. Das Leben des Menschen hat immer mit dem Leben der Anderen zu tun. Deshalb begleitet das menschliche

Handeln die „Sozioprudenz“, die soziale Klugheit, mit Ratschlägen für das richtige Handeln in sozialen Situationen, wenn es z. B. um Geselligkeit, das Geben und Nehmen oder Geheimnisse geht (vgl. Albrecht 2020).

So wie der Andere für das Individuum das „looking glass self“ ist, wie Charles Horton Cooley (1902) formulierte, ist die Kultur für uns Menschen der Sinn-Spiegel, der uns begreifen lässt, was es heißt, Mensch zu sein. In diesem Spiegel des Anderen und der Kultur bekommt man zu verschiedenen Zeiten, an verschiedenen Orten und bei verschiedenen Gelegenheiten unterschiedliche Persönlichkeiten – oder Charaktere, wie man früher sagte – zu sehen. Kein Wunder, dass Klatsch und Tratsch als soziale Warnsysteme funktionieren, bestimmte Menschen zu meiden, aber auch Verhaltensregeln zu befolgen, um nicht zum Tratschopfer zu werden (Schuldt 2009; Berndt 2020). So landen wir und andere nicht selten in Schubladen. Dennoch wird durch Klatsch und Tratsch auch Networking betrieben, ziehen wir doch durch das gemeinsame Lästern andere ins Vertrauen. Das sollte für uns auch Anlass sein, den Anderen zu verstehen und sich selbst zu begreifen. „Es sind die anderen, die uns zum Menschen machen“ (Kister 2020).

Allerdings steht schon seit Georg Wilhelm Friedrich Hegels *Phänomenologie des Geistes* die Frage im Raum, wie die Wahrnehmung des Selbst mit der Konstruktion der Anderen und der Abgrenzung zu den Anderen zusammenhängt. In den letzten Jahrzehnten ist auch in der Soziologie der Begriff des *Othering* ins Spiel gebracht worden, mit dem die Unterscheidung und Distanzierung der Gruppe, der man sich zugehörig fühlt, von anderen Gruppen im Sinne von „Fremd-Machung“ oder „VerAnderung“ gemeint ist (Reuter 2002). Der Andere ist nicht nur unser „looking-glass self“, wir sind es auch für

den Anderen, was wiederum den Spiegel verändert, in den wir schauen.

So kann ich abschließend nur hoffen, dass sich die Wanderung auf diesem Weg zum und durch den Bau des Hauses der Gesellschaft ausgezahlt hat – ganz im Sinne von „Kultur macht Sinn“, wie Jörn Rüsen (2006) die Aneignung von Tradition und die Orientierung zwischen Gestern und Morgen beschrieben hat. Wie das geschieht, besagt schon das alte Sprichwort: „Durchs Reden kommen die Leute zusammen.“ Beim Zusammenkommen werden Blicke, Worte und Gesten aktiviert und die Macht der Kommunikation demonstriert. So hoffe ich auch, dass diese Überlegungen dazu beitragen, Soziologie wieder im Sinne des Wortes als kundige Rede *(logos)* über den Gefährten *(socius)* zu verstehen, also Auskunft über den Menschen als Gefährten anderer Menschen zu geben (vgl. Bellebaum/Hettlage 2013). Und jetzt gebe ich das Wort ab, denn ich will nicht das letzte Wort haben.

Literaturhinweise

Clemens Albrecht, *Sozioprudenz: Sozial klug handeln.* Frankfurt/M.: Campus Verlag, 2020.

Dirk Baecker, *Wozu Kultur?* Berlin: Kulturverlag Kadmos, 2000.

Patrick Bauer, Thomas Bärnthaler und Lorenz Wagner, „'Covid-19 ist vor allem eine Krankheit unserer Lebensweise'" In: *Süddeutsche Zeitung Magazin* Nr. 23 vom 5. Juni 2020: 10-25.

Ulrich Beck und Elisabeth Beck-Gernsheim, *Das ganz normale Chaos der Liebe.* Frankfurt/M.: Suhrkamp Verlag, 1990.

Ulrich Beck und Elisabeth Beck-Gernsheim, Hrsg., *Riskante Freiheiten: Individualisierung in modernen Gesellschaften.* Frankfurt/M.: Suhrkamp Verlag, 1994.

Alfred Bellebaum und Robert Hettlage, Hrsg., *Unser Alltag ist voll von Gesellschaft: Sozialwissenschaftliche Beiträge.* Wiesbaden: Springer VS, 2013.

Peter L. Berger, *Zur Dialektik von Religion und Gesellschaft: Elemente einer soziologischen Theorie.* Frankfurt/M.: S. Fischer Verlag, 1973.

Peter L. Berger und Thomas Luckmann, *Die gesellschaftliche Konstruktion der Wirklichkeit: Eine Theorie der Wissenssoziologie.* 19. Aufl. Frankfurt/M: S. Fischer Verlag, 2003.

Christina Berndt, „Was du nicht sagst!" In: *Süddeutsche Zeitung* vom 13./14. Juni 2020.

Ingolfur Blühdorn et al., *Nachhaltige Nicht-Nachhaltigkeit: Warum die ökologische Transformation der Gesellschaft nicht*

stattfindet. 2., aktualisierte Aufl. Bielefeld: transcript Verlag, 2020.

Elias Canetti, *Masse und Macht.* 35. Aufl. Frankfurt/M.: S. Fischer Verlag, 1980.

Charles Horton Cooley, *Human Nature and the Social Order.* New York: Scribner's, 1902.

Ralf Dahrendorf, *Soziale Klassen und Klassenkonflikt in der industriellen Gesellschaft.* Stuttgart: Enke Verlag, 1957.

Ralf Dahrendorf, „Toward a Theory of Social Conflict." In: *Journal of Conflict Resolution* 2 (Juni 1958): 170-183.

Ralf Dahrendorf, „Vorwort." In: Erving Goffman, *Wir alle spielen Theater: Die Selbstdarstellung im Alltag.* 3. Aufl. München: Piper Verlag, 1976: vii-x.

Ralf Dahrendorf, *Homo Sociologicus: Ein Versuch zur Geschichte, Bedeutung und Kritik der Kategorie der sozialen Rolle.* 15. Aufl. Opladen: Westdeutscher Verlag, 1977.

Ralf Dahrendorf, *Der moderne soziale Konflikt. Essay zur Politik der Freiheit.* Stuttgart: dva, 1992.

Umberto Eco, *Platon im Striptease-Lokal. Parodien und Travestien.* München: Carl Hanser Verlag, 1990.

Norbert Elias, *Über den Prozeß der Zivilisation.* 2 Bde. Frankfurt/M.: Suhrkamp Verlag, 1976.

Iring Fetscher, *Wer hat Dornröschen wachgeküßt? Das Märchen-Verwirrbuch.* Frankfurt/M.: S. Fischer Verlag, 1974.

Winfried Fluck, „Amerikanisierung der Kultur." In: Harald Wenzel, Hrsg., *Die Amerikanisierung des Medienalltags.* Frankfurt/M.: Campus Verlag, 1998: 13-52.

Matthias Glaubrecht, *Das Ende der Evolution: Der Mensch und die Vernichtung der Arten.* Gütersloh: C. Bertelsmann Verlag, 2020.

Erving Goffman, *Wir alle spielen Theater: Die Selbstdarstellung im Alltag.* 3. Aufl. München: Piper Verlag, 1976.

Peter Gross, *Die Multioptionsgesellschaft.* Frankfurt/M.: Suhrkamp Verlag, 1994.

Jürgen Habermas und Niklas Luhmann, *Theorie der Gesellschaft oder Sozialtechnologie – Was leistet die Systemforschung?* Frankfurt/M.: Suhrkamp Verlag, 1971.

Michael Hagner, „Das einzigartige Tier." In: *Süddeutsche Zeitung* vom 30. Juli 2020.

Franz Höllinger, *Volksreligion und Herrschaftskirche: Die Wurzeln religiösen Verhaltens in westlichen Gesellschaften.* Opladen: Leske & Budrich, 1996.

Samuel P. Huntington, *Kampf der Kulturen: Die Neugestaltung der Weltpolitik im 21. Jahrhundert.* Berlin: Siedler, 1998.

Samuel P. Huntington, *Who Are We? Die Krise der amerikanischen Identität.* München: Europa Verlag, 2004.

Kurt Kister, „Der Corona-Mensch." In: *Süddeutsche Zeitung* vom 11./12./13. April 2020.

Marcus S. Kleiner und Hermann Strasser, Hrsg., *Globalisierungswelten: Kultur und Gesellschaft in einer entfesselten Welt.* Köln: Herbert von Halem Verlag, 2003.

Claude Lèvi-Strauss, *Mythologica III: Der Ursprung der Tischsitten.* Frankfurt/M.: Suhrkamp Verlag, 1997.

Niklas Luhmann, „Soziologie als Theorie sozialer Systeme.“ In: Niklas Luhmann, *Soziologische Aufklärung 1*. Opladen: Westdeutscher Verlag, 1971: 113-136.

Niklas Luhmann, *Die Wissenschaft der Gesellschaft.* Frankfurt/M.: Suhrkamp Verlag, 1990.

Niklas Luhmann, *Soziale Systeme.* Frankfurt/M.: Suhrkamp Verlag, 1984.

Michael Matheus, Hrsg., *Fastnacht: Karneval im europäischen Verlag.* Stuttgart: Steiner Verlag, 1999.

Ulrich Menzel, *Die Ordnung der Welt.* Berlin: Suhrkamp Verlag, 2015.

Ulrich Menzel, „Zu abhängig, zu verletzlich.“ In: *Rotary Magazin für Deutschland und Österreich* (Juni 2020): 36-38.

Robert K. Merton, „The Unanticipated Consequences of Purposive Social Action.“ In: *American Sociological Review* 1, 6 (Dezember 1936): 894-904.

Desmond Morris, *Das Tier Mensch.* Köln: vgs, 1994.

Herfried Münkler, *Die neuen Kriege.* 4. Aufl. Hamburg: Rowohlt Taschenbuch, 2004.

Gerd Nollmann und Hermann Strasser, „Individualisierung als Programm und Problem der modernen Gesellschaft.“ In: Gerd Nollmann und Hermann Strasser, Hrsg., *Das individualisierte Ich in der modernen Gesellschaft.* Frankfurt/M.: Campus Verlag, 2004: 9-28.

Antonio Negri, *Über das Kapital hinaus.* Berlin: Dietz Verlag, 2019.

Antonio Negri, „Gemeinwesen statt Abhängigkeit.“ In: *Rotary Magazin für Deutschland und Österreich* (Juni 2020): 39-41.

Johan Norberg, „Wollt ihr das wirklich?“ In: *Rotary Magazin für Deutschland und Österreich* (Juni 2020): 50-51.

Neil Postman, *Wir amüsieren uns zu Tode: Urteilsbildung im Zeitalter der Unterhaltungsindustrie.* Frankfurt/M.: S. Fischer Verlag, 1988.

Horst Reimann, Bernhard Giesen, Dieter Goetze und Manfred Schmidt, *Basale Soziologie: Theoretische Modelle.* 4. Aufl. Wiesbaden: VS Verlag für Sozialwissenschaften, 1991.

Julia Reuter, *Ordnungen des Anderen. Zum Problem des Eigenen in der Soziologie des Fremden.* Bielefeld: transcript Verlag, 2002.

Herbert Ricken, *Der Architekt: Zwischen Zweck und Schönheit.* Leipzig: Edition Leipzig, 1990.

David Riesman, *Die einsame Masse.* Mit einer Einführung von Helmut Schelsky. 8. Aufl. Reinbek: Rowohlt, 1964.

George Ritzer, *Die McDonaldisierung der Gesellschaft.* 4. Aufl. Konstanz: UVK, 2006.

Lutz Röhrich, *Sagen.* Stuttgart: Metzler, 1966.

Lutz Röhrich, *Märchen und Wirklichkeit.* 4. Aufl. Wiesbaden: Steiner, 1979.

Jörn Rüsen, *Kultur macht Sinn: Orientierung zwischen Gestern und Morgen.* Köln: Böhlau Verlag, 2006.

Christian Schuldt, *Klatsch! Vom Geschwätz im Dorf zum Gezwitscher im Netz.* Berlin: Insel Verlag, 2009.

Richard Sennett, *Der flexible Mensch: Die Kultur des neuen Kapitalismus.* Berlin: Siedler Verlag, 2000.

Justin Stagl, „On the Natural and Cultural Origins of the Social Bond.“ In: Eileen Leonard, Hermann Strasser und Kenneth Westhues, Hrsg., *In Search of Community: Essays in Memory of Werner Stark, 1909-1985.* New York: Fordham University Press, 1993: 119-136.

Werner Stark, *Grundriß der Religionssoziologie.* Freiburg i. Brsg.: Alber, 1974.

Werner Stark, *The Social Bond: An Investigation into the Bases of Law-abidingness.* Band 2: *Antececemts of the Social Bond: The Ontogeny of Sociality.* New York: Fordham University Press, 1978.

Werner Stark, *The Social Bond: An Investigation into the Bases of Law-abidingness.* Band 3: *Safeguards of the Social Bond: Custom and Law.* New York: Fordham University Press, 1980.

Werner Stark, *The Social Bond: An Investigation into the Bases of Law-abidingness.* Band 4: *Safeguards of the Social Bond: Ethos and Religion.* New York: Fordham University Press, 1983.

Werner Stark, *The Social Bond: An Investigation into the Bases of Law-abidingness.* Band 5: Threats to the Social *Bond: Contained Lawlessness. Band 6:* Threats to the Social *Bond: Lawlessness Rampant* (Fragments). New York: Fordham University Press, 1987.

Thomas Steinfeld, „Die Hand des Kochs.“ In: *Süddeutsche Zeitung* vom 3. April 2020.

Hermann Strasser, „Werner Stark – Gelehrter und Katholik: 1909-1985.“ In: *Zeitschrift für Soziologie* 15, 2 (April 1986): 141-145.

Hermann Strasser, „Das soziale Kapital in der Leistungsgesellschaft.“ In: Tamas Meleghy et al., Hrsg., *Soziologie im Konzert der Wissenschaften. Zur Identität einer Disziplin.* Opladen: Westdeutscher Verlag, 1996: 351-355.

Hermann Strasser, *Gestatten, bestatten! Siebzehn nicht nur abwegige Kurzgeschichten.* Duisburg: Gilles & Francke Verlag, 2012.

Hermann Strasser, *Die Erschaffung meiner Welt: Von der Sitzküche auf den Lehrstuhl. Autobiografie.* 3. Aufl. Ratingen: Eigenverlag (Amazon/CreateSpace), 2016.

Hermann Strasser, „‘Cultural Lag‘ als gesellschaftliche und soziologische Herausforderung.“ In: *soziologie heute* 68 (Dezember 2019): 6-10.

Hermann Strasser und Martina Geisler, „Live Fast, Die Young: Zeitkultur von den Anfängen bis zur Gegenwart.“ In: *Zwischentöne* 41 (Februar 2019): 4-11.

Hermann Strasser und Gerd Nollmann, „Amerika – Hast du’s besser?“ In: Hermann Strasser und Gerd Nollmann, Hrsg., *Endstation Amerika? Sozialwissenschaftliche Innen- und Außenansichten.* Wiesbaden: VS Verlag für Sozialwissenschaften, 2005: 11-39.

Hermann Strasser und Gerd Nollmann, „Ralf Dahrendorf: Grenzgänger zwischen Wissenschaft und Politik.“ In: *soziologie heute* 11 (Juni 2010): 32-35.

Hermann Strasser und Susan C. Randall, *Einführung in die Theorien des sozialen Wandels.* Darmstadt und Neuwied: Luchterhand Verlag, 1979.

Hermann Strasser und Michael Stricker, „Kapital, sozial.“ In: Günter Endruweit, Gisela Trommsdorff und Nicole Burzan, Hrsg., *Wörterbuch der Soziologie.* 3., völlig überarbeitete Auflage. Stuttgart: Enke, 2014: 213-214.

Bassam Tibi, „Leitkultur als Wertekonsens – Bilanz einer missglückten deutschen Debatte.“ In: *Aus Politik und Zeitgeschichte*, B 1–2/2001: 23–26.

Uwe Timm, *Der Schatz auf Pagensand. Roman.* München: dtv, 2000.

Michael Tomasello, *Die kulturelle Entwicklung des menschlichen Denkens.* Berlin: Suhrkamp Verlag, 2006.

Michael Tomasello, *Mensch werden: Eine Theorie der Ontogenese.* Berlin: Suhrkamp Verlag, 2020.

Nico Voigtlaender und Hans-Joachim Voth, „The Three Horsemen of Riches: Plague, War and Urbanization in Early Modern Europe.“ In: *Review of Economic Studies* 80, 2 (2013): 774-811. doi: 10.1093/restud/rds034.

Hannes Vollmuth, „Alles drin.“ In: *Süddeutsche Zeitung* vom 30./31. Mai/1. Juni 2020.

Andreas Graf von Bernstorff, *Rechte Wörter: Von „Abendland“ bis „Zigeunerschnitzel“.* Heidelberg: Carl-Auer Verlag, 2020.

Ferdinand von Schirach und Alexander Kluge, *Trotzdem.* München: Luchterhand Literaturverlag, 2020.

Kristian Wachinger, „Nahrung für eine tiefe Masse." In: *Süddeutsche Zeitung* vom 3. Juni 2020.

Paul Watzlawick, *Man kann nicht nicht kommunizieren.* 2. Aufl. Göttingen: Hogrefe Verlag, 2018.

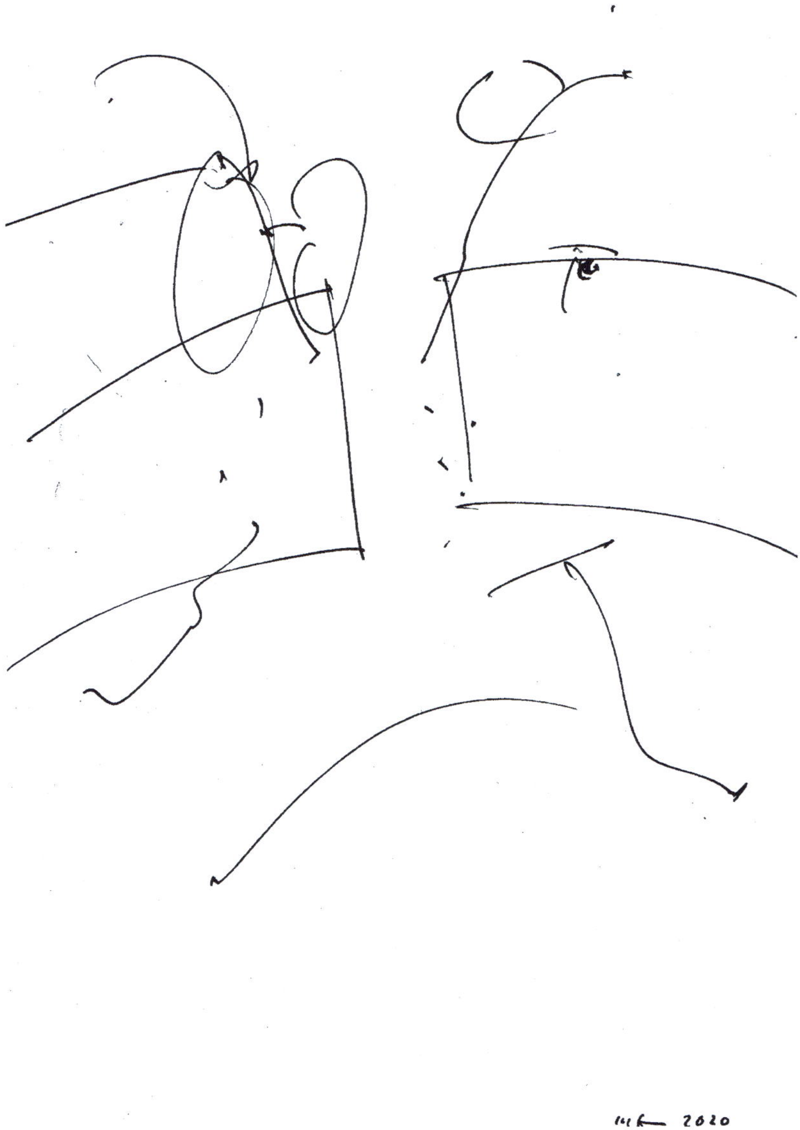

Printed in Poland
by Amazon Fulfillment
Poland Sp. z o.o., Wrocław

69003035R00125